Wir wollen
weiter wach werden!
Amplius!

DR. OTTO BUCHINGER

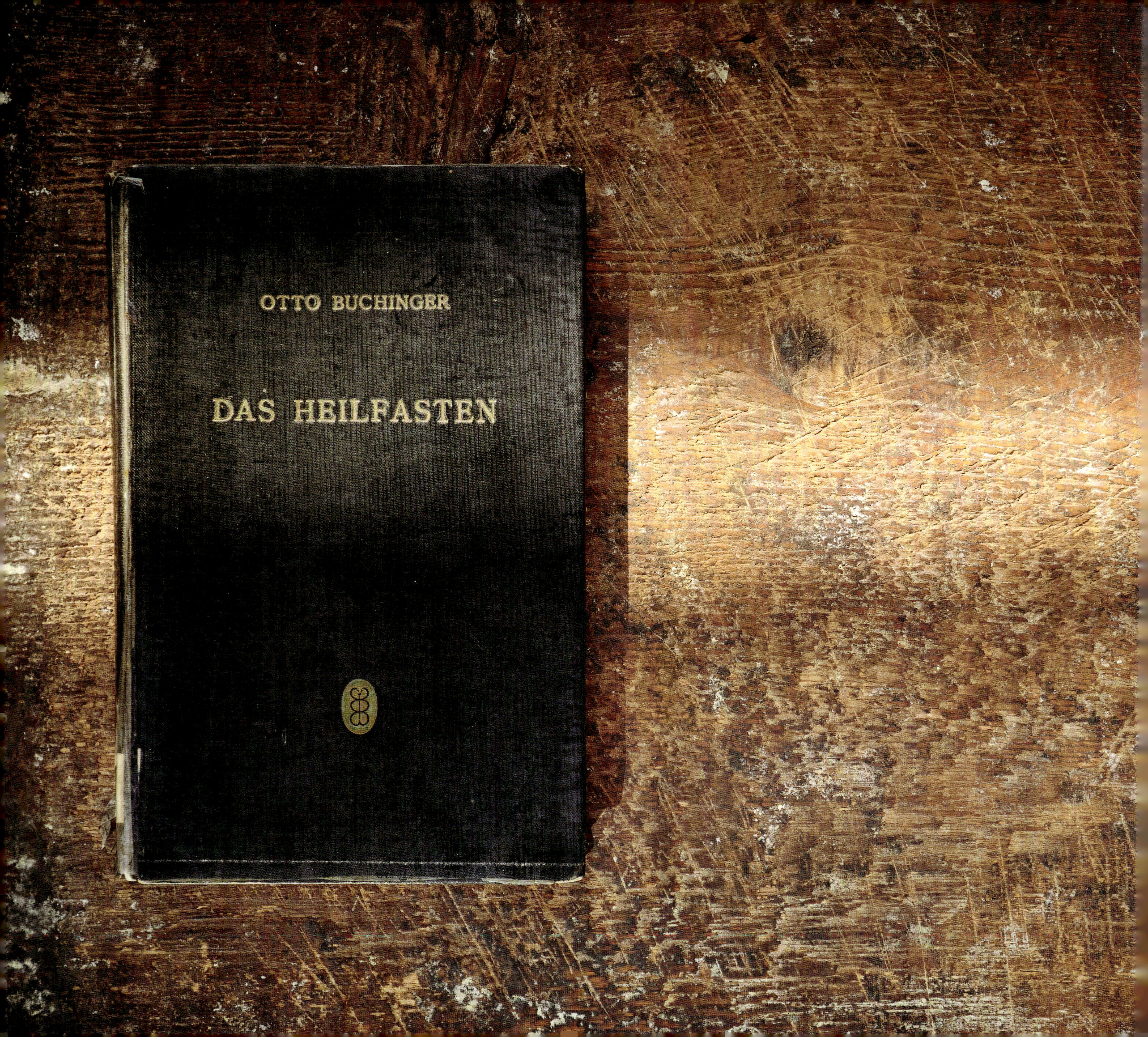
OTTO BUCHINGER
DAS HEILFASTEN

Raimund Wilhelmi (Hrsg.)

Buchinger Wilhelmi

Pioniere des Fastens
Portrait einer Familie

VERLAG
KETTLER

Dr. Otto Buchinger sen.

Begründer des Buchinger Heilfastens und Gründer
der Kliniken in Witzenhausen, Bad Pyrmont und Überlingen

Elsbeth Buchinger

geb. Sander, Ehefrau von Dr. Otto Buchinger sen.

Hans, Hertha, Otto jun., Maria

Kinder von Otto und Elsbeth Buchinger

Helmut Wilhelmi und
Maria Buchinger Wilhelmi

Gründer der Kliniken Buchinger Wilhelmi
in Überlingen und Marbella

Raimund Wilhelmi

Präsident der Buchinger Wilhelmi Holding

Dr. Françoise Wilhelmi de Toledo

Wissenschaftliche Leiterin der Buchinger Wilhelmi Kliniken
in Überlingen und Marbella

Maike Wilhelmi

Tochter von Helmut Wilhelmi und Maria Buchinger Wilhelmi

Claus und Jutta Rohrer

Direktoren der Clinica Buchinger Wilhelmi in Marbella 1982–2018

Victor Wilhelmi

Direktor der Clinica Buchinger Wilhelmi in Marbella

Katharina Rohrer Zaiser

Direktorin der Clinica Buchinger Wilhelmi in Marbella

Leonard Wilhelmi

Direktor der Klinik Buchinger Wilhelmi in Überlingen

Johanna Pumberger
und Nico Rohrer

Kinder von Claus und Jutta Rohrer

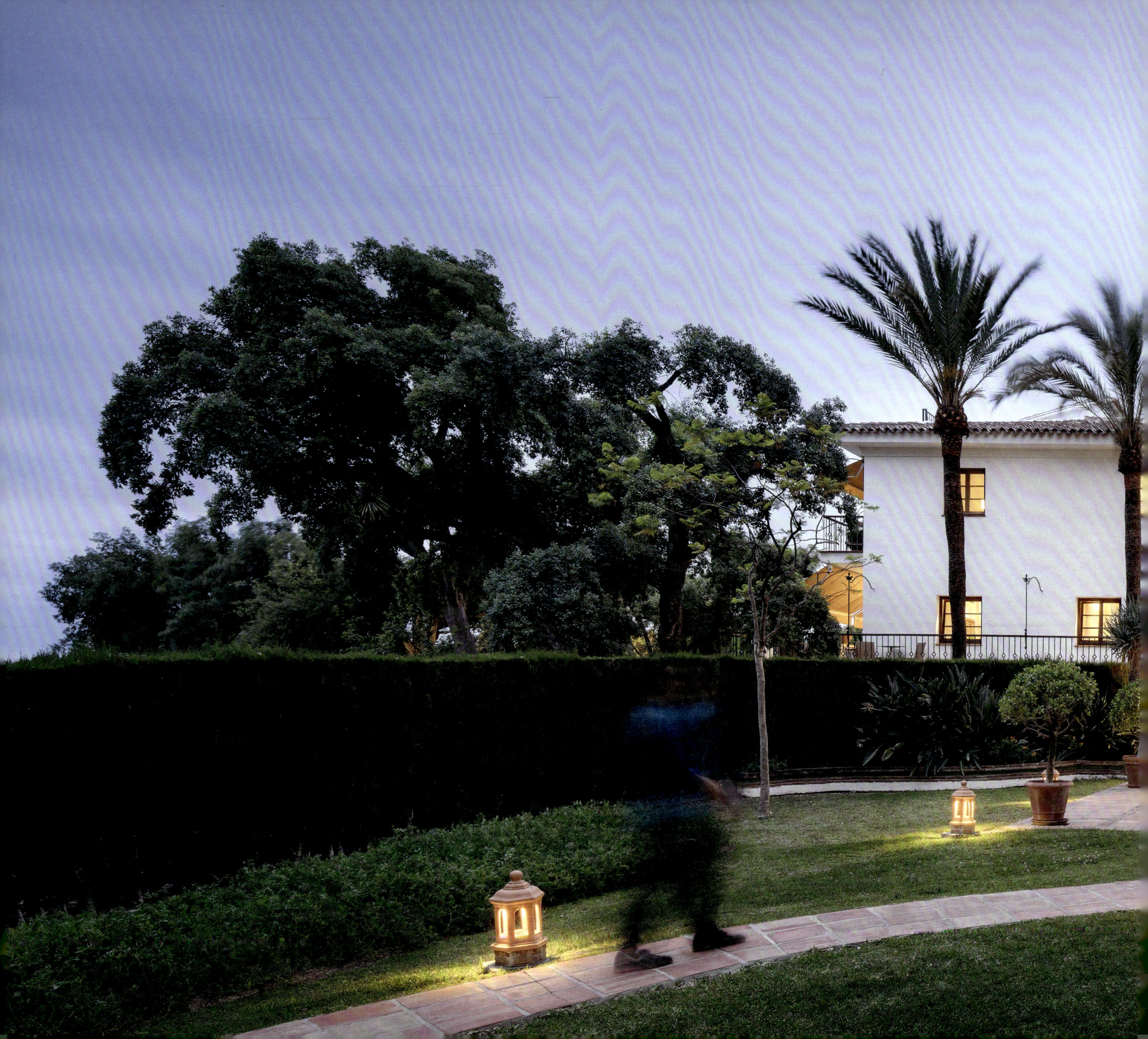

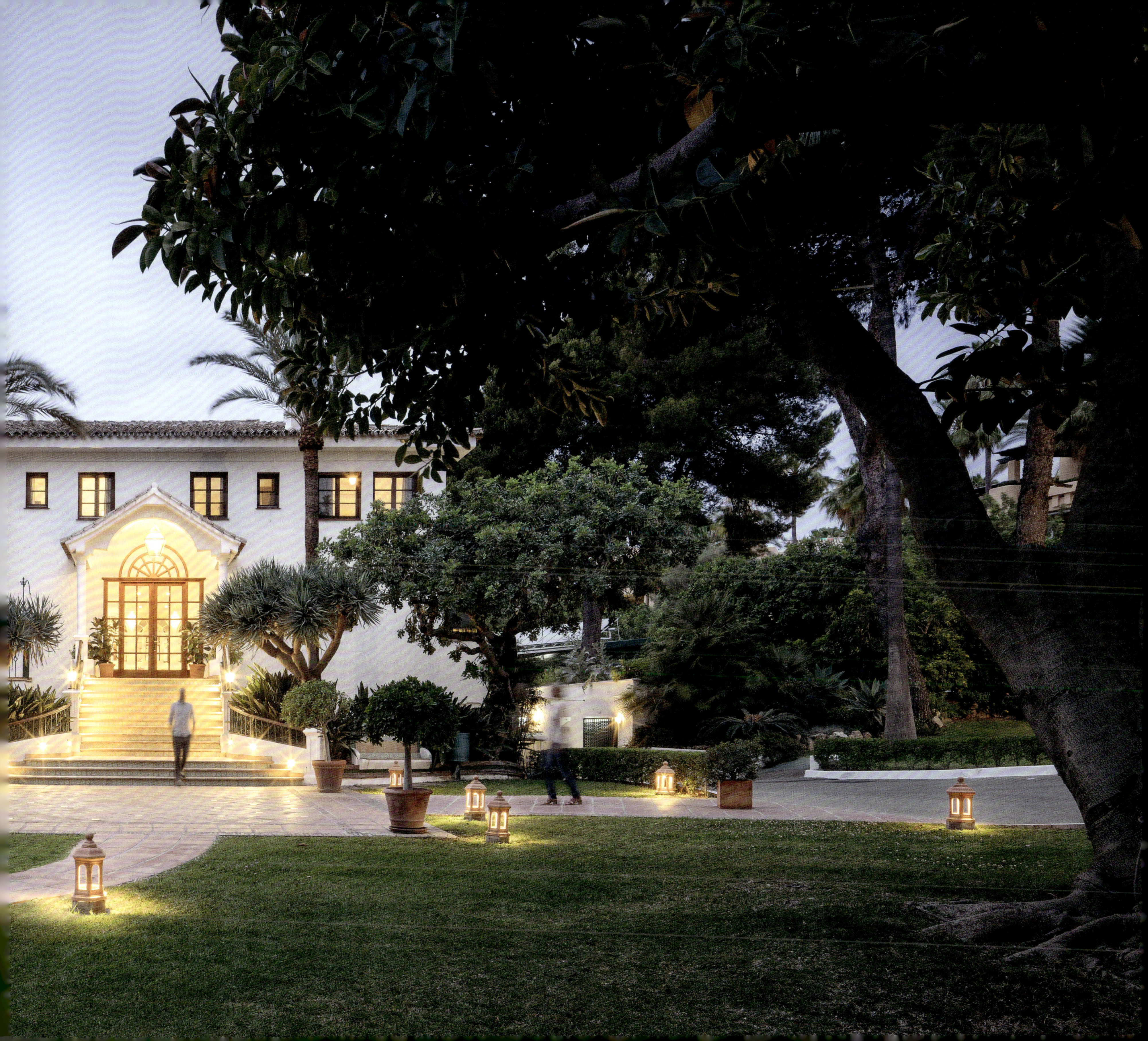

Herzlich Willkommen zu einem Streifzug durch die Welt von Buchinger Wilhelmi!

Mehr als siebentausend Menschen aus aller Welt entschließen sich alljährlich zu einer Heilfastenkur in unseren Kliniken. Eine beeindruckende Zahl. In einzigartiger Atmosphäre, umsorgt von hochprofessionellen Klinikteams, nehmen sie eine wohltuende Auszeit, um an Körper und Seele zu gesunden.

Hinter dem Dreiklang aus Heilfasten, Integrativer Medizin und Inspiration stehen hundert Jahre Erfahrung. Bereits in den Zwanzigerjahren des vergangenen Jahrhunderts entwickelte der kaiserliche Marineoffizier Dr. Otto Buchinger seine bahnbrechende Methode. Der erste Patient war er selbst. Als er schwer erkrankte und die Schulmedizin ihm nicht mehr helfen konnte, fand er Heilung in einer Kur, die in allen Kulturen und Religionen verankert ist: dem Fasten.

Die Schlüsse, die er aus der reinen Anschauung zog, haben sich mittlerweile tausendfach bewährt. Als Gesundheitsprävention, als Instrument des »Better Aging« und nicht zuletzt als Therapie schwerster Krankheitszustände ist Dr. Otto Buchingers Heilverfahren unerreicht. Dessen enorme Wirksamkeit wurde in den letzten zehn Jahren durch internationale Forscherteams vielfach bestätigt, auch in Kooperation mit der Forschungsabteilung von Buchinger Wilhelmi. Und das ist erst der Anfang. Erste Studien dokumentieren vielversprechende Resultate bei so unterschiedlichen Erkrankungen wie Krebs, Alzheimer oder Parkinson, selbst bei Long Covid.

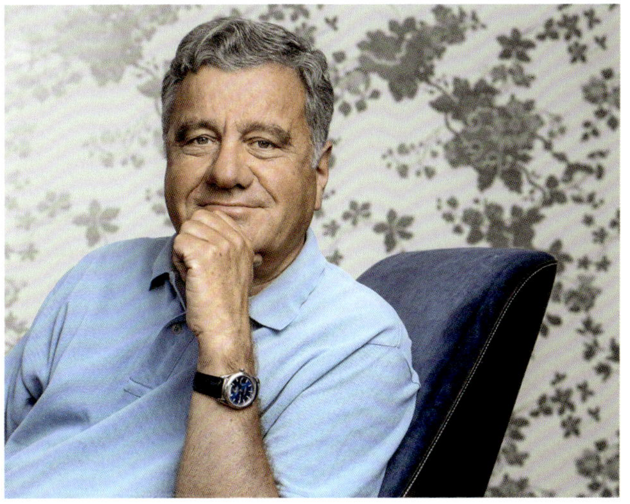

2023 feiern wir das siebzigste Jubiläum von Buchinger Wilhelmi Überlingen und das fünfzigste Jubiläum von Buchinger Wilhelmi Marbella. Inzwischen hat die vierte Generation Verantwortung für das Familienunternehmen übernommen. Ein guter Anlass, die Geschichte Revue passieren zu lassen und an den charismatischen Gründer zu erinnern.

Von Anfang an war klar, dass keine trockene Chronik mit einer Aneinanderreihung historischer Fakten entstehen sollte. Vielmehr ging es uns darum, den berühmten Buchinger Wilhelmi Spirit spürbar werden zu lassen. Dafür konnten ein engagiertes Autorenteam sowie die renommierten Fotografen Olaf Heine und Simon Wegener gewonnen werden. Das Ergebnis halten Sie in Händen. Es lädt zum Blättern und Lesen ein, zum Innehalten und zu inspirierenden Gedanken bei der Begegnung mit der faszinierenden Philosophie des Heilfastens.

Mein herzlicher Dank gilt den großartigen Autoren, Bildkünstlern und Designern, denen es gelungen ist, den Geist von Buchinger Wilhelmi kongenial umzusetzen.

Ich wünsche Ihnen viel Freude mit diesem Buch!

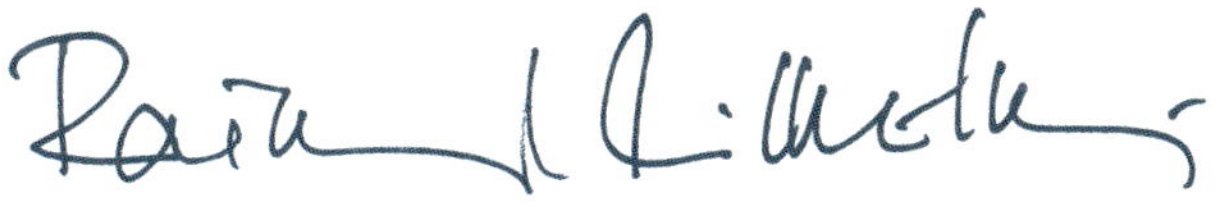

Ihr Raimund Wilhelmi

Im Alltag fürchten wir
den Stillstand –
hier verwandelt er sich
in einen Zustand
nie gekannter Freiheit.

ANKOMMEN

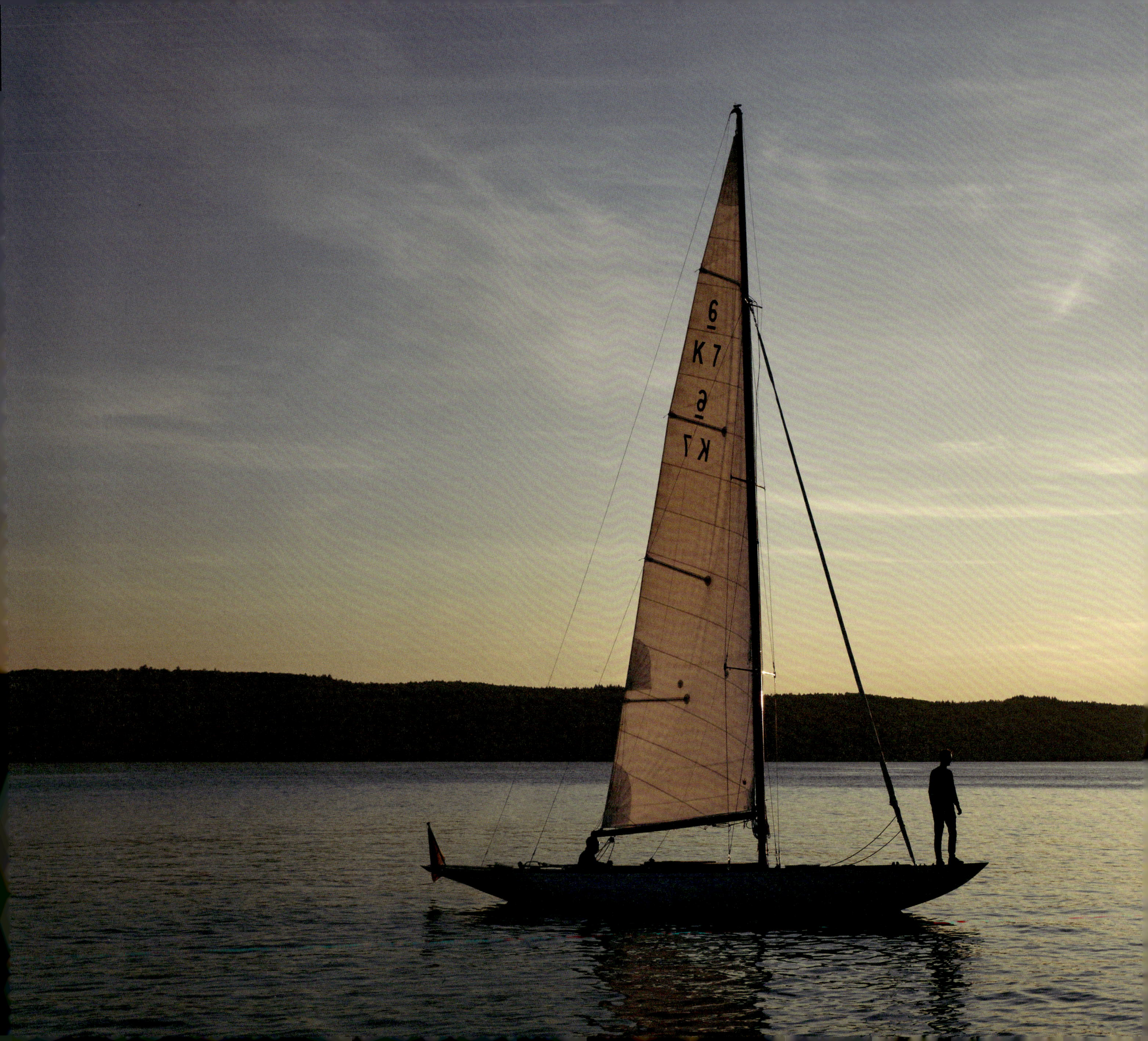
K 7

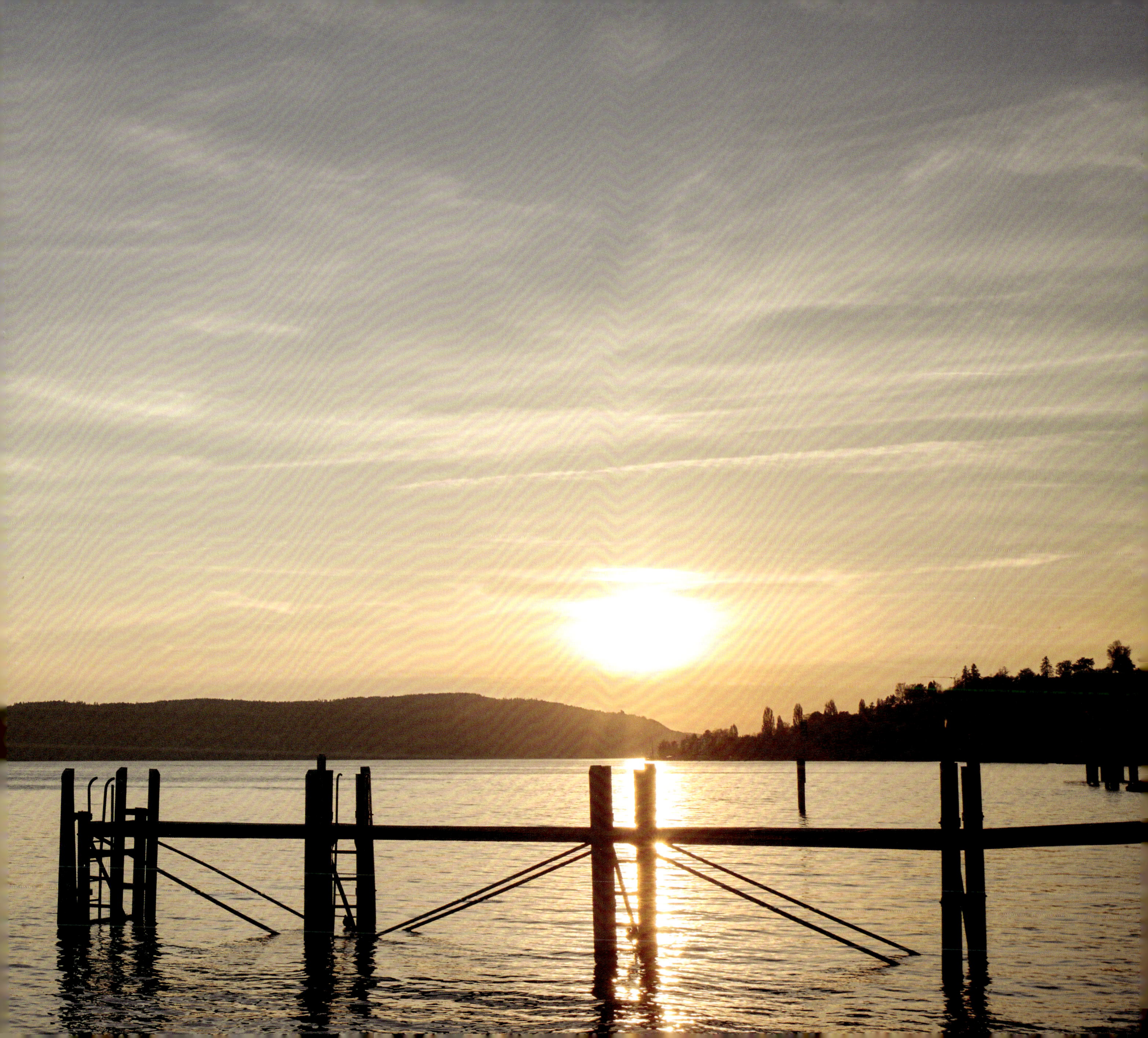

Ankommen. Ausatmen. Frieden finden.

Wer sehnt sich nicht danach? Neben der Suche nach Erfolg und Anerkennung suchen wir auch unsere innere Heimat. Stetig wächst die Sehnsucht nach einem Rückzugsort, an dem wir uns willkommen und geborgen fühlen, wo wir innehalten und loslassen können.

Einen solchen Ort finden Menschen, die sich für einen Aufenthalt in den Buchinger Wilhelmi Kliniken entscheiden. Was sie dort erwartet, ist nicht nur eine Fastenkur auf höchstem medizinischem Niveau, vor allem ist es eine lebensverändernde Reise zu sich selbst. Ob im idyllischen Überlingen oder im mondänen Marbella: In den international bekanntesten Kliniken für Heilfasten, integrative Medizin und Inspiration geht es um die ganzheitliche Transformation.

Am Beginn dieser Reise steht die Erfahrung vollkommener Ruhe. Viele Gäste sprechen von der »Buchinger Magie«: Sobald sie die Schwelle der Klinik übertreten, tauchen sie in einen anderen Kosmos ein, spüren eine neue Dimension von Zeit und Raum. Keine Ablenkungen mehr. Keine überfordernden Pflichten, keine belastenden Stressfaktoren. Das Smartphone schweigt.

Im Alltag fürchten wir den Stillstand – hier verwandelt er sich in einen Zustand nie gekannter Freiheit. Der Blick schweift durch eine liebevoll gestaltete Umgebung, bleibt an einem plätschernden Brunnen hängen, gleitet über die leuchtenden Farben eines Blumenbeets, öffnet sich in die Weite der Natur. Irgendwann richtet sich der Blick nach innen. Wer bin ich? Und was ist mir wirklich wichtig?

Fasten gehört zu den ältesten kulturellen Techniken. Alle großen Weltreligionen kennen Phasen körperlicher Entsagung. Doch Fasten nach der Buchinger Methode ist sehr viel mehr als bloßer Verzicht: Es ist die Chance, die Fülle des Lebens zu entdecken, indem man mit einem gewissen Abstand auf die Welt da draußen schaut. Und auf sich selbst. Durch das Fasten verliert man Gewicht, zugleich wirft man auch seelischen Ballast ab, stellt Zwänge infrage, horcht in sich hinein. Lebe ich im Einklang mit meinen Werten und Bedürfnissen? Welche Hoffnungen, welche Wünsche blieben bisher unerfüllt?

»Im Fasten wirft man auch seelischen Ballast ab, stellt Zwänge infrage, horcht in sich hinein.«

DR. OTTO BUCHINGER

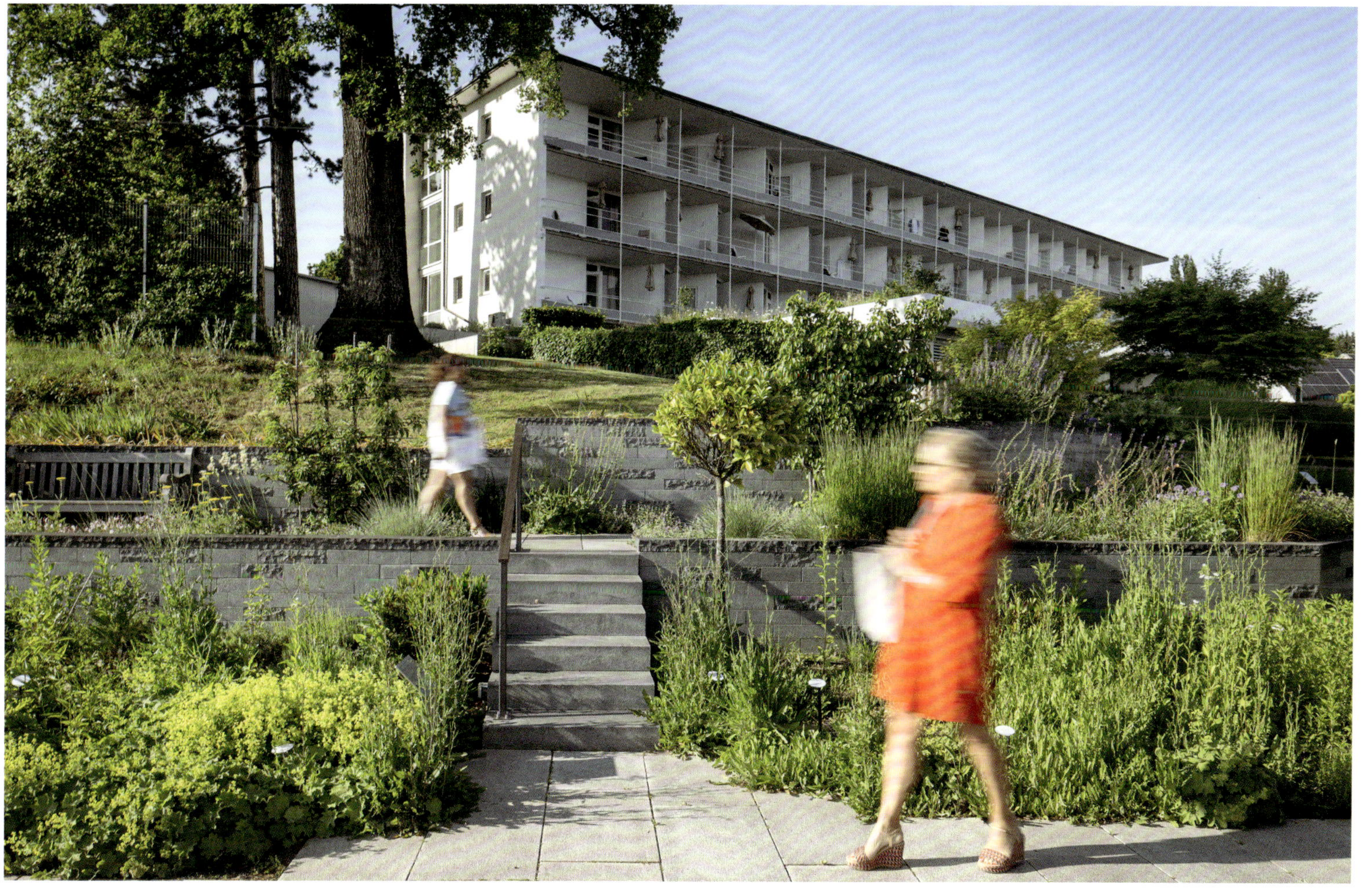

»Wenn ein Mensch fastet, befindet er sich in einem Zustand höchster Aufnahmebereitschaft, die eine tiefe und umfassende Veränderung einleiten kann«, schrieb Dr. Otto Buchinger, Begründer und Namensgeber der heute weltberühmten Buchinger Methode. Er wusste, wovon er sprach, denn Ankommen war sein Lebensthema: Erst nach einer langen Odyssee gelang es ihm, sich einen Rückzugsort zu erschaffen, in dem er sein revolutionäres Konzept des Heilfastens verwirklichen konnte.

Ein Leben in Gesundheit wurde ihm keineswegs in die Wiege gelegt. 1878 in Darmstadt geboren, war bereits seine Kindheit von zahlreichen Erkrankungen überschattet. Die Liste seiner körperlichen Beschwerden ist lang: häufige Erkältungen und Mandelentzündungen, Gelenkrheuma, Tuberkulose, ein Gallenleiden. Über den Zusammenhang von Krankheit und Ernährung wusste er damals so gut wie nichts.

Früh trat Dr. Otto Buchingers eigenwilliges Wesen hervor. Fast hätte man ihm das Abiturzeugnis verweigert, weil er sich in der Schülerzeitung höchst humorvoll über seine Lehrer mokierte. Als er danach ein Studium der Rechtswissenschaft begann, störte den äußerst lebenslustigen junge Mann, dass die Vorlesungen bereits frühmorgens begannen. Nach übermütig durchzechten Nächten in Studentenkneipen fiel das zeitige Aufstehen nun mal schwer. Kurzerhand sattelte er auf ein Medizinstudium um, da die entsprechenden Vorlesungen am Nachmittag stattfanden.

Im Nachhinein betrachtete Dr. Otto Buchinger diese eher pragmatische Entscheidung als schicksalhafte Fügung – denn bald schon sollte sich die Heilkunde als seine eigentliche Berufung erweisen.

*»Wenn ein Mensch fastet,
befindet er sich in einem Zustand
höchster Aufnahmebereitschaft, die eine tiefe
und umfassende Veränderung einleiten kann.«*

DR. OTTO BUCHINGER

Parallel erwachte sein leidenschaftliches Interesse an philosophischen Themen. »Ahnend und suchend«, wie er resümierte, liebte er »Welträtsel-Lösungsversuche« und die »Geheimnisnähe des Metaphysischen«. Daneben beschäftigte er sich intensiv mit Kunst und Musik. Diese Interessen sollten ihm später ebenso zugutekommen wie seine medizinischen Kenntnisse. Der ganzheitliche Blick auf den Menschen, dessen Existenz nicht allein auf physiologischen Gegebenheiten beruht, wurde zum Schlüssel der einzigartigen Buchinger Methode.

Gleich nach der Promotion zum Dr. med. wartete der erste Praxistest auf den frischgebackenen Absolventen. Eine durchaus zwiespältige Erfahrung. Als Vertretung eines Kassenarztes war er auf einmal mit überfüllten Wartezimmern und der üblichen Massenabfertigung konfrontiert. Für eine individuelle Betreuung blieb keine Zeit. Stattdessen wurden die Patienten mit vorbereiteten Rezepten nach Hause geschickt und einfach sich selbst überlassen.

Wasser ist Leben. Und auch im Heilfasten spielt das Element eine tragende Rolle.

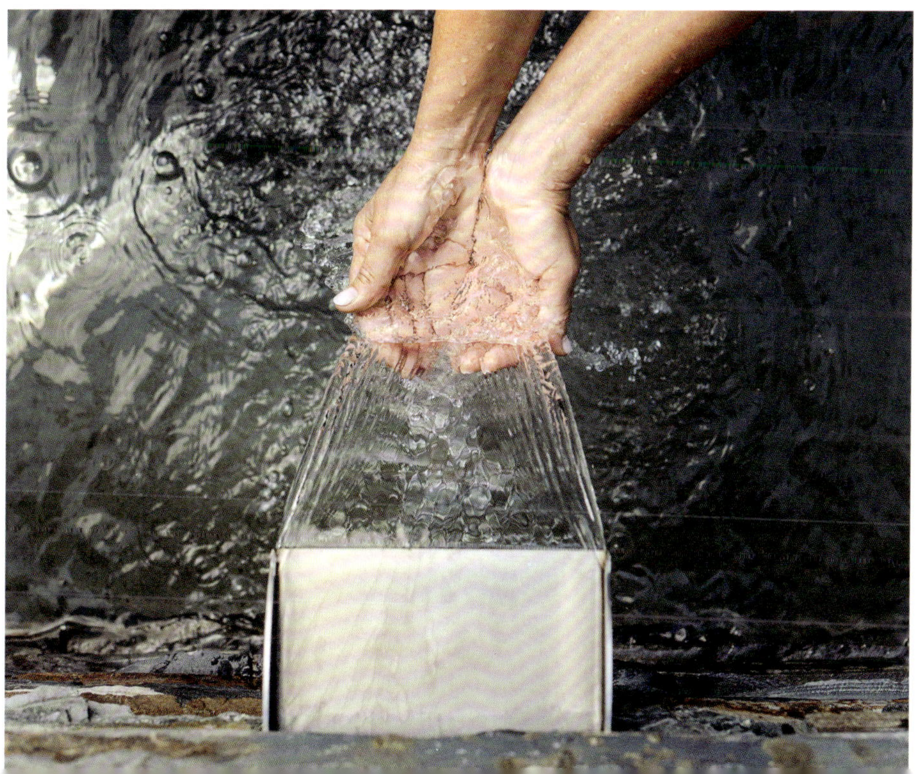

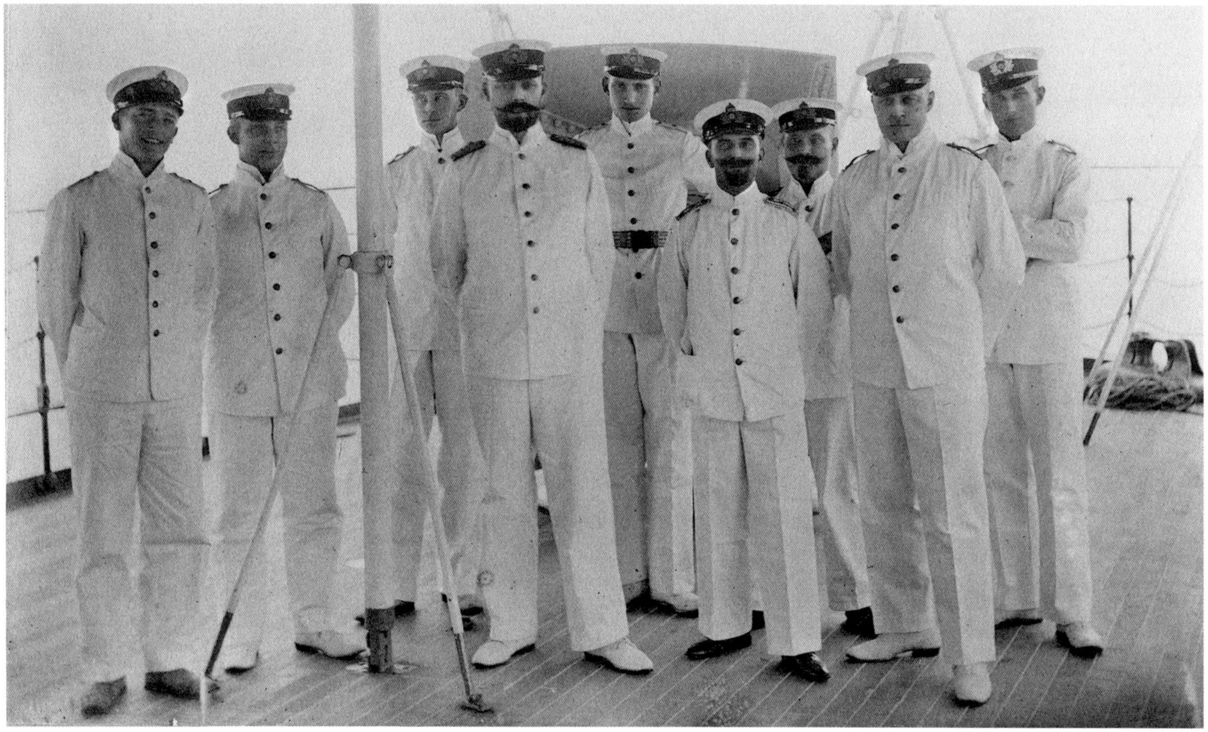

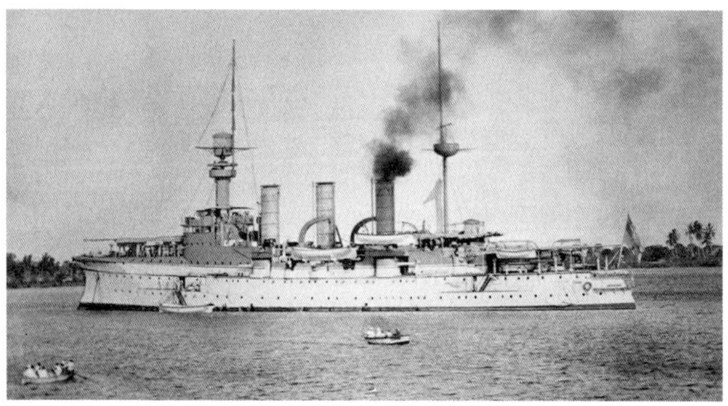

Oben: Dr. Otto Buchinger (Zweiter von rechts)
im Kreise weiterer Marine-Offiziere.
Unten: Die SMS Hertha im Hafen von Daressalam.

Nein, so hatte sich Dr. Otto Buchinger seinen Beruf nicht vorgestellt. Desillusioniert von den Arbeitsbedingungen und beflügelt von der romantischen Idee, in die große weite Welt hinauszuziehen, bewarb er sich im Jahre 1902 als Schiffsarzt bei der Kaiserlichen Marine. Es war der Beginn eines großen Abenteuers. Rückblickend betrachtet, legte diese Lebensphase den Grundstein für seine Karriere als Fasten-Pionier. Die Beobachtungen, die er beim Leben auf See anstellte, und die Schlüsse, die er daraus zog, sollten zur Basis einer umfassenden Theorie des Heilfastens werden.

Ausgedehnte Reisen führten ihn nach Wladiwostok, Japan, Korea, China, Thailand, Singapur. Sein Horizont erweiterte sich, die Tätigkeit als Schiffsarzt verlangte ihm einiges ab. In der Mannschaft grassierte die Tuberkulose. Tropenkrankheiten wie Malaria breiteten sich aus, Unfälle mit Quetschungen und Knochenbrüchen waren an der Tagesordnung.

So wurde die Seefahrt für den jungen Arzt zu einer harten Bewährungsprobe – für den Menschen Dr. Otto Buchinger wurde sie zur bewusstseinserweiternden Erfahrung. Als ärztlicher Begleiter des Offizierskorps nahm er an Landgängen teil, erlebte offizielle Diners vor exotischer Kulisse, Tigerjagden im Dschungel von Lahore, eine Audienz beim König von Siam. Vor allem aber kam er mit den asiatischen Kulturen in Berührung – eine einmalige Chance, wie sich bald darauf herausstellte.

Den entscheidenden Impuls für sein späteres Wirken bekam Dr. Otto Buchinger in Indien, als ihm während eines Empfangs in Kalkutta ein hinduistischer Gelehrter vorgestellt wurde. Eine denkwürdige Begegnung. Mithilfe seines Übersetzers erklärte der Brahmane, dass er regelmäßig auf Nahrung verzichte, und sprach vom tieferen Sinn des Fastens. Dr. Otto Buchinger war fasziniert. Schon lange missfielen ihm die allabendlichen Gelage in der Offiziersmesse, bei denen Ströme von Alkohol flossen. »Dick, faul, und das Hohe schwindet«, notierte er in sein Tagebuch. »Ich muss fasten.«

Zunächst blieb es nur beim guten Vorsatz. Weiterhin fügte er sich dem Zeremoniell üppiger Diners und alkoholischer Exzesse, innerlich aber ging er zunehmend auf Distanz. War dieser Lebensstil wirklich das, was er wollte? Worin lag der Sinn des Ganzen, wenn »das Hohe« schwand?

Auf dem Höhepunkt seiner Sinnkrise fiel ihm ein Buch des lebensreformerischen Autors Hans Driesch in die Hand. Der Philosoph und Biologe sprach darin vom »zielgerichteten Entwicklungsvermögen« des Menschen. Damit traf er einen Nerv bei Dr. Otto Buchinger. Auch er dachte jetzt häufig über sein »Werdeziel« nach. Bislang konnte allerdings keine Rede davon sein. Selbstkritisch charakterisierte er sich als einen »schlaffen, ästhetisierenden, zum Epikureischen neigenden Genießer.«

Doch woher die Kraft nehmen, auf ausschweifende Genüsse zu verzichten? Immer deutlicher trat ein Dilemma zutage, das uns auch heute wohlvertraut ist: Jedes soziale Umfeld erzeugt einen gewissen Gruppendruck; wer sich verweigert, muss befürchten, zum Außenseiter zu werden. Diese Erfahrung machte auch Dr. Otto Buchinger. Gerade im Mikrokosmos des Schiffslebens galt die Devise »mitgefangen, mitgehangen«. Nahezu undenkbar schien es, sich den Gepflogenheiten übermäßigen Essens und Trinkens zu entziehen – waren es doch gerade die gemeinschaftsstiftenden Rituale, die den Zusammenhalt stärkten.

Gut möglich, dass er bereits damals erste Überlegungen anstellte, ob das Fasten womöglich besser in klösterlicher Abgeschiedenheit gelingen könnte. Denn radikale Veränderungen verlangen nach Stille und Kontemplation: Erst wenn man die gesellschaftlichen Konventionen hinter sich lässt und sich auf sich selbst fokussiert, wird der Weg frei für Neues.

Hin- und hergerissen zwischen der Faktizität des Bestehenden und dem Bedürfnis nach Umkehr, setzte sich Dr. Otto Buchinger erst einmal für eine bessere Bordverpflegung ein. Was er seinem Schiffskommandanten schrieb, klingt nahezu prophetisch: »Es fehlen fast vollständig die Vegetabilien und damit die biologisch so wichtigen Natursalze. Bei dieser Verpflegung werden durch Mangel an basenüberschüssigen Lebensmitteln und Verschlackung die Grundlagen für rheumatische, Stoffwechsel- und Erkältungskrankheiten gelegt.«

Leonard Wilhelmi, Direktor der Überlinger Klinik, beim Vortrag über das erste Fasten seines Urgroßvaters.

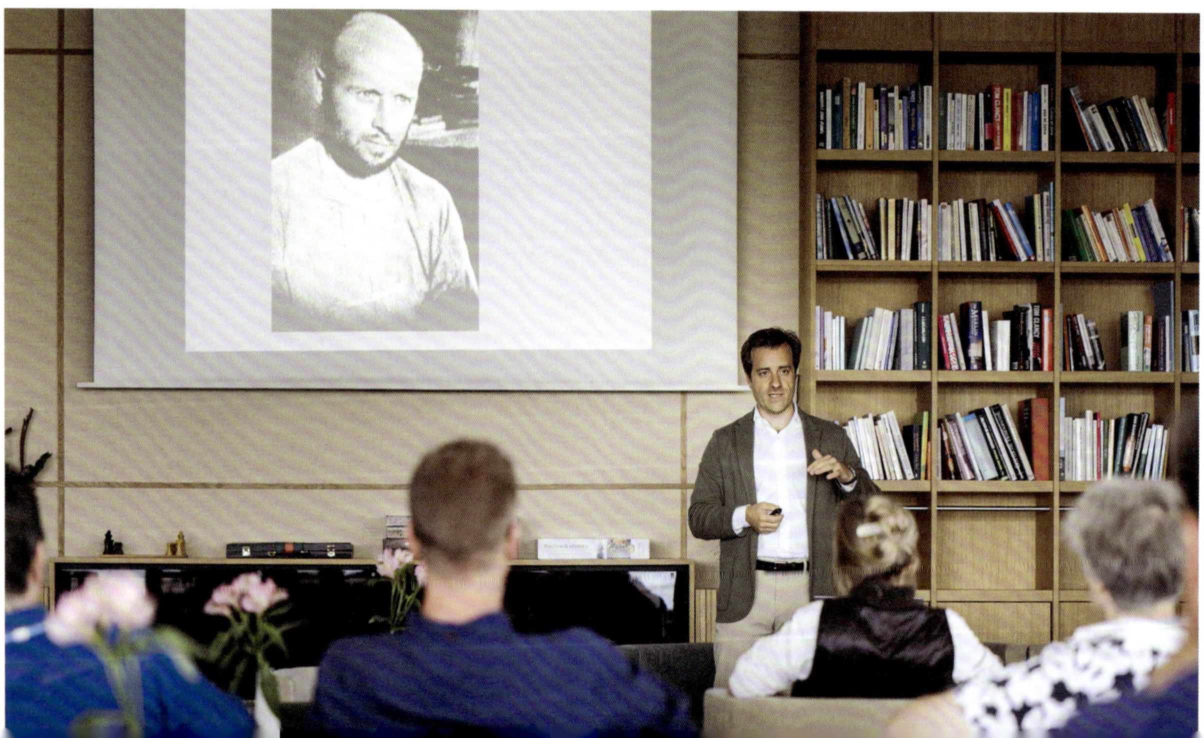

»Diese Kur rettete mir wahrhaftig Existenz und Leben.«

DR. OTTO BUCHINGER

Erstaunlich genug: Seine damaligen Erkenntnisse sind heute durch unzählige wissenschaftliche Studien belegt, während es sich bei ihm noch um reines Erfahrungswissen handelte. Seine Überzeugungen gewann Dr. Otto Buchinger allein aus der konkreten Anschauung. Als wahrer Visionär bewies er dennoch den Mut, wenig später eine völlig neuartige Theorie über die Wechselwirkung von Ernährung und Gesundheit aufzustellen, in deren Zentrum das Fasten rückte.

Den Anlass dafür gab ein Schicksalsschlag, der sein gesamtes Leben verändern sollte. Nach einer nicht ausgeheilten Mandelentzündung, die er sich während seiner Arbeit als Kommandant eines Lazaretts im Ersten Weltkrieg zuzog, kam es zu einer Sepsis mit anschließendem entzündlichem Rheuma. Die Erkrankung verlief so dramatisch, dass er dienstunfähig wurde und die Marine verlassen musste. Völlig verzweifelt konsultierte er diverse Kollegen, probierte es mit allen möglichen Kuren. Nichts schlug an. Die Schulmedizin konnte ihm nicht mehr helfen.

Ein wenig Linderung fand er in der Homöopathie. Bereits einige Jahre zuvor hatte er sich diesem medizinischen Zweig zugewandt, weil ihn die verblüffend rasche Heilung von an Keuchhusten erkrankten Kindern überzeugt hatte. Nun zog er die Konsequenz: 1918 absolvierte er sein homöopathisches Examen.

Der Plan, sich als Arzt im niedersächsischen Witzenhausen niederzulassen, wurde jedoch von erneuten Rheumaschüben durchkreuzt. Unerträgliche Schmerzen quälten ihn, jede Bewegung war eine Tortur, an Arbeit war gar nicht zu denken. Dr. Otto Buchinger schien dazu verurteilt, nie wieder seinen Beruf auszuüben und lebenslang unter Schmerzattacken zu leiden.

Er hatte schon jede Hoffnung auf Gesundung aufgegeben, als ihm ein ehemaliger Marinekamerad einen gewissen Dr. Riedlin in Freiburg empfahl. Riedlins Credo klang ebenso einfach wie einleuchtend: »Hunger ist der beste Koch, Fasten der beste Arzt.« Dieser Gedanke elektrisierte Dr. Otto Buchinger. Hatte er sich nicht schon als Marinearzt zum Fasten ermahnt? »Gier bekämpfen! Kein Fleisch genießen! Nur reine Suppen! Alkohol-, Nikotin- und Kaffee-Enthaltung! Nagt Hunger: dann etwas Obst«, so stand es in seinem Tagebuch von 1914. Fünf Jahre später, im Jahr 1919, reiste er zu Dr. Gustav Riedlin nach Freiburg.

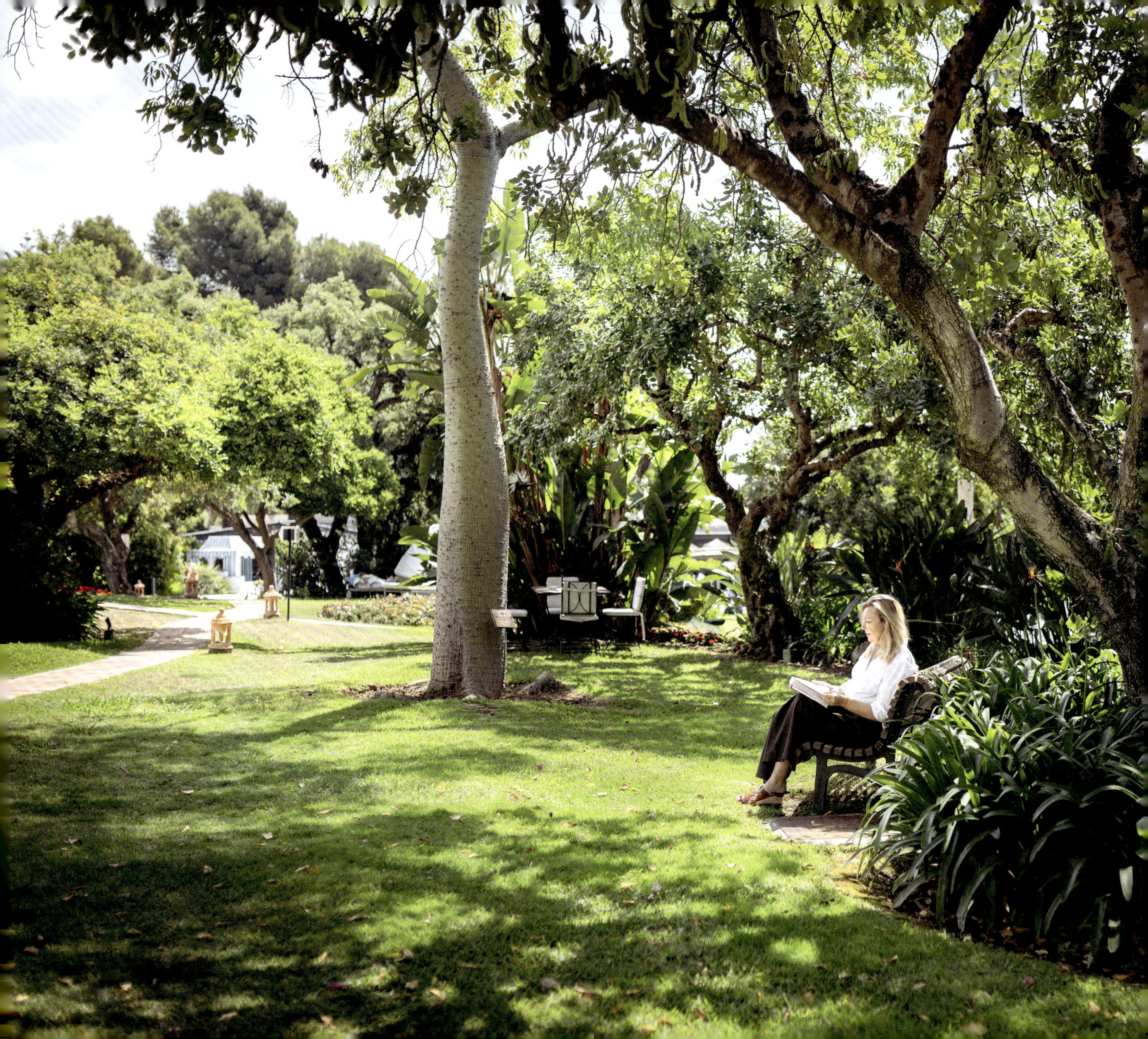

Was daraufhin geschah, könnte man ein Wunder nennen, wenn die Ursachen nicht mittlerweile wissenschaftlich erforscht wären: Nach drei Wochen einer extrem spartanischen Fastenkur war Dr. Otto Buchinger vollkommen geheilt. Dass er wieder alle Gelenke bewegen konnte und endlich von seinen Schmerzen erlöst war, bestätigte alle seine Vermutungen über die heilenden Wirkungen des Fastens. »Diese Kur«, schrieb er in sein Tagebuch, »rettete mir wahrhaftig Existenz und Leben.«

Es war ein Schlüsselerlebnis. Für Dr. Otto Buchinger stand außer Frage, dass er das Heilfasten künftig auch anderen Menschen zugänglich machen wollte. Und zwar nach Maßgaben, die er aufgrund seiner eigenen Geschichte für sinnvoll hielt. Dazu gehörte wesentlich ein stationärer Aufenthalt. Niemand wusste besser als er, dass man Fastenkuren in der gewohnten Umgebung – oder wie er es nannte: in der »Sündenmaiblüte« – schwerlich durchhalten kann. Hinzu kam der Vorteil einer kontinuierlichen ärztlichen Betreuung, die für ihn höchste Priorität hatte.

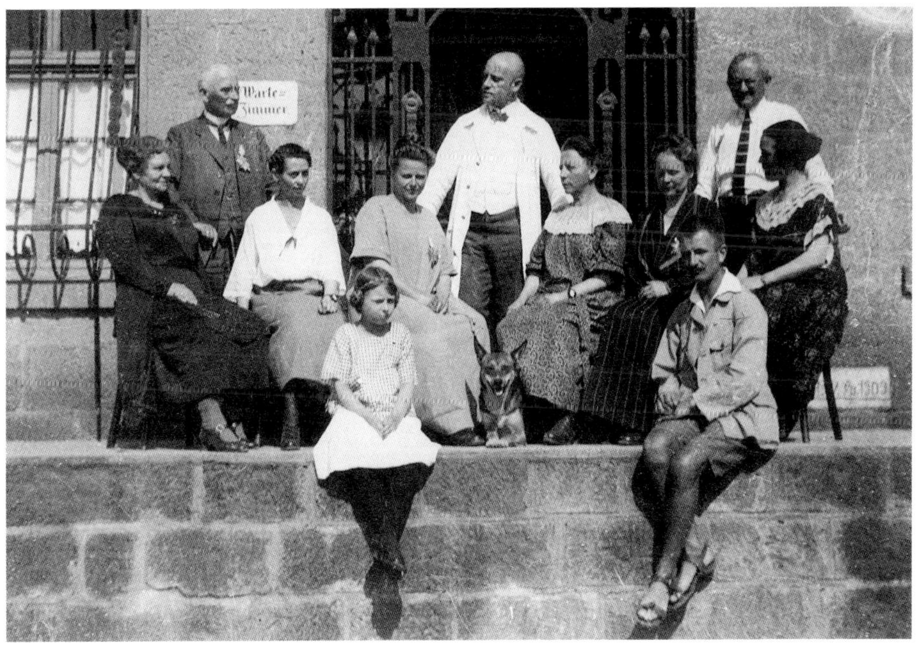

Dr. Otto Buchinger vor seiner Praxis in Witzenhausen, die er nach seiner Zeit bei der Marine eröffnete.

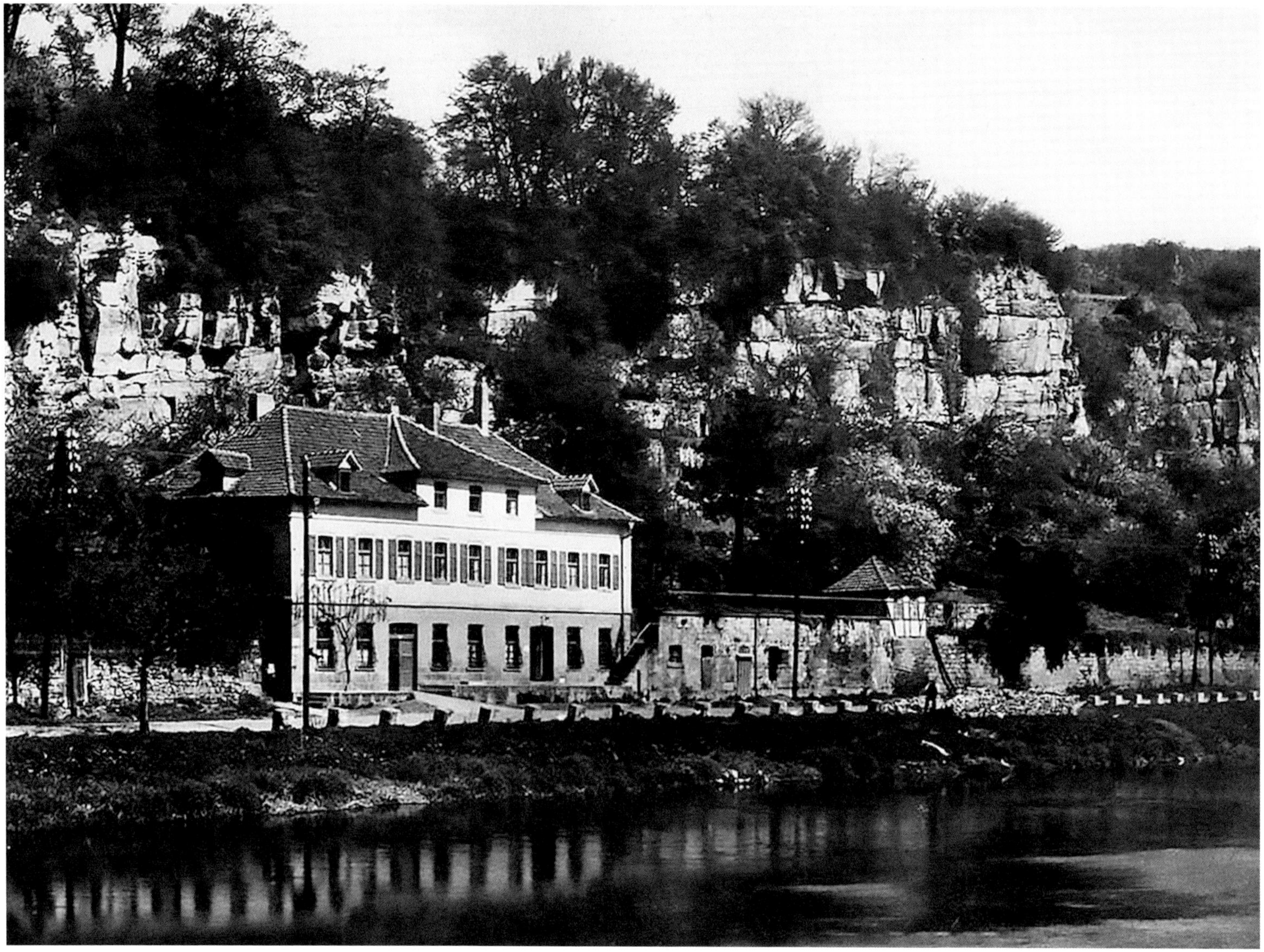

Dr. Otto Buchingers Wohnhaus
mit Praxis direkt an der Werra.

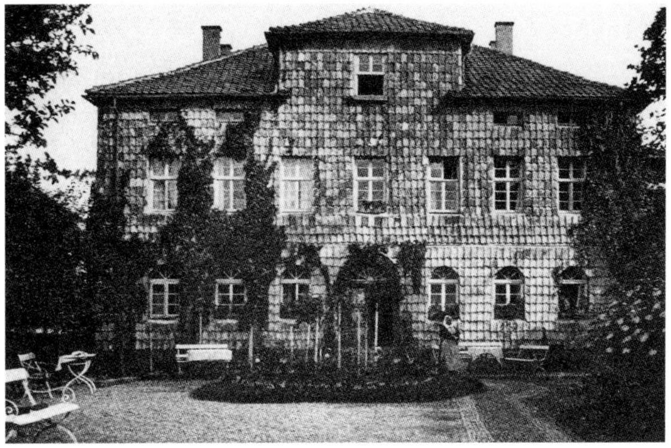

Das erste »Kurheim« in Witzenhausen, in dem stationäre Fastenkuren durchgeführt wurden.

Die ersten Patienten empfing er in seinem Witzenhausener Privathaus, wo er mit Frau und Kindern lebte. Skeptisch beäugt von den ärztlichen Kollegen, therapierte er Patient auf Patient. Mit durchschlagenden Erfolgen. Immer mehr Menschen pilgerten zum »Fastendoktor von Witzenhausen«, sodass er sich bald nach weiteren Räumen umsehen musste.

Er fand sie im zumeist leerstehenden kleinen Krankenhaus des Ortes. Einziger Schönheitsfehler: Die engagierte Diakonissin, die dort arbeitete, schmuggelte des Nachts schon mal ein paar Wurstbrote herein, weil sie Mitleid mit den vermeintlich darbenden Patienten hatte.

Bald reichte auch das Krankenhaus nicht mehr aus, um den Patientenandrang zu bewältigen. Unterstützung fand Dr. Otto Buchinger jetzt von unvorhergesehener Seite: Da der Fremdenverkehr aufgrund der Fastenklinik zusehends florierte, kaufte der Bürgermeister ein kleines schlossähnliches Anwesen für ihn. Sechzig Betten umfasste die neue Klinik, Scharen von Schwestern umsorgten die Gäste.

Es war der vorläufige Schlusspunkt einer langen Reise, die Dr. Otto Buchinger buchstäblich rund um die Welt geführt hatte. Prägender aber noch war die innere Reise, die hinter ihm lag. Unbeirrt hatte er seine Heilmethode entwickelt, gegen Anfeindungen verteidigt, auch stoisch ertragen, dass er oft belächelt wurde. Jetzt führte er eine große Klinik, und Gäste aus aller Welt machten ihm seine Aufwartung. Dr. Otto Buchinger war angekommen.

Eine lebensverändernde
Reise zu sich selbst.

ENTSCHLEUNIGEN

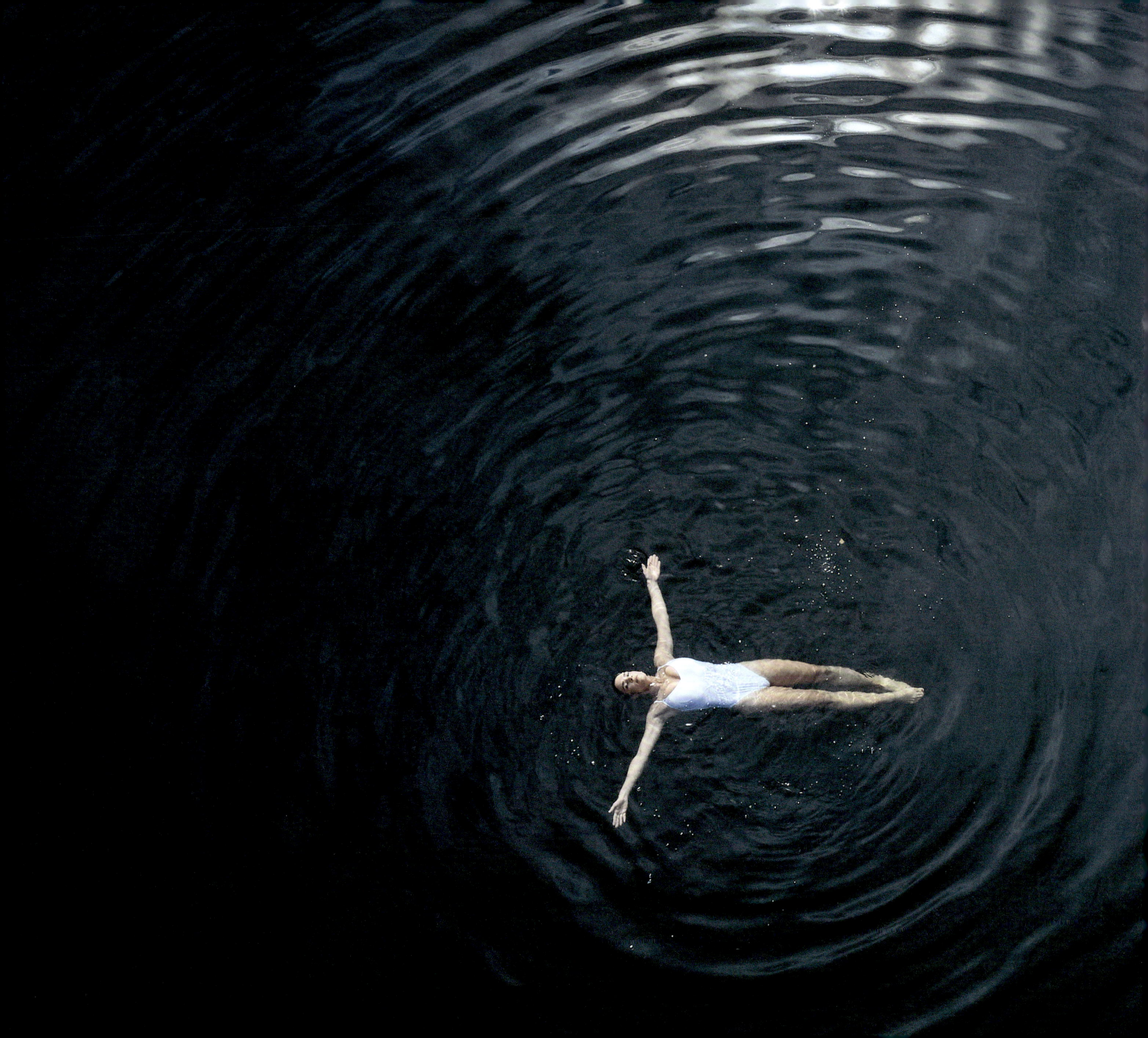

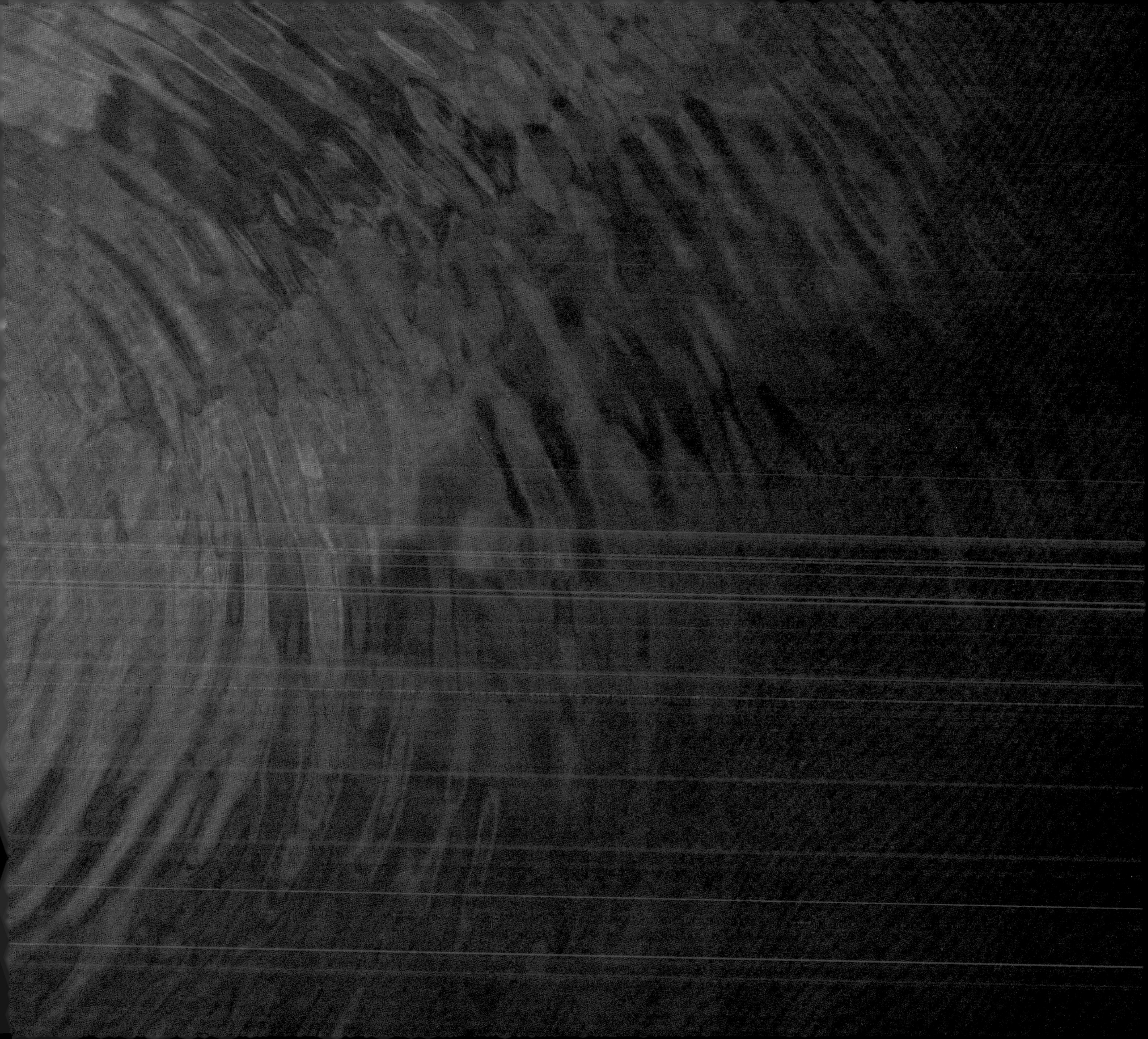

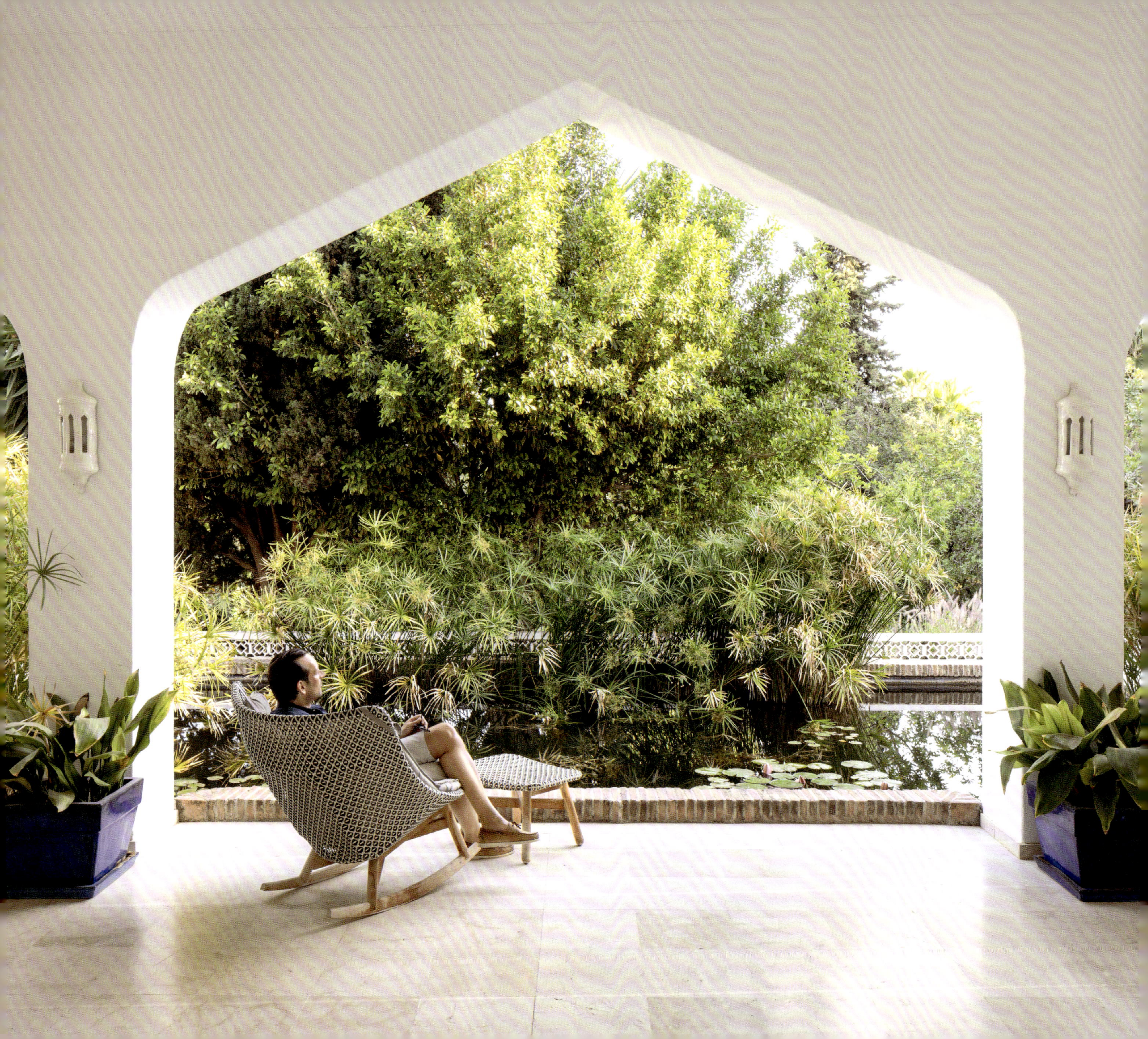

Endlich kein Stakkato der Termine mehr.

Endlich runterkommen, dem eigenen Rhythmus nachspüren, sich selbst Raum geben. Unsere Zeit ist ein rares Gut – und Zeitmangel einer der häufigsten Stressfaktoren. Umso entlastender wirkt es, wenn man den durchgetakteten Alltag eine Weile hinter sich lassen darf. Das empfinden die Gäste bei Buchinger Wilhelmi als besonderes Geschenk.

Oft wird die Atmosphäre mit dem Thomas Mann'schen »Zauberberg« verglichen, andere sprechen von einer Mischung aus Klinik, Fünf-Sterne-Hotel und weltlichem Kloster: ein Refugium, in dem man eine entschleunigte Auszeit verbringen kann. Das ungewohnte Innehalten ohne jeden Termindruck erlebt jeder Gast auf ganz individuelle Weise. Die einen hüllen sich in kontemplatives Schweigen, andere haben ein gesteigertes Mitteilungsbedürfnis, wieder andere stellen fest, dass sie die Reise zu sich selbst aufgrund einer unbewussten Lebenskrise angetreten haben.

Solche Reaktionen sind nicht weiter verwunderlich: Beim Fasten wird zwar der Gürtel enger, aber das Bewusstsein weiter. Es ist der Beginn eines tiefgreifenden Wandels, der in den Buchinger Wilhelmi Kliniken von erfahrenen Ärzten und Therapeuten unterstützt und begleitet wird. Niemand bleibt sich selbst überlassen. Seien es persönliche Probleme, beispielsweise der Verlust einer geliebten Person oder die Infragestellung beruflicher Ziele, hier wird aufgearbeitet, was im Alltag beiseitegedrängt wurde und schon lange einer Klärung bedarf.

»Beim Fasten wird zwar der Gürtel enger, aber das Bewusstsein weiter.«

DR. OTTO BUCHINGER

»Eine Art Lösung und Lockerung des verkrampften seelischen Gefüges ist erkennbar, eine Klärung der Lage und höhere Feinfühligkeit.«

DR. OTTO BUCHINGER

Bereits Dr. Otto Buchinger beobachtete diese Dimension des Heilfastens: »Eine Art Lösung und Lockerung des verkrampften seelischen Gefüges ist erkennbar, eine Klärung der Lage und höhere Feinfühligkeit.« Fasten ist eben kein weiterer Termin im Kalender, es ist ein nachhaltiger Transformationsprozess. Dafür braucht es Zeit, die man sich sonst nur selten nimmt, um Körper und Seele von Altlasten zu befreien. Zum entschleunigten Tagesablauf gehört auch ausreichender Schlaf. Was so simpel klingt, ist in Wahrheit einer der Schlüssel zum angestrebten Paradigmenwechsel: Schlaf ist vermutlich eine unserer am häufigsten unterschätzten Heilquellen. Dennoch vernachlässigen wir oft unser natürliches Ruhebedürfnis im Namen eines »effizienten Zeitmanagements«, das nur das Mehr kennt, nicht das Weniger. Durch künstliches Licht machen wir buchstäblich die Nacht zum Tage, arbeiten weiter, vergnügen uns weiter und setzen uns permanent den Reizüberflutungen von Smartphone, Rechner oder TV aus.

Heute weiß man, dass die Orientierung am sogenannten circadianen Rhythmus, der unter anderem das Essverhalten und den Schlaf-Wach-Rhythmus steuert, eine basale Voraussetzung des seelischen wie körperlichen Wohlbefindens ist. Ignorieren wir diesen Rhythmus, geraten wir aus dem Gleichgewicht. Schlafstörungen gehören ebenso zu den Symptomen des sich selbst überfordernden Lebensstils wie die Kompensation dauerhafter Anspannung durch unkontrolliertes Essen.

Beim Heilfasten spielt die ruhiggestellte Zeit daher eine kardinale Rolle. Um den natürlichen Rhythmus wiederzufinden, bedarf es innerer Einkehr und äußerer Ruhe. Dr. Otto Buchinger wusste um diesen Zusammenhang. Er betonte, »eine stille, innerlich gesammelte Atmosphäre« sei unerlässlich während des Kuraufenthalts. Seinen Patienten verordnete er regelmäßige Schlafzeiten inklusive zwei Stunden Mittagsruhe und empfahl, um zweiundzwanzig Uhr das Licht zu löschen. Nicht jedem gefiel das auf Anhieb. So ging man dazu über, das Hauptportal abends abzuschließen, damit niemand heimlich in die umliegenden Lokale ausschwärmen konnte – was anfangs manchmal geschehen war.

Die kleine »Parkvilla« mit der
charakteristischen Rundung
und malerischem Blick auf den Bodensee.

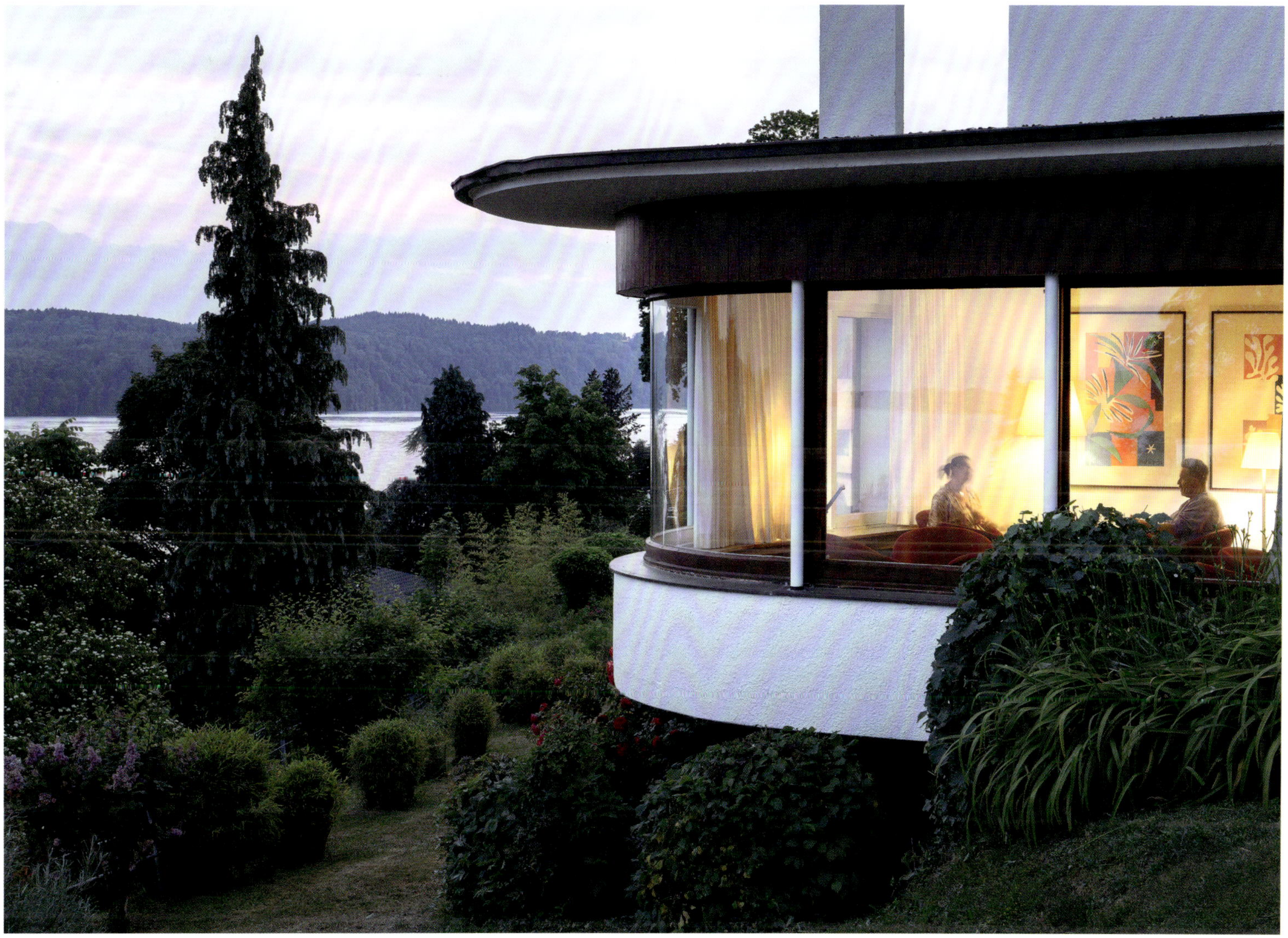

Dr. Otto Buchinger war nicht nur Arzt, sondern auch Schriftsteller.

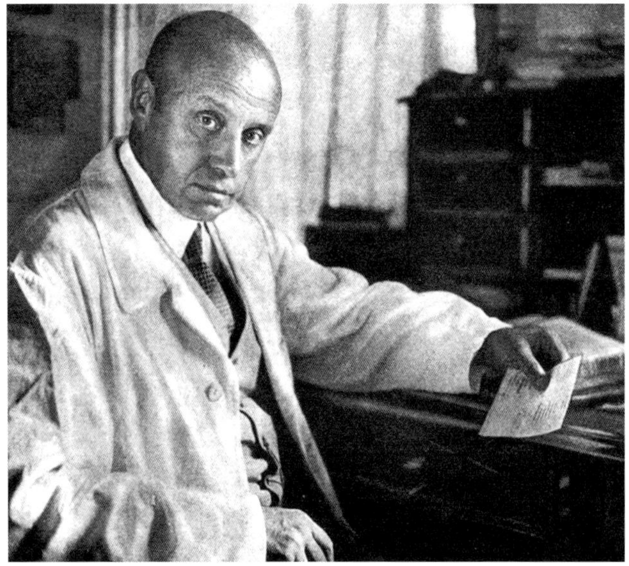

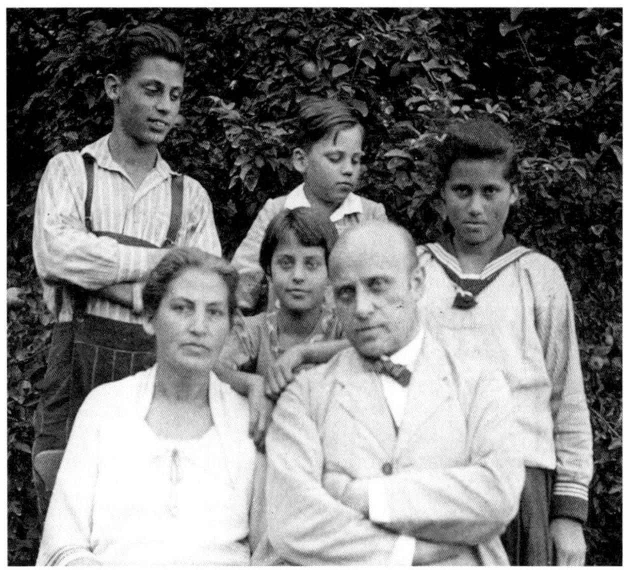

Die Familie Buchinger Ende der 1920er-Jahre: Otto und Else im Vordergrund, dahinter Hans, Otto, Hertha, in der Mitte Maria.

Um den gewohnten Alltag völlig auszublenden, riet Dr. Otto Buchinger von Besuchen durch Angehörige oder Freunde weitgehend ab. Das Heilfasten sei »eine Sache der Einsamkeit, eine Angelegenheit besinnlicher, seelisch-körperlicher Reinigung«, die sich am besten in der »seelisch-körperlichen Abgeschiedenheit« vollziehe.

Auch andere äußere Reize hielt Dr. Otto Buchinger für kontraproduktiv. Entsprechend schrieb er in einem Merkblatt für seine Patienten: »Wir bitten um Verständnis dafür, dass es hier keinen Radioempfang gibt, dass wir den geschäftlichen, gehetzten und alltagsgemäßen Bedürfnissen mancher Patienten keine Hilfestellung leisten und dass wir um Innehaltung dessen nachdrücklich bitten, was die heilende Atmosphäre schafft, fördert und aufrechterhält.«

Dieses Merkblatt lag in allen Zimmern des 1936 neu eröffneten »Kurheims Dr. med. Buchinger, Haus an der Rennwiese« im niedersächsischen Bad Pyrmont, der nächsten Station des mittlerweile berühmten Fastenarztes. Nachdem die Scharen von Patienten in Witzenhausen nicht mehr bewältigt werden konnten, hatte Dr. Otto Buchinger eine Weile nach einer neuen Wirkungsstätte gesucht. Der Zufall kam ihm zu Hilfe: Als er zu einer Quäkertagung ins beschauliche, für seine heilkräftigen Quellen bekannte Bad Pyrmont reiste, bot man ihm eine Klinik zum Kauf an, die ihm sofort zusagte.

Ein wichtiger Schritt auf Dr. Otto Buchingers Lebensweg. Das große Gebäude verfügte über elektrisches Licht, fließendes Wasser und Badezimmer auf jedem Stockwerk – damals noch keine Selbstverständlichkeit –, außerdem waren alle Zimmer mit Balkon und Loggia ausgestattet. Ideale Voraussetzungen also, um den Patienten eine möglichst komfortable Fastenkur zu ermöglichen.

Das Haupthaus der Klinik in Bad Pyrmont.

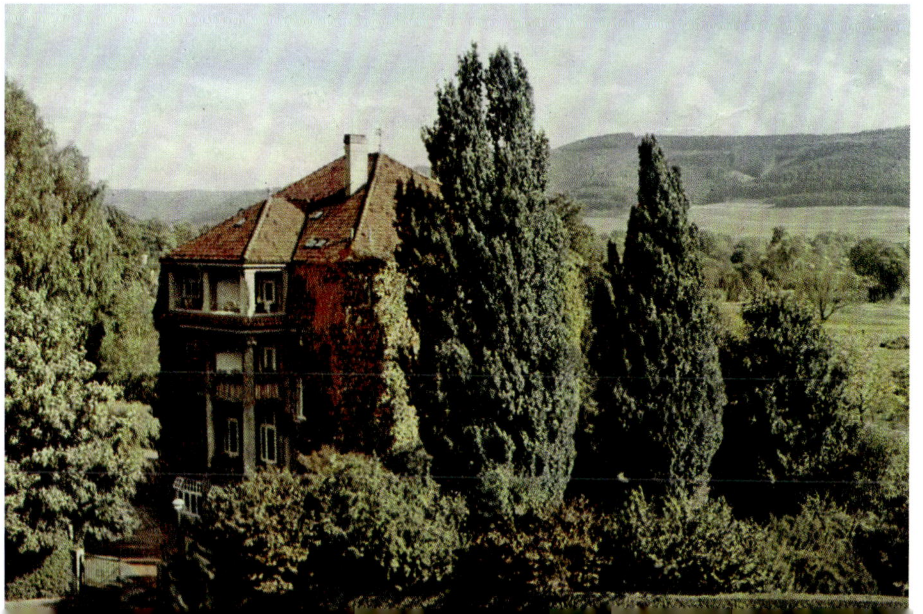

*»Werden bloß Leib und Leben,
nicht aber Seele und Geist berücksichtigt,
so kann die Genesung nur
teilweise erwirkt werden.«*

DR. OTTO BUCHINGER

Für Dr. Otto Buchinger besaß Bad Pyrmont den zusätzlichen Reiz, dass sich hier das europäische Zentrum des Quäkertums etabliert hatte. Deren Überzeugung der Alkoholabstinenz teilte er seit Langem. Bereits seine Arbeit als Marinearzt hatte ihm drastisch vor Augen geführt, dass die meisten Erkrankungen auf falschen Ernährungsgewohnheiten und übertriebenem Alkoholkonsum beruhten. Dafür fand er starke Worte: »Alkohol, Tabak und die bürgerliche Küche schaffen immerfort das Mistbeet, auf dem unsere ärztlichen Sprechstundenfrüchte reifen.«

In der christlich orientierten Gemeinschaft der Quäker fand er überdies den geistigen Rückhalt für sein lebensreformerisches Konzept, in dem das Heilfasten Ausgangspunkt einer umfassenden Gesundung ist. Gut ein halbes Jahrhundert, bevor das Schlagwort der ganzheitlichen Medizin geläufig wurde, war er sicher: »Werden bloß Leib und Leben, nicht aber Seele und Geist berücksichtigt, so kann die Genesung nur teilweise erwirkt werden.«

Seine Mitgliedschaft bei den Quäkern war allerdings nicht ganz ungefährlich. Nach der Machtergreifung der Nationalsozialisten hatte man diese als Sekte eingestuft, da der unbedingte Gottesglaube als Widerspruch zur »Führertreue« betrachtet wurde. Oft saßen jetzt Spitzel in den Vorträgen der Gemeinschaft, einige Quäker-Freunde wurden verhaftet. Dennoch ließ sich Dr. Otto Buchinger nicht beirren. Er stand zu seiner Weltanschauung, auch als er auf einer Ärztetagung im Februar 1936 zum ersten Mal Kollegen in brauner Uniform und mit umgeschnallter Pistole entdeckte.

Die Bedrohung blieb weiterhin präsent. 1937 suchten ihn zwei Gestapo-Beamte auf, denen er Rede und Antwort stehen musste. Nicht nur aufgrund seiner christlichen Orientierung misstraute man dem Fastenarzt. Schon in Witzenhausen war Dr. Otto Buchinger Mitglied im »Verein zur Abwehr des Antisemitismus« geworden, und die Tatsache, dass er einen jüdischen Schwiegervater hatte, tat ein Übriges, um ihn zur Zielscheibe von Intrigen und Verleumdungen werden zu lassen.

Allein seiner ungewöhnlichen Charakterfestigkeit und seinem festen Glauben ist es zu verdanken, dass er alle Angriffe überstand und gar nicht daran dachte, vor den braunen Machthabern zu kapitulieren. Doch als er 1938 in einem Brief sein Bedauern ausdrückte, aus Sicherheitsgründen keine jüdischen Patienten mehr aufnehmen zu können, eskalierte die Situation: Das Hetzblatt »Der Stürmer« diffamierte seine Klinik daraufhin als »Schandfleck von Pyrmont«. Eine Ächtung mit schwerwiegenden Folgen. Im Dezember 1938 wurde Dr. Otto Buchinger vom Ärztlichen Bezirksgericht Hannover wegen »standeswidrigen Benehmens« zu einer Geldstrafe verurteilt, im Mai 1939 musste er sich vor dem Gerichtshof der Reichsärztekammer in München verantworten. Die Ankläger drohten dem »Judenknecht« mit dem Entzug seiner Approbation. Nur durch die Fürsprache eines älteren Kollegen, der sich mit den Worten: »Meine Herren, das geht zu weit« für Dr. Otto Buchinger einsetzte, entging er dem Berufsverbot.

Trotz aller politischen Anfeindungen wurde Bad Pyrmont ein überwältigender Erfolg. Mit jedem geheilten Patienten festigte sich Dr. Otto Buchingers Ruf, einen einzigartigen Weg gefunden zu haben, Menschen von akuten und chronischen Krankheiten zu befreien und ihnen zu nachhaltiger Gesundheit zu verhelfen.

Bereits drei Wochen nach Eröffnung der neuen Klinik musste eine Pension hinzugepachtet werden, so viele Buchinger Anhänger pilgerten in den kleinen Kurort. Bald kamen weitere Gebäude hinzu, die so hübsche Namen wie »Wiesenhaus«, »Blumenhaus«, »Waldhaus« und »Villa Daheim« trugen und zunehmend das Bild des Städtchens prägten. Auf der großen Allee, die vom Zentrum hinunter zum Ufer der Emmer führt, sah man oft frühmorgens Schwestern in wehenden weißen Trachten und mit Klistiergerätschaften in den Händen zwischen den Häusern hin- und hereilen.

**Allein mit sich und den Elementen
gewinnt man ein neues Bewusstsein.**

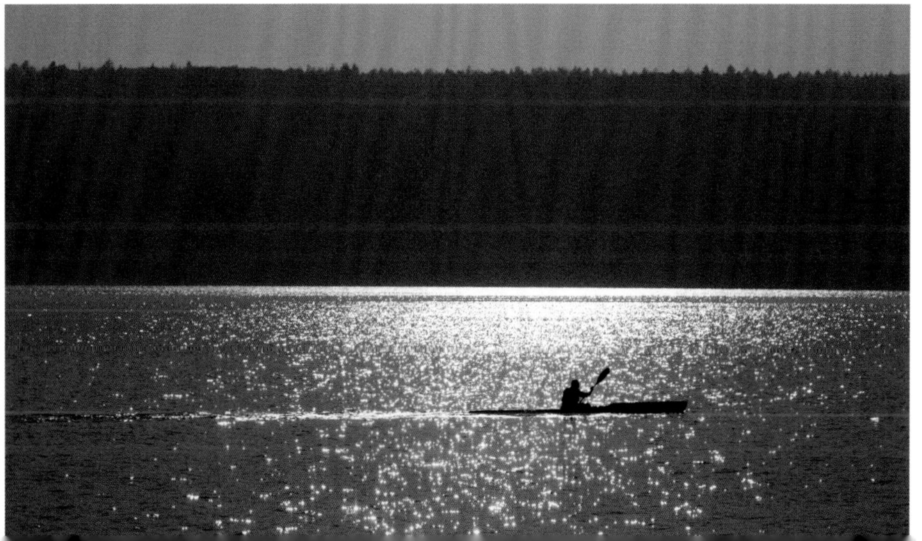

Zu Dr. Otto Buchingers Ruhm trug wesentlich sein 1935 publiziertes Buch »Das Heilfasten und seine Hilfsmethoden als biologischer Weg« bei. Umfassend widmete er sich darin den historischen Wurzeln des Fastens, erläuterte seine spezielle Methode sowie begleitende Therapien wie Bäder und homöopathische Behandlungen. Zwar wurmte ihn die ausbleibende Anerkennung der Hochschulmedizin, die das Heilfasten nach wie vor als unwissenschaftlich abtat, doch die erstaunlichen Resultate der »Buchinger Methode« waren nicht länger zu leugnen. Rasch galt das Buch als Standardwerk, das ein breites positives Echo in der Presse hervorrief und auch bei vielen Ärzten großes Lob erntete.

Der Überlinger Pool im Morgennebel.

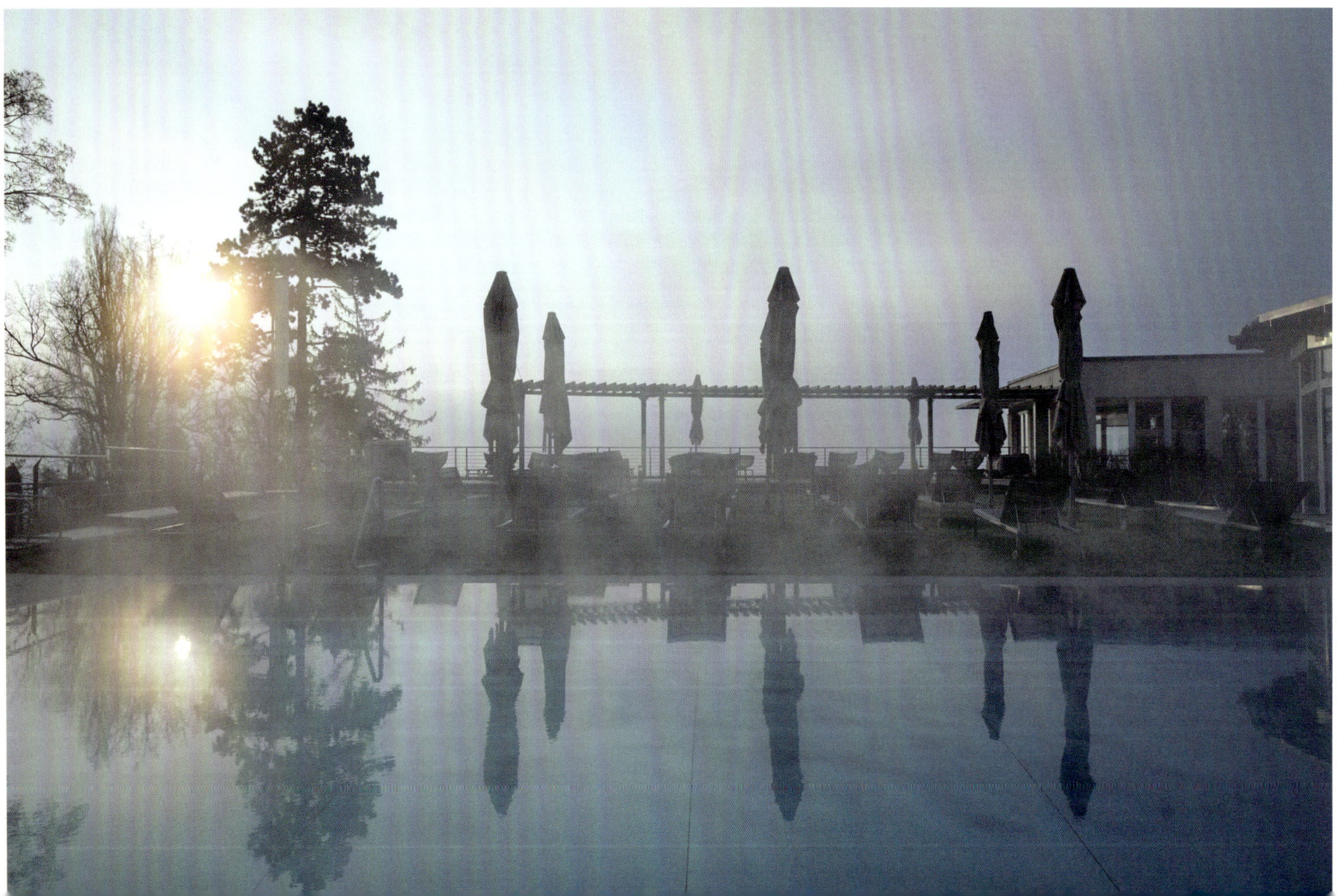

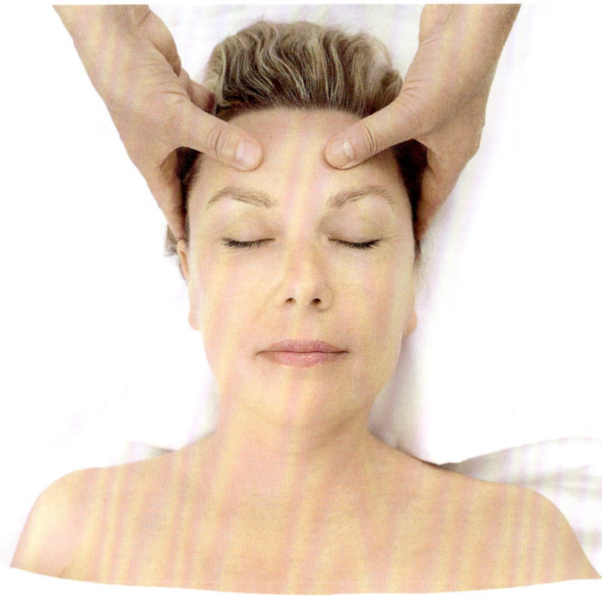

Begleitet wird das Heilfasten von einem umfangreichen Behandlungsprogramm.

Man respektierte Dr. Otto Buchinger zunehmend, da seine Theorien auf Erfahrung und Praxis basierten. In seinem frisch veröffentlichten Werk konnte er eine beeindruckende Liste von Erkrankungen aufzählen, die durch das Heilfasten kuriert worden waren. Das Spektrum reichte von Rheuma, Arthritis, Arteriosklerose, Bluthochdruck, Angina Pectoris und Asthma bis hin zu Hautkrankheiten, Magenleiden, Nieren- und Gallenentzündungen, Parodontose, Glaukom und Migräne. Und das ist nur ein Auszug der vielen Beschwerden, mit denen seine Patienten nach Bad Pyrmont kamen – und geheilt abreisten. Den Wirkmechanismus schilderte Dr. Otto Buchinger auf ebenso einfache wie einleuchtende Weise: »Im Fasten verwendet nun der Organismus die sonst für die Verdauung tätigen Energien sofort zur Abheilung der jeweils erkrankten Bezirke unter ›sachverständiger‹ Leitung des ›Inneren Arztes‹, den der alte Paracelsus den ›Archaeus‹, den Urarzt, nannte.«

»Erst einmal allen Trödel und Plunder beseitigen. Herunter von der Seele, was da noch an Hass, Groll, Prozessen, Vorurteilen, Geldgeschichten u.a.m. eine ungebührliche Rolle spielt.«

DR. OTTO BUCHINGER

Letztlich ging es ihm um eine Rückbesinnung auf die Selbstheilungskräfte des Körpers, der durch den Nahrungsentzug gewissermaßen in den »Reparaturmodus« umgeschaltet wird. Dieser natürliche Weg der Heilung überzeugte oftmals durch spektakuläre Ergebnisse, dennoch sah sich Dr. Otto Buchinger einer Phalanx kopfschüttelnder Kritiker ausgesetzt. Nicht von ungefähr mokierte er sich im Vorwort seines Buchs über die Fülle von Fachärzten, die sich bestimmter Leiden annahmen, aber nie den ganzen Menschen sahen.

Ihm hingegen kam es genau darauf an: den ganzen Menschen. Deshalb beschäftigte er sich ausführlich mit der Psychologie des Fastens, die er in dem Begriff »heilende Seelenführung« komprimierte. Das Gespräch mit dem Patienten betrachtete er als wesentliches Element der Gesundung: »Der ›gute Doktor‹ soll mit ihm eine ›Entente cordiale‹ bilden, eine herzliche Bundesgenossenschaft auf dem Boden innerer und äußerer Wirklichkeiten.« Auch dies war völlig neu. Kein herkömmlicher »Halbgott in Weiß« trumpfte mit Herrschaftswissen auf, stattdessen trat dem Patienten ein solidarischer Arzt und Partner zur Seite.

Aus den vielen intensiven Gesprächen zog Dr. Otto Buchinger wichtige Schlussfolgerungen. Seiner Beobachtung nach flüchteten sich viele Menschen in die Krankheit, weil sie von negativen Selbstbildern geprägt waren. Sie gelte es anzuschauen und aufzulösen. Bildhaft schilderte er die seelische Reinigung mit den Worten: »Erst einmal allen Trödel und Plunder beseitigen. Herunter von der Seele, was da noch an Hass, Groll, Prozessen, Vorurteilen, Geldgeschichten u. a. m. eine ungebührliche Rolle spielt.«

Es waren diese Erfahrungswerte, die ihn zu einer neuen Art der Gesprächstherapie bewegten. Mittlerweile ist die psychosomatische Forschung so weit gediehen, dass die wissenschaftlichen Grundlagen seines Verfahrens gut belegt sind. In klinischen Studien konnte nachgewiesen werden, dass sich verdrängte seelische Probleme nicht nur akkumulieren, sondern dass der Körper häufig mit Erkrankungen auf ungelöste Konflikte reagiert.

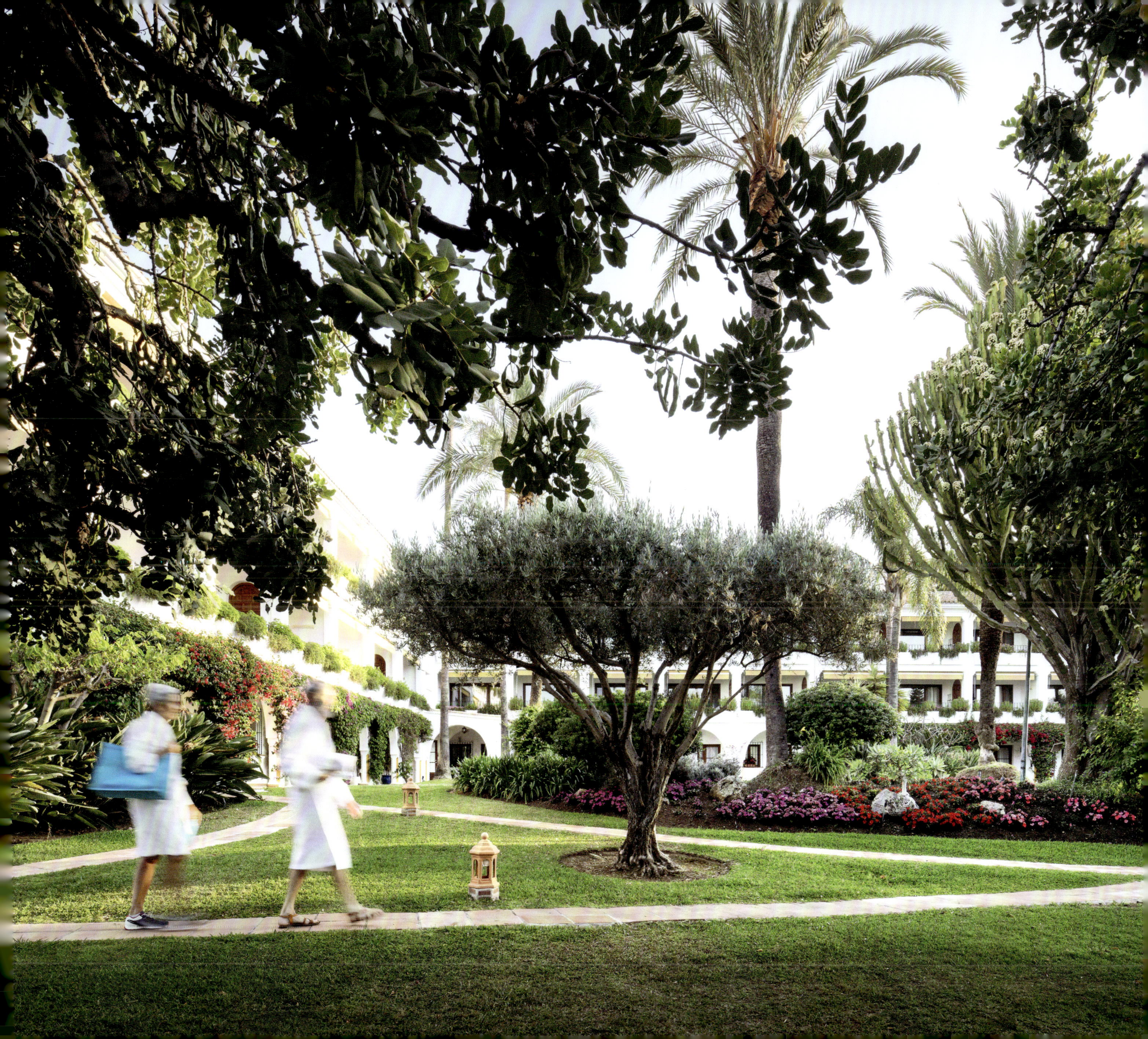

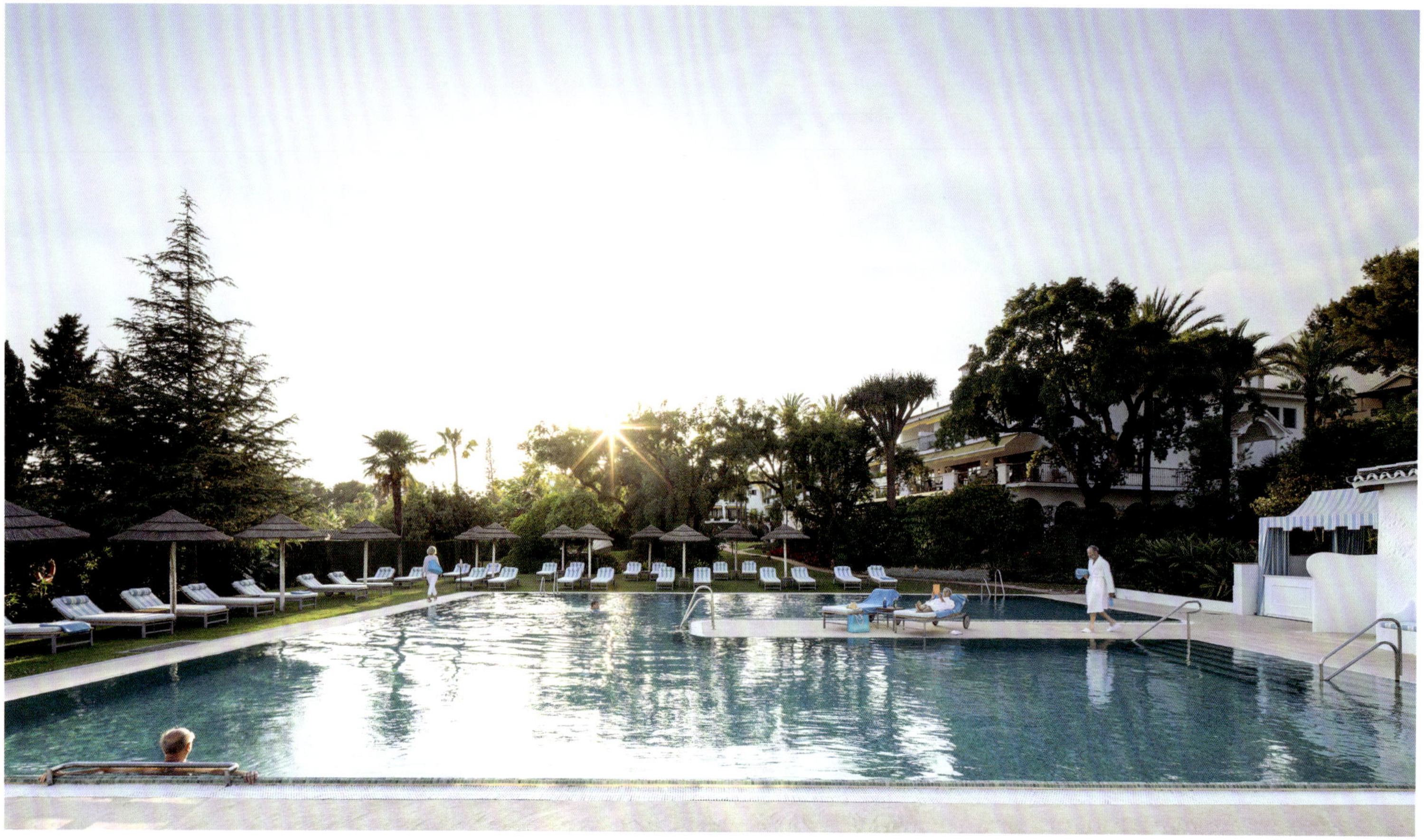

Der große Pool in Marbella lädt dazu ein,
den Körper neu zu erleben.

Heilfasten dagegen bewirkt das Gegenteil, da es die Hirnphysiologie günstig beeinflusst: Mit den Pfunden schmelzen auch Ängste, Depressionen, Ohnmachtsgefühle. Um diesen Prozess zu unterstützen, setzte Dr. Otto Buchinger auf etwas, das er »gut zureden« nannte. Heute würden wir von positiver Verstärkung sprechen. Im Rekurs auf das sogenannte »Coué-Mantram« verwendete er wiederholt Sätze, die tatsächlich wie ein Mantra wirken sollten, etwa: »Jeden Tag geht es mir besser und besser.«

Solche Sätze verstand er als Heilmittel gegen die »negative Programmierung« seiner Patienten. Die »Stoßgebet-Selbsthilfe« und »heilende Selbsteinrede« flocht er auch in seine Fastenvorträge ein, die zum festen Bestandteil der Kuren wurden. Im Grunde vermittelte er bereits die Grundbegriffe des positiven Denkens als Überwindung destruktiver Muster. Aus diesem Geist heraus prägte er den Begriff der »Sprechenden Medizin« und nannte seine abendlichen Vorträge »kollektive Sprechstunden«. Für diese »Bunten Abende« stellte der überaus belesene Fastenarzt vorzugsweise aufbauende Passagen der Weltliteratur zusammen. Abgestimmt auf die aktuellen Nöte seiner Patienten wählte er wie aus einer literarischen Hausapotheke Gedichte von Rilke oder rezitierte Goethe, um die neuralgischen Themen auf einer höheren Ebene – und sehr diskret – abzuhandeln. Auch Musik gehörte zu den kulturellen Therapeutika. Auf einem Grammophon, das sein Sohn Otto Junior noch mit der Hand aufziehen musste, erklangen dann Beethoven-Sinfonien, die Dr. Otto Buchinger als Lösung mächtiger innerer Konflikte zu interpretieren wusste.

Man kann nur ahnen, wie viel Kraft und Energie es ihn kostete, sich derart umfassend und quasi rund um die Uhr um seine Patienten zu kümmern. Sinnbildlich für diese zutiefst menschenfreundliche Haltung steht sein Werk- und Hauszeichen, angefertigt von einer dankbaren Künstlerin: eine Kombination aus Kreuz und Pentagramm in einem Herzen. Das Kreuz symbolisiere Tod und Auferstehung Christi, erläuterte er dieses Emblem, das Pentagramm die Abwehr dunkler Geister, das Herz aber die alles umschließende Liebe Gottes. Auf diesem Fundament lebte und arbeitete Dr. Otto Buchinger.

Mit seiner ganzheitlichen Definition des Heilfastens leistete er Zukunftsweisendes. Und es scheint ganz so, als schwebe sein Geist immer noch über den Buchinger Wilhelmi Kliniken, wenn man die beeindruckende Metamorphose der Gäste erlebt. Anfangs wirken sie zuweilen noch bedrückt und beschwert, dann von Tag zu Tag befreiter. Weil sie nicht mehr darunter leiden, keine Zeit zu haben, sondern beschlossen haben, sich Zeit zu nehmen – für sich selbst.

Heilfasten bedeutet,
sich wahrhaft leichten Herzens
von vielem zu verabschieden,
was unerlässlich, ja,
lebensnotwendig erscheint.

LOSLASSEN

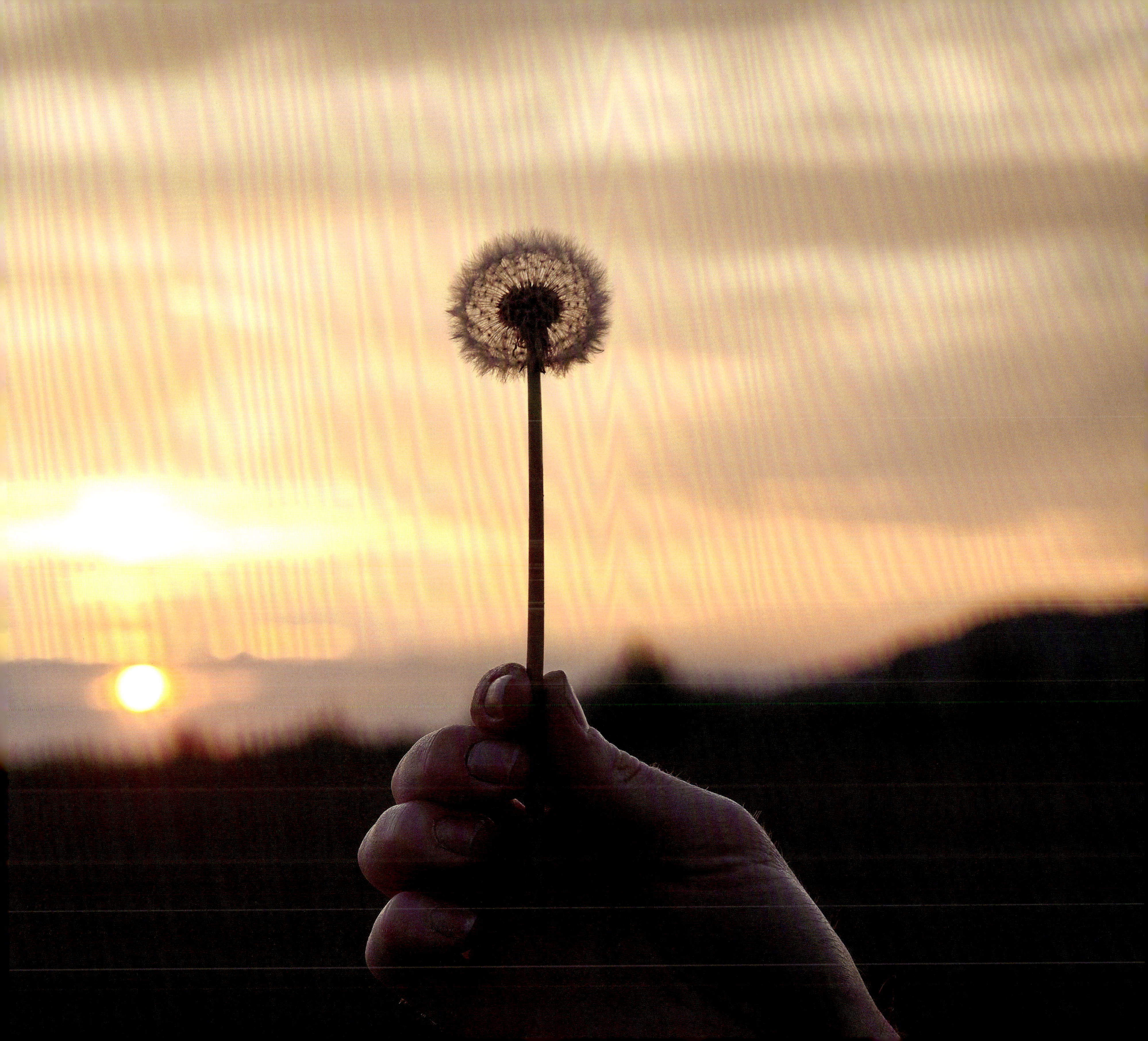

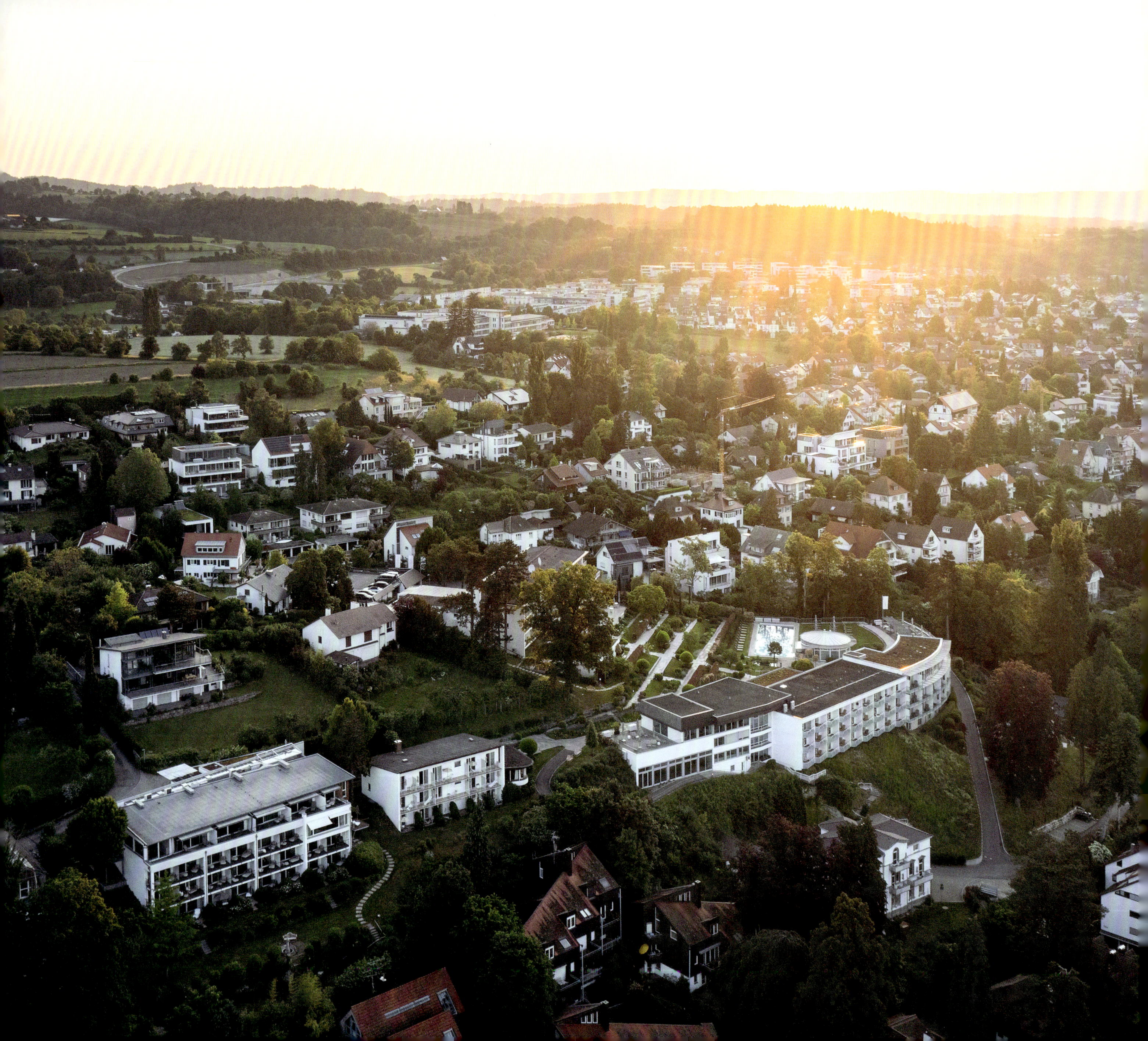

Unbeschwert den Tag beginnen. Sich frei fühlen. Eine neue Leichtigkeit genießen.

Es gibt viele Umschreibungen für den besonderen Glückszustand, den das Heilfasten auslöst. Aber es ist nicht nur der körperliche Ballast, der das Leben beschwert, sondern auch mentales Gepäck wie Gedanken, Gewohnheiten und Glaubenssätze, die dem Sein eine lähmende Schwere verleihen.

Zu den beglückenden Erfahrungen des Heilfastens gehört deshalb das Loslassen. Der belgische Ordensgeistliche Phil Bosmans brachte diese Dialektik von Verzicht und Gewinn auf den einleuchtenden Punkt: »Fasten heißt, sich freizumachen von den tausend Fesseln, den tausend toten Dingen, die man dir angepriesen und aufgedrängt hat, als seien sie unerlässlich für das Leben.«

Wer einmal in einer Buchinger Wilhelmi Klinik zu Gast war, weiß sofort, was damit gemeint ist. Heilfasten bedeutet, sich wahrhaft leichten Herzens von vielem zu verabschieden, was unerlässlich, ja, lebensnotwendig erscheint. Denn die Fesseln, von denen der Ordensgeistliche spricht, sind nichts weiter als Regeln, die uns beigebracht wurden, über deren Sinnhaftigkeit wir jedoch vermutlich nie nachgedacht haben.

Das fängt bei ganz einfachen Maximen an: »Es wird gegessen, was auf den Tisch kommt« zum Beispiel, oder: »Iss deinen Teller leer.« Über solche Anweisungen hinaus existieren viele weitere erlernte Verhaltensweisen, die unseren natürlichen Bedürfnissen zuwiderlaufen – seien es Arbeitstage ohne Bewegung und frische Luft oder stundenlanges Ausharren vor dem Laptop.

So verlangt uns unsere moderne Lebensweise permanent die Unterdrückung natürlicher Impulse ab. Wir ignorieren unseren Bewegungsdrang, unser Bedürfnis, in der freien Natur durchzuatmen oder nur dann zu essen, wenn wir wirklich Hunger verspüren.

Vieles, was wir tun – und was wir uns antun –, geschieht allein deshalb, weil wir einem gesellschaftlich kompatiblen Bild entsprechen wollen. Das Streben nach dem »richtigen« Beruf, nach einer vorzeigbaren Karriere mit den dazugehörigen Statussymbolen und Ritualen, nach dem »richtigen« Umfeld und den »richtigen« Hobbys wird zum Kern unseres Handelns. Was wir wirklich wollen, fragen wir uns viel zu selten. Antworten finden wir, wenn uns unser Körper lehrt, wie wenig wir von den üblichen Ernährungsgewohnheiten abhängig sind.

»Werden und Sein. Nicht: Haben und Scheinen.«

DR. OTTO BUCHINGER

So ist es ungeheuer befreiend, nach den ersten Tagen des Fastens festzustellen, dass man glänzend ohne feste Nahrung auskommt. Von hier aus ist es nur ein kleiner Schritt zu der Überlegung: Kann ich womöglich noch ganz andere Dinge weglassen, um mehr Lebensqualität zu gewinnen?

Im Grunde durchlaufen alle Buchinger Gäste Phasen der Selbstreflexion, die zur lebensverändernden Erfahrung werden können. Wenn gewohnte Strukturen und Gewohnheiten verblassen, erweist sich oft deren Absurdität, wenn nicht sogar deren Sinnlosigkeit. Dann ist es Zeit für eine existenzielle Veränderung – zum Besseren. So unterschiedlich derartige Veränderungsprozesse im Einzelnen ablaufen mögen, ihnen gemeinsam ist, dass sich beim Heilfasten ein Raum öffnet, in dem man das Erlernte loslässt und sein wahres Selbst entdeckt.

Orientierung gibt hier ein elementarer Satz Dr. Otto Buchingers: »Werden und Sein. Nicht: Haben und Scheinen.« Bei unzähligen Patienten beobachtete er diese Rückbesinnung aufs Wesentliche – und auf sich selbst. Das Heilfasten definierte er deshalb als »Ausscheide-, Umstimmungs-, Umlagerungs-, Lösungs- und Entkrampfungskur«.

Dabei spielte bei Weitem nicht nur der ärztlich kontrollierte Nahrungsverzicht eine Rolle. Für Dr. Otto Buchinger stand fest, dass eine Reihe weiterer Faktoren das Heilfasten und Loslassen begünstigt. Bereits in seinem bahnbrechenden Buch von 1935 hatte er begleitende Hilfsmethoden erläutert, deren Zusammenwirken erst die einzigartige »Buchinger Methode« ergab. Bis zum heutigen Tage ist es dieses integrative Konzept, das – stetig weiterentwickelt, verfeinert und aktualisiert – den Ruf der Buchinger Wilhelmi Kliniken begründet.

Durch seine langjährigen praktischen Erfahrungen konnte Dr. Otto Buchinger den Patienten ein ausgeklügeltes System kombinierter Therapien anbieten. Am Anfang stand die Aufnahmeuntersuchung, nach der ein individueller Kur-Plan festgelegt wurde. Danach folgten ein, zwei Obsttage, die Einnahme von Glaubersalz sowie der Einsatz von Klistieren, um den Darm vollständig zu entleeren. Oder, wie Dr. Otto Buchinger es augenzwinkernd nannte: »den purgativen Sturm und Drang einläuten«.

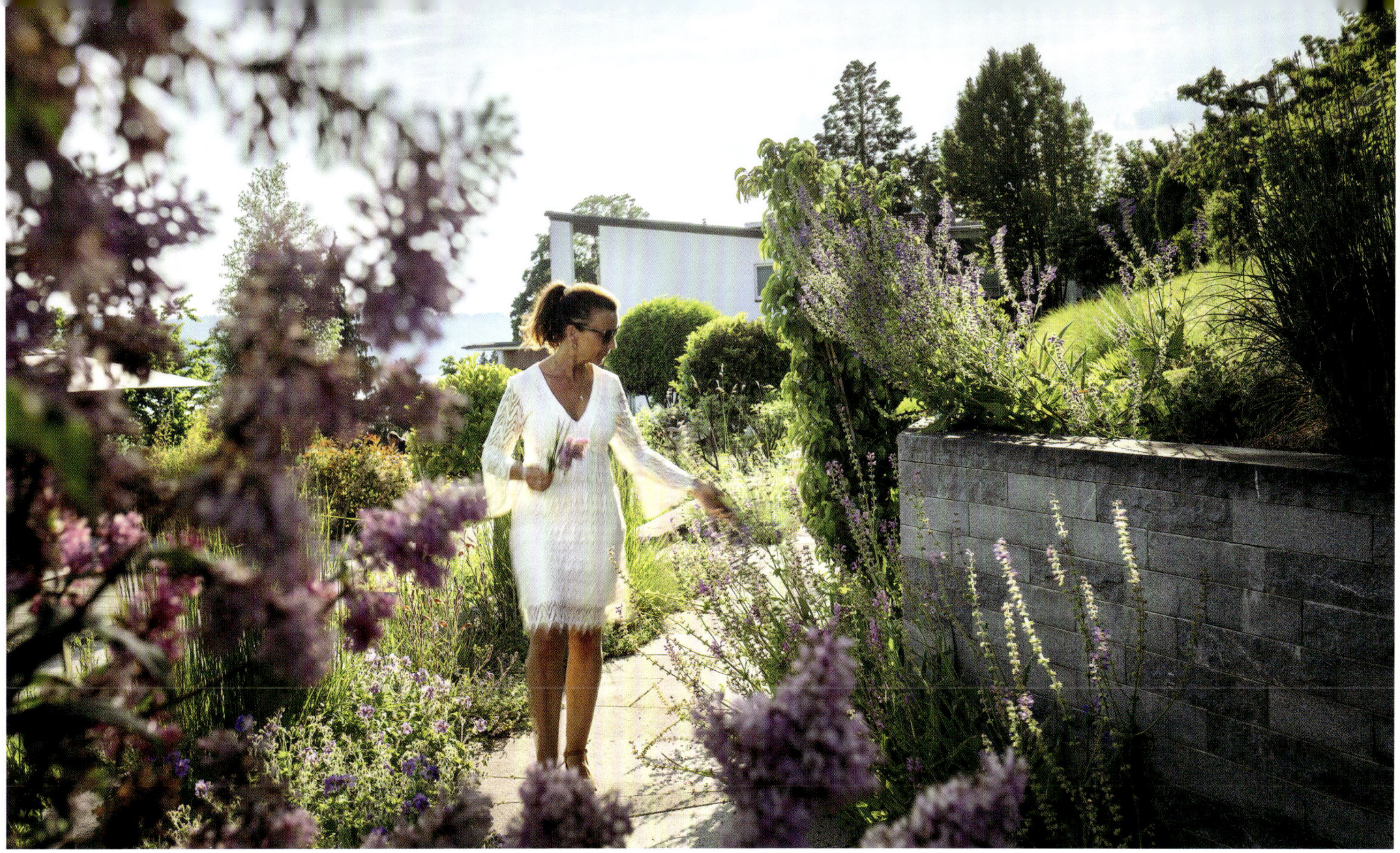

Der blühende Garten am Bodensee betört mit Farben und Düften.

An den ersten drei reinen Fastentagen erhielten die Patienten in der Mittagszeit durchblutungsfördernde Leberwickel, die sogenannte Prießnitzpackung. Dafür wurde der Leberbereich zwei Stunden lang mit kalt-feuchten Laken umhüllt. Wärmflaschen auf der Lebergegend und an den Füßen sorgten zusätzlich für die erwünschte Erwärmungsreaktion. Zu den weiteren Anwendungen, die der Entgiftung dienten, gehörten außerdem warme Bäder, Licht- und Luftbäder, das Trockenbürsten der Haut, regelmäßige Massagen und Mundspülungen mit Arnika-Tinktur.

Gegen möglichen Mundgeruch, ausgelöst durch die einsetzende Entgiftung, hatte Dr. Otto Buchinger übrigens einen verblüffenden Tipp parat: Vor Gesprächen solle man einfach ein Stückchen Zitrone auf die Zunge legen, »so wie der Seemann seinen Priem trägt«.

Es war dieser ganzheitliche Ansatz, der Menschen aus aller Welt nach Bad Pyrmont zog. Es ging eben um sehr viel mehr als das reine Fasten: um eine grundsätzliche Heilung und Gesundung durch eine systemisch integrative Medizin, wie sie nirgendwo sonst in dieser Konsequenz angeboten wurde. Ergänzend hielt Dr. Otto Buchinger Bewegung für essenziell. Er selbst war ein passionierter Wanderer, was er strikt vom reinen Spazierengehen unterschied. Wann immer es seine Zeit erlaubte, verbrachte er viele Stunden in den umliegenden Wäldern Bad Pyrmonts, oft mit seiner Frau Elsbeth, die seine Leidenschaft teilte. Den Patienten – sofern sie nicht durch Krankheiten gehandicapt waren – empfahl er morgens eine Strecke von sieben Kilometern und nachmittags zehn Kilometer. Ein beachtliches Pensum.

Hinzu kam eine spezielle Atemtechnik, die er anhand ausgiebiger Lektüre zum Thema ausarbeitete. Nachdem er sich mit buddhistischen und medizinischen Lehren der Atmung beschäftigt hatte, kam er zum Schluss, seine eigene Technik, ohne esoterische Überfrachtung, möglichst einfach und effizient zu halten: Beim »behaglichen Gehen« solle man vier Schritte lang einatmen und sieben Schritte lang ausatmen. Das Ziel sei es, wieder den »lang ausströmenden, freien, gelösten Atem des gesunden, unverbildeten Menschen« zu erlernen.

*»Wer sich bewegt, atmet intensiver.
Wer tiefer atmet, erhält mehr Sauerstoff.
Sauerstoff ist Bedingung jeder Oxidation.
Und jeder Abbau von Krankheitsstoffen
ist nun einmal mit Oxidation verbunden.«*

DR. OTTO BUCHINGER

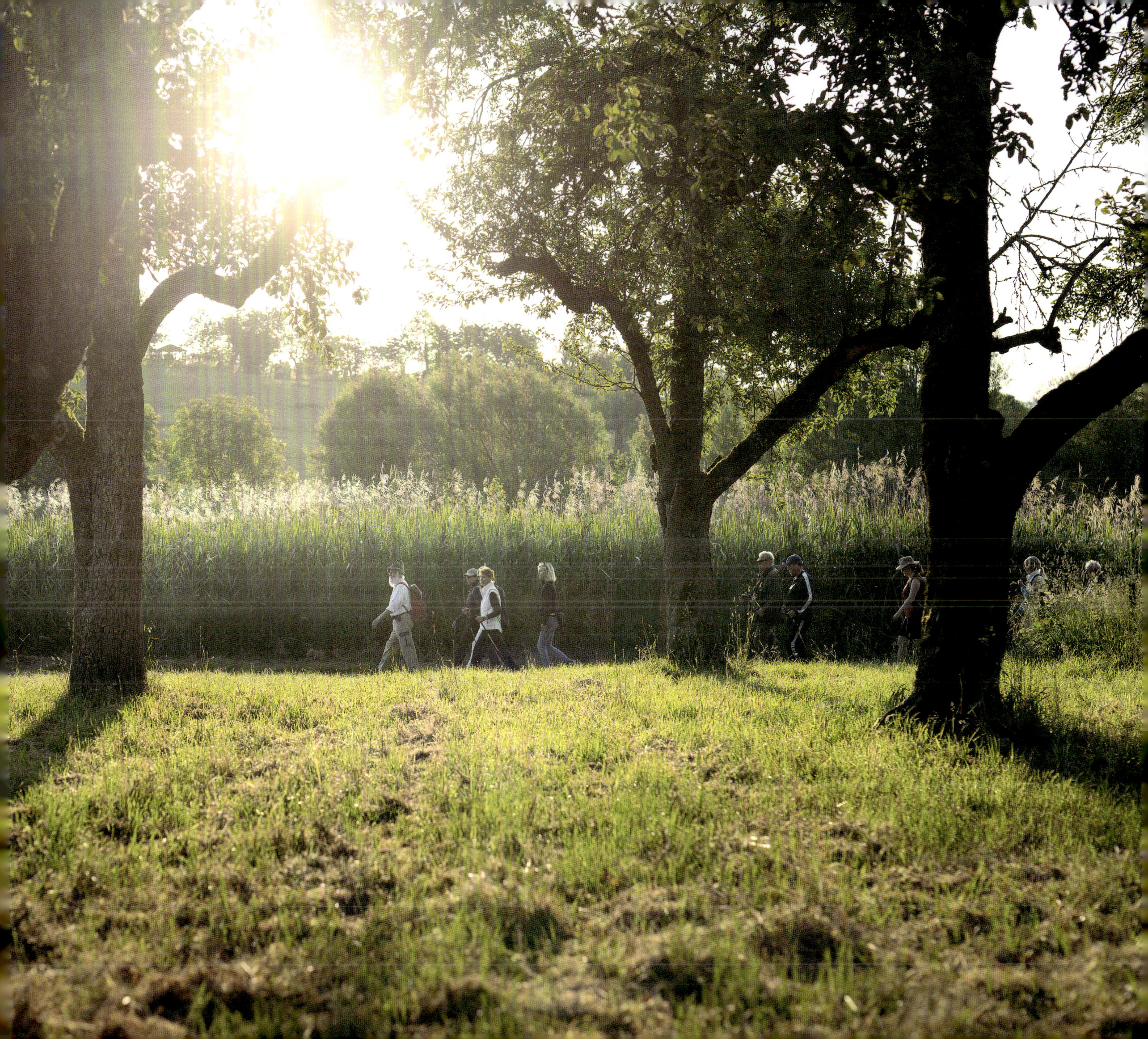

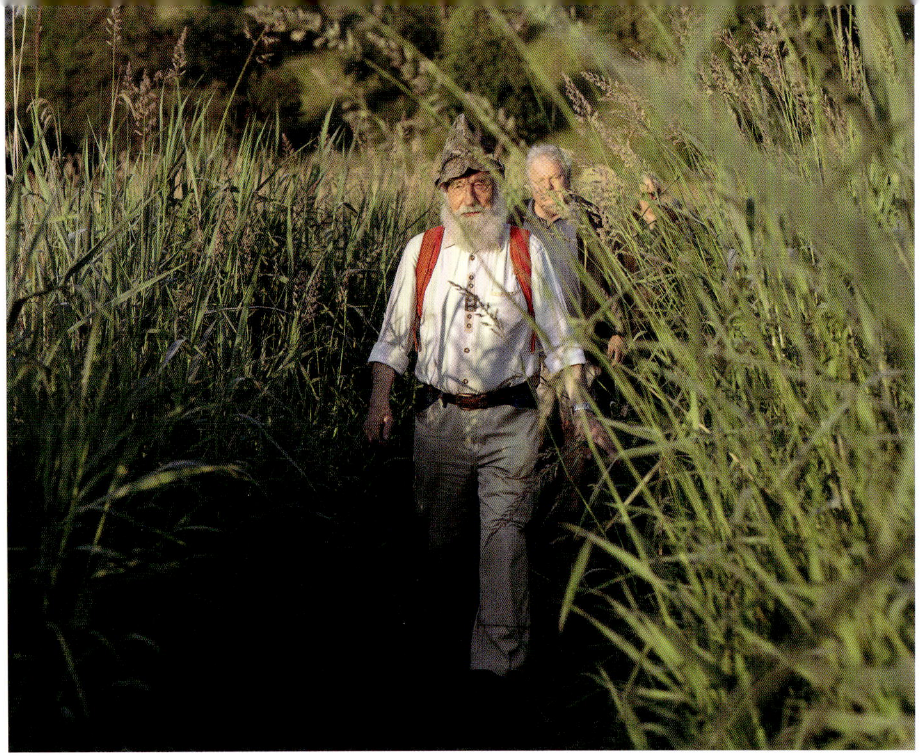

Die frühmorgendliche Wanderung in unberührter Natur ist eine besondere Erfahrung.

Einmal mehr erwies sich Dr. Otto Buchinger damit als Gesundheitspionier. Heute gehören vom Yoga inspirierte Atemübungen ganz selbstverständlich zum therapeutischen Repertoire. Auch seine Begründung für die Kombination aus Wandern und bewusster Atmung klingt nach wie vor plausibel: »Wer sich bewegt, atmet intensiver. Wer tiefer atmet, erhält mehr Sauerstoff. Sauerstoff ist Bedingung jeder Oxidation. Und jeder Abbau von Krankheitsstoffen ist nun einmal mit Oxidation verbunden.«

Sein Fazit: »Der bewegungsfrohe Wanderer fastet immer erfolgreicher als der im Bett Liegende oder der Stubenhocker.« In dieser Hinsicht bot er seinen Patienten ein perfektes Vorbild. Wasser predigen und Wein trinken war seine Sache nicht. Bis ins hohe Alter sah man ihn zünftig in Knickerbockerhosen und Wanderschuhen zu seinen Touren aufbrechen, meist in Begleitung seines Rauhaardackels. Als intellektuelles Vademecum immer dabei: Reclam-Hefte mit Goethe-Texten und anderen »geistigen Pharmaka aus dem Arzneischrank der Klassiker«, die er auswendig lernte.

»Der bewegungsfrohe Wanderer fastet immer erfolgreicher als der im Bett Liegende oder der Stubenhocker.«

DR. OTTO BUCHINGER

Welche Eindrücke Dr. Otto Buchinger beim Wandern empfing, schilderte er in dem 1940 erschienenen Buch »Unterwegs. Blätter, Blüten und Bodenproben eines Wanderers«. Es ist bewundernswert, dass er in diesen schwierigen Jahren auch im übertragenen Sinne nie vom selbst gewählten Weg abwich. Obwohl die nationalsozialistische Obrigkeit seine Behandlungskapazitäten empfindlich einschränkte und schließlich sogar zwei der fünf Häuser beschlagnahmte, fuhr er beharrlich mit den inzwischen tausendfach erprobten Heilfastenkuren fort.

Leicht machte man es ihm wahrlich nicht, denn der Zweite Weltkrieg brachte nicht nur Tod und Verderben über Millionen Menschen in anderen Ländern, auch an der sogenannten Heimatfront und insbesondere in der Klinik wurde das Überleben zusehends schwieriger. Alle wehrfähigen Männer wurden eingezogen, auch Dr. Otto Buchingers Sohn Otto Junior. Er hatte eine ärztliche Ausbildung absolviert, nun schickte man ihn nach Nordafrika zu Rommels Feldzug gegen die Briten. Als auch die letzten beiden Ärztinnen zur Front abkommandiert wurden, konnten nur noch dreißig Patienten behandelt werden.

Denunziationen und Anzeigen beeinträchtigten zusätzlich die Arbeit. Dass Dr. Otto Buchinger zu seiner Frau stand, die als »Halbjüdin« in der ständigen Angst vor Deportation lebte und gegen Kriegsende sogar den gelben Stern tragen musste, machte ihn der Obrigkeit ebenfalls suspekt. Vor diesem Hintergrund waren prominente Patientinnen wie die von Hitler hofierte Winifred Wagner oder Filmdiva Lil Dagover überlebenswichtig. Was solche prestigeträchtigen Damen nicht verhindern konnten, war die kriegsbedingte Verknappung von Kohle und Strom. Oft halfen dankbare Patienten aus: So schickte ein Patient ein Paket Kerzen, ein anderer eine ganze Lastwagenladung Kohlen.

Es gab weitere Lichtblicke. In der Schule waren Dr. Otto Buchingers Kinder als »Mischlinge« ausgegrenzt worden, doch als seine Tochter Maria Anfang der Vierzigerjahre auf Norderney Urlaub machte, lernte sie einen Mann kennen, der sich nicht um den Rassenwahn der Nazis scherte: Helmut Wilhelmi. Der charismatische junge Unternehmer faszinierte Maria Buchinger sofort. Vielseitig begabt, spielte er Klavier und Geige, war an Kunst und Literatur interessiert und hatte das Erbe der väterlichen Ziegelei ausgeschlagen, um sich in Berlin etwas Eigenes aufzubauen.

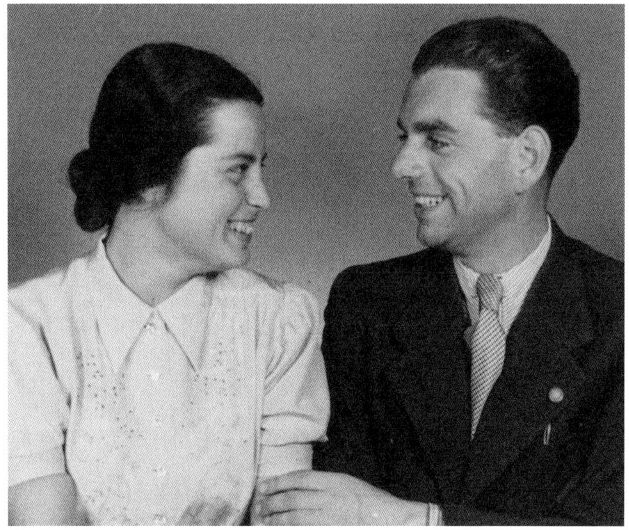

Maria Buchinger und Helmut Wilhelmi, 1943.

Die beiden verliebten sich, mehr noch, es war die große Liebe. Zunächst schien jedoch alles gegen eine Verbindung zu sprechen. Nicht nur, dass man Helmut Wilhelmi kurz darauf als Soldat an die Ostfront schickte, was einem Himmelfahrtskommando gleichkam, auch die Herkunft seiner Verlobten wurde zum Stein des Anstoßes. Ganz offen stellte man ihn vor die Alternative, entweder als Kanonenfutter zu dienen oder aber Offizier zu werden, wofür er sich von seiner Verlobten trennen sollte.

Obwohl es in vielerlei Hinsicht brandgefährlich war, zeigte Helmut Wilhelmi Courage: Er verzichtete auf den Offiziersdienst und heiratete Maria im Jahre 1943. Ein mutiger Schritt. Doch das Schicksal meinte es gut mit ihm. Statt erneut in Russland kämpfen zu müssen, wurde er an die Westfront nach Belgien abkommandiert, wo er 1944 in englische Kriegsgefangenschaft geriet.

Nach dem Zusammenbruch des Dritten Reichs blieb das Leben von schier unlösbaren Problemen überschattet. Überall herrschte Mangel, Lebensmittel waren rationiert, noch dazu strömten Millionen mittelloser Flüchtlinge aus den ehemaligen Ostgebieten ins Land. Angesichts der Versorgungsengpässe und des Hungers erschien es da fast schon absurd, ausgerechnet eine Fastenklinik zu neuem Leben zu erwecken. Ohnehin hatten die britischen Besatzer Bad Pyrmont als Lazarettstadt ausersehen, sodass die Räume der Klinik zu diesem Zwecke beschlagnahmt werden sollten.

Jetzt schlug die Stunde der Frauen. Elsbeth Buchinger und ihre Tochter Maria, die beide glänzend englisch sprachen, verhandelten ebenso geschickt wie hartnäckig mit den Engländern, sodass sie zumindest die Beschlagnahmung des Haupthauses abwenden konnten. Maria Buchinger Wilhelmis rettende Idee war es, dem Kommandanten den »Stürmer«-Artikel zu präsentieren. Daraus wurde ersichtlich, dass Dr. Otto Buchinger nicht mit den Nationalsozialisten paktiert hatte, was ihn politisch entlastete.

Dennoch war es ein Pyrrhussieg. Nach wie vor fehlte es an praktisch allem, was man für den Klinikbetrieb brauchte: an Obst und Gemüse, Brennstoff, finanziellen Ressourcen, an Ärzten und Schwestern. Mehr schlecht als recht versuchten Dr. Otto Buchinger und die beiden Frauen, wenigstens ein paar Patienten zu behandeln. Elsbeth Buchinger brachte das Gütige, Menschenfreundliche, Polyglotte ein, Maria Buchinger Wilhelmi, die schon während des Krieges als Assistentin ihres Vaters fungiert hatte, half bei der Betreuung der Patienten und der Organisation der Abläufe.

Dann kamen erst Sohn Otto Junior aus amerikanischer, einige Zeit später Schwiegersohn Helmut Wilhelmi aus englischer Kriegsgefangenschaft zurück. Der Klinikgründer und sein Sohn waren zwar exzellente Ärzte, doch es überforderte sie, unter den schwierigen, teilweise chaotischen Bedingungen der Nachkriegsjahre einer Fastenklinik das Überleben zu ermöglichen. In seiner Not fragte Dr. Otto Buchinger seinen Schwiegersohn, ob er die wirtschaftliche Leitung übernehmen könne.

Einerseits lag das nahe; Helmut Wilhelmi war eine dynamische zupackende Persönlichkeit mit großem unternehmerischem Geschick. Doch er hatte mittlerweile andere Pläne: Intelligent und belesen, wie er war, wollte er Journalist werden. Dafür war er in der Kriegsgefangenschaft eigens von den Engländern ausgebildet worden, die den Deutschen eine demokratische Pressekultur vermitteln wollten. Er hatte sogar bei der BBC in London Nachrichten und Kommentare gesprochen und gerade in Hannover die Lizenz für ein eigenes Magazin erhalten, als sein Schwiegervater ihn um Hilfe bat.

Es muss eine schwere Entscheidung für den jungen angehenden Journalisten gewesen sein, sich von seinem Traumberuf zu verabschieden. Doch er tat es, sicher auch aus Liebe zu seiner Frau. So ging die Lizenz an einen gewissen Rudolf Augstein, der sein Magazin »Der Spiegel« nannte und zum »Sturmgeschütz der Demokratie« ausbaute. Helmut Wilhelmi hingegen nahm die Herausforderung an, einen ökonomisch maroden Familienbetrieb neu aufzustellen und langfristig zu konsolidieren.

Man kann kaum ermessen, was für eine Herkulesaufgabe vor ihm lag. Für den Kriegsheimkehrer, der Furchtbares durchgemacht hatte, blieb keine Zeit für die Bewältigung seiner Kriegserlebnisse. Eine immense unternehmerische Aufbauleistung musste gestemmt werden, mitten in den Trümmern eines brachliegenden Landes. Doch sich durchzukämpfen, entsprach Helmut Wilhelmis Naturell. Zunächst erreichte er, dass alle beschlagnahmten Häuser wieder freigegeben wurden. Danach strukturierte er die Abläufe effizienter und kümmerte sich um geeignetes Personal.

Für den Gründer Dr. Otto Buchinger war dieser Schwiegersohn ein Glücksfall. Nachdem das Schicksal seines Lebenswerks in schwere Wasser geraten war, ging es nun Tag für Tag ein Stückchen aufwärts. Bald konnten über hundert Patienten aufgenommen werden, betreut von mehr als fünfundvierzig Mitarbeitern, viele von ihnen Flüchtlinge aus Ostdeutschland.

Helmut Wilhelmi war das fast Unmögliche gelungen: der traditionsreichen, aber von den Kriegs- und Nachkriegskrisen gebeutelten Klinik zu neuer Prosperität zu verhelfen.

Damit und vor allem mit den späteren Neugründungen gehört er zu den Schlüsselfiguren des großen Gründermythos, der die junge Republik prägte. Quasi aus dem Nichts bewerkstelligte er den Neuaufbau, mit ungeheurer Tatkraft und dem festen Willen, nicht nur der Familie, sondern auch vielen Mitarbeitern eine neue Lebensperspektive zu geben und dem Wohl der Patienten zu dienen.

Auch das geistige Leben blühte wieder auf. Abwechselnd mit seinem Schwiegervater und anderen Referenten hielt Helmut Wilhelmi Vorträge über Kunst und Literatur, die substanziell zum Konzept einer nachhaltigen Transformation beitrugen. Anregen, inspirieren, innerliches Wachstum fördern war das Telos der Vorträge.

Ganze Generationen von Gästen haben seither von dieser humanistischen Sichtweise profitiert. Weit über den Kuraufenthalt hinaus bildet sie das Fundament dafür, dass die Gäste den Aufbruch in eine neue gesündere Lebensweise mit in den Alltag nehmen können und dauerhaft gesund bleiben – gemäß Dr. Otto Buchingers Leitsatz: »Tief liegende Schiffe kentern nicht leicht, tiefverwurzelten Bäumen kann der Sturm nichts anhaben.«

»Tief liegende Schiffe kentern nicht leicht,
tiefverwurzelten Bäumen
kann der Sturm nichts anhaben.«

DR. OTTO BUCHINGER

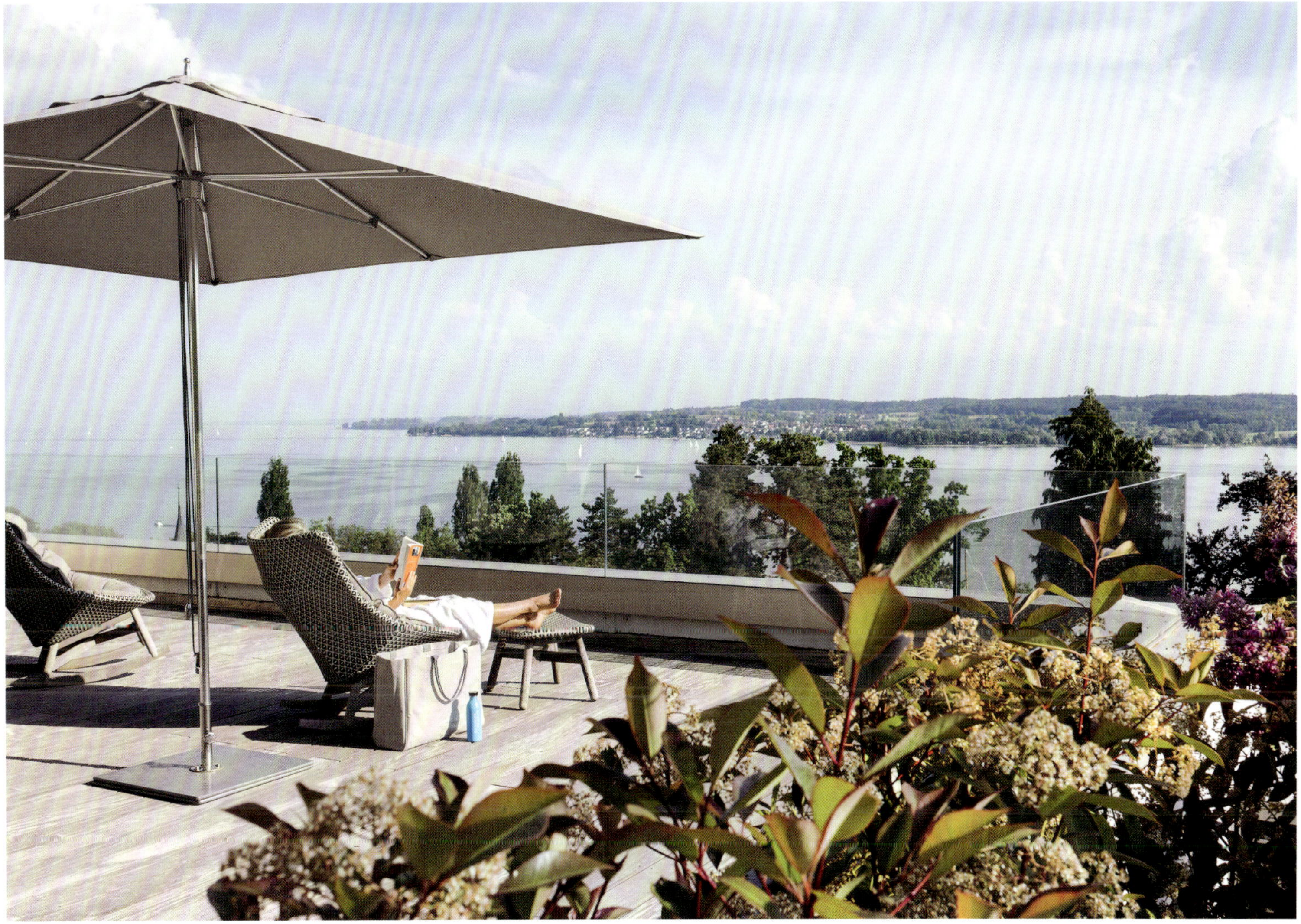

Die Terrasse in Überlingen lädt dazu ein,
zur Ruhe zu kommen und mit Blick
in die Ferne die Gedanken schweifen zu lassen.

Wie kein anderes Element
steht Wasser
sinnbildlich dafür,
dass das Leben stets
im Fluss ist.

REFLEXION

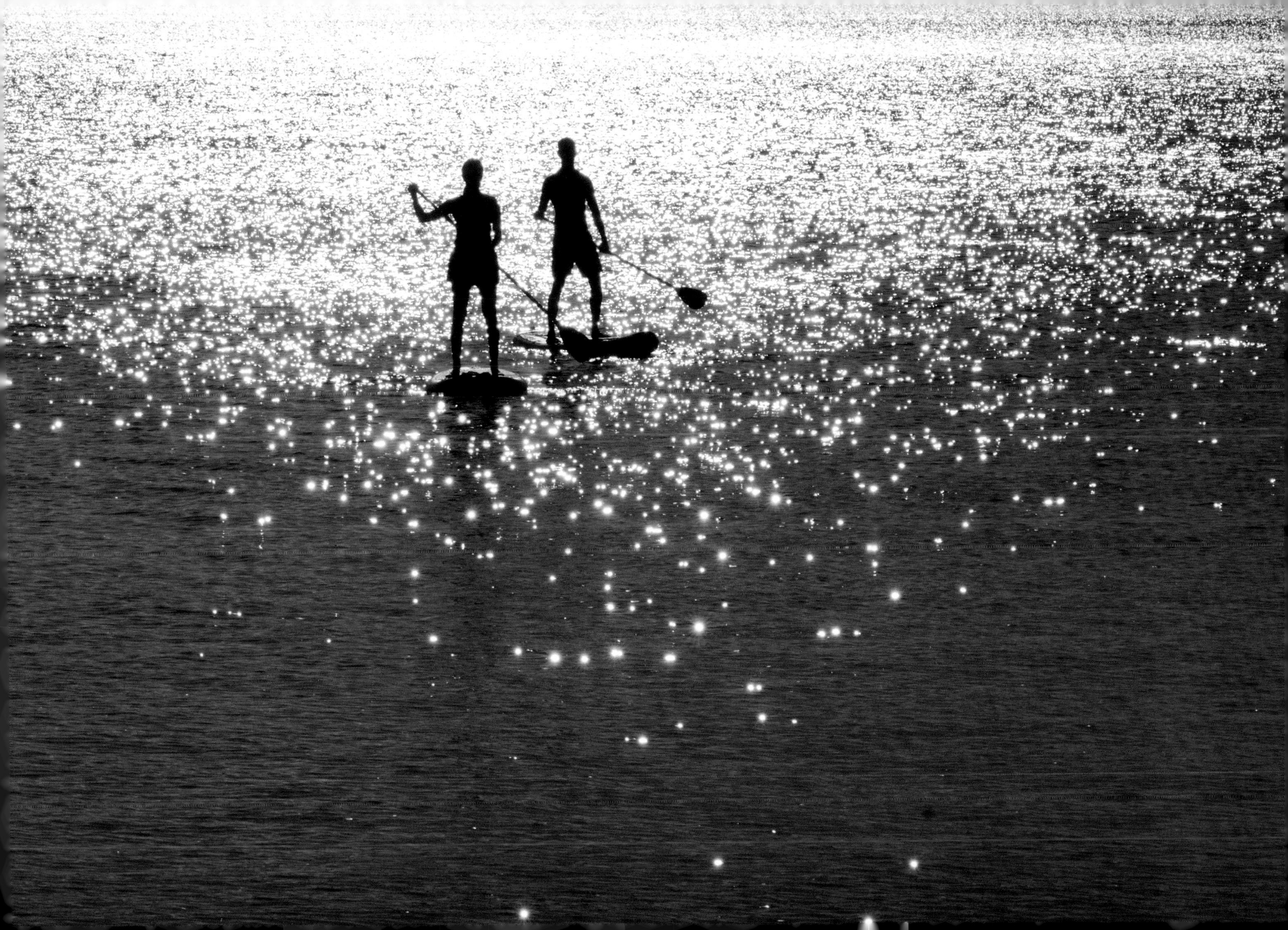

Das Spiel der Sonne auf dem Wasser.

Ein silbriges Glitzern und Gleißen, das die Fantasie zum Tanzen bringt. Von jeher hat sich der Mensch in den Anblick solcher Lichtreflexe vertieft und dabei seine Gedanken schweifen lassen. Doch die geistige Reflexion ist mehr als bloße Widerspiegelung. Sie verflüssigt den eigenen Ist-Zustand und weckt den Sinn für neue Möglichkeiten: Alles ist veränderbar, nichts muss bleiben, wie es ist.

Wie kein anderes Element steht Wasser sinnbildlich dafür, dass das Leben stets im Fluss ist. Für die Gäste der Fastenkliniken ist es ein tägliches Anschauungsobjekt. Im Schwimmbecken erleben sie die Schwerelosigkeit des Seins, am Ufer des Bodensees oder am Strand von Marbella schauen sie den Wellen zu.

Solche Momente der kontemplativen Wahrnehmung sind typisch für die gesteigerte Achtsamkeit während des Heilfastens. Höchst lebendig beschreibt der Künstler Günther Uecker seine Eindrücke: »Ich kann beim Fasten Stunden damit verbringen, die Bewegungen eines Grashalmes im Wind auf der Wiese zu beobachten. Die Zeit im Fasten ist nicht mehr zerteilt, nicht mehr durch den Rhythmus von Hunger und Sättigung geprägt. Ich komme von der Erschöpfung zur Schöpfung.«

Was er schildert, ist nicht nur die Verlagerung des Blicks vom kurzatmigen Alltag auf den ruhigen Atem der Natur. Zugleich streift die Begriffsverschiebung von der Erschöpfung hin zur Schöpfung einen uralten Traum der Menschheit: sich selbst immer aufs Neue zu erschaffen, ewig jung zu bleiben. Viele Mythen ranken sich um diesen Traum, allen voran die Vorstellung eines Jungbrunnens, in den man eintaucht, um über den Alterungsprozess zu triumphieren.

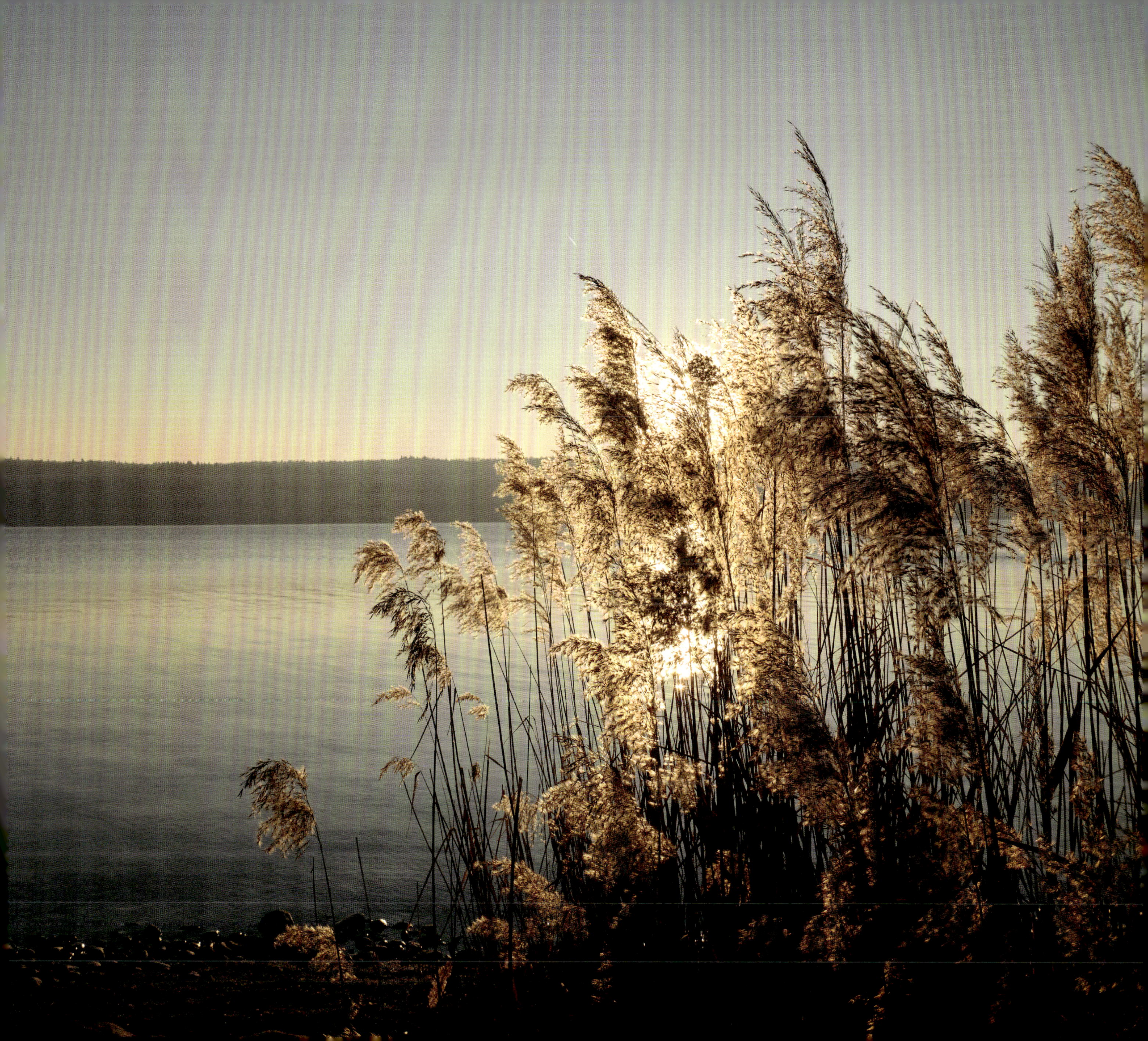

»Ich kann beim Fasten Stunden damit verbringen, die Bewegungen eines Grashalmes im Wind auf der Wiese zu beobachten. Die Zeit im Fasten ist nicht mehr zerteilt, nicht mehr durch den Rhythmus von Hunger und Sättigung geprägt. Ich komme von der Erschöpfung zur Schöpfung.«

GÜNTHER UECKER

Jenseits solcher Mythen gibt es tatsächlich einen Weg zur Verjüngung, und er steht jedem offen: das Heilfasten. Dr. Otto Buchinger nannte es einen »Jungborn«. In seinem Grundlagenbuch empfiehlt er eine alljährliche vorbeugende Fastenzeit mit dem Ziel, die »wenigen unschöpferischen wirklichen Altersjahre« hinauszuschieben und stattdessen ein »längeres Jungbleiben« und »längeres Schaffen-können« zu genießen.

Es geht also nicht etwa darum, möglichst alt zu werden, sondern darum, das Alter gesund und vital zu erleben. Früh nahm Dr. Otto Buchinger damit einen Perspektivwechsel vorweg, der inzwischen unsere Auffassung von Gesundheit definiert: Wir sprechen kaum noch vom Anti-Aging, sondern vom »Better Aging«. Niemand will mehr um jeden Preis sein Leben verlängern, vielmehr wünschen wir uns den Erhalt der Lebensqualität bis ins hohe Alter hinein.

Dr. Otto Buchinger erklärte die Verjüngung des Körpers anhand seiner Beobachtung, dass sich selbst schwere chronische Krankheiten durch das Fasten heilen ließen. Daraus schloss er zweierlei: Im ersten Schritt beginnt der Körper, kranke Zellen abzubauen, im zweiten Schritt ersetzt er sie durch neue gesunde Zellen. Inzwischen sind seine Schlussfolgerungen wissenschaftlich belegt. Tatsächlich findet während des Fastens eine kontinuierliche Zellerneuerung statt. Der Mechanismus wurde erst vor wenigen Jahren entschlüsselt und gehört sicherlich zum Spannendsten, was man bisher über die Regenerationsfähigkeit des Köpers herausgefunden hat.

2016 wurde der Nobelpreis für Medizin an den japanischen Zellbiologen Yoshinori Ohsumi verliehen, da er die sogenannte Autophagie entdeckt hatte, auch Autophagozytose genannt. Wörtlich bedeutet der aus dem Altgriechischen stammende Begriff »sich selbst verzehren«. Dahinter verbirgt sich die faszinierende Fähigkeit unserer Zellen, fehlerhafte Anteile – wie beispielsweise defekte Mitochondrien – zu verdauen, sobald dem Körper Nahrung entzogen wird. Insofern bringt das Fasten eine Art »interne Müllentsorgung« auf zellulärer Ebene in Gang. Geschädigte Strukturen und nicht mehr intakte Zellen werden zerlegt und über den Stoffwechsel abgebaut. Um es salopp zu sagen: Alles, was nicht mehr voll funktionsfähig ist, fliegt raus.

Somit ist die Autophagie ein wahres Wunderwerk der selbsttätigen Reparatur. Mit ihrer Hilfe schützt sich der Organismus vor Krankheitserregern und selbst vor schweren Erkrankungen wie Krebs, weil die Vermehrung defekter Zellen gestoppt wird. Bakterien und Viren werden ebenfalls durch die zelluläre Reinigungsaktion zur Strecke gebracht. Damit ist die Autophagie eine der wirkungsvollsten Waffen des Immunsystems, um sich auch gegen Entzündungen und Infekte zu wehren.

Die Pointe aber besteht darin, dass Yoshinori Ohsumi eine genaue zeitliche Korrelation zwischen Autophagie und Fasten ermitteln konnte. Durch Experimente mit Zellkulturen entdeckte er, dass der sinkende Insulinspiegel den Reparaturvorgang auslöst. Spätestens nach zweiundsiebzig Stunden ohne Kalorienzufuhr setzt die Autophagie ein. Es sind also nicht kurze Fastenintervalle, sondern längere Phasen des Nahrungsverzichts, die die körpereigene »Müllabfuhr« aktivieren. Zunächst wird Energie aus den Glukose- und Fettspeichern gewonnen, danach werden schadhafte Zellstrukturen »verbrannt«.

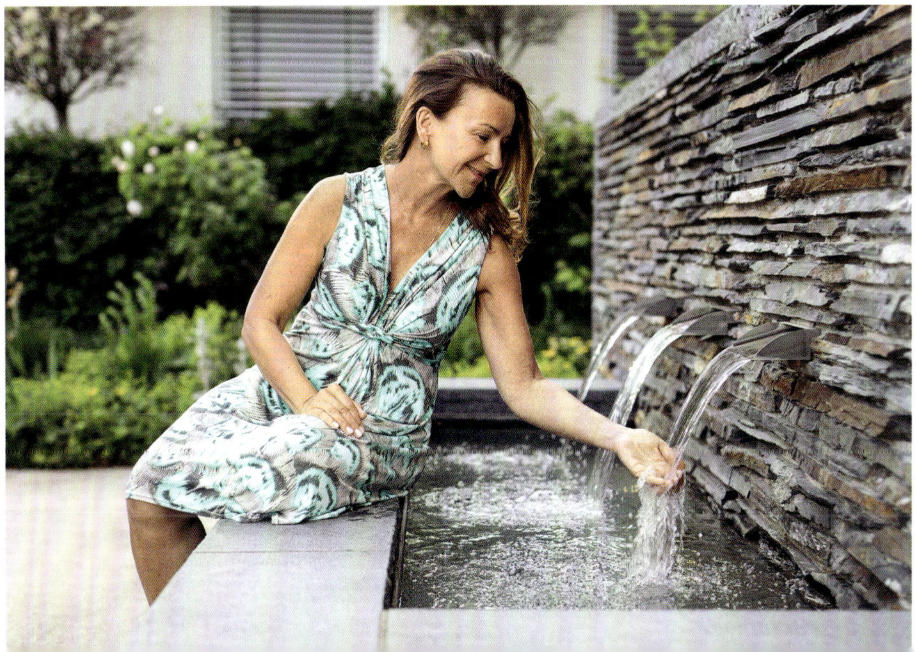

Somit ist zweifelsfrei belegt, was Dr. Otto Buchinger bereits in den Zwanzigerjahren des vergangenen Jahrhunderts behauptet hatte: die reinigende und verjüngende Wirkung des Heilfastens. Er selbst lieferte das beste Beispiel dafür. Seine allgemeine gesundheitliche Konstitution und seine geistige Frische verbesserten sich von Jahr zu Jahr bis ins hohe Alter, und sein Elan befähigte ihn sogar dazu, noch einmal durchzustarten, als sich die meisten seiner Altersgenossen längst zur Ruhe gesetzt hatten.

Kurz vor seinem fünfundsiebzigsten Geburtstag hatte er alles erreicht, was er sich nur für sein Lebenswerk wünschen konnte: Die Bad Pyrmonter Klinik erfreute sich ungebrochenen Erfolgs, sein Sohn Otto Junior hatte als Oberarzt die Stafette übernommen – das Feld war bestellt, wie man so sagt. Doch es entsprach nicht der Persönlichkeit Dr. Otto Buchingers, die Hände in den Schoß zu legen. Stattdessen fragte er sich, ob es noch mal einen Neuanfang in einer neuen Klinik für ihn geben könnte.

Des Öfteren sprach er darüber mit seinem Schwiegersohn Helmut Wilhelmi und seinem neuen Mitarbeiter Helmut Klepzig. Letzterer war ein profunder Kenner der Naturheilkunde, hochgebildet und für das Vortragsprogramm sowie den gesamten Bereich Bewegung, Massagen, Bäder verantwortlich. Es ist wohl Helmut Klepzigs Verdienst, die täglichen geführten Wanderungen entwickelt zu haben, die bis heute ein Markenzeichen der Buchinger Wilhelmi Kliniken sind.

Nach eingehenden Gesprächen mit seinem Schwiegervater beschloss Helmut Wilhelmi, die Leitung der Bad Pyrmonter Klinik in die Hände seines Schwagers zu legen und eine eigene neue Klinik zu gründen. Auf der Suche nach einem geeigneten Grundstück für eine »Süddeutsche Zweiganstalt« bereiste er zusammen mit Helmut Klepzig ganz Süddeutschland zwischen Freiburg und Berchtesgaden, bis sie schließlich zum Bodensee gelangten. Als sie auf dem Oberdeck der Fähre zwischen Meersburg und Konstanz standen und mit dem Fernglas nach Westen schauten, sahen sie Überlingen in der Abendsonne liegen – und waren entzückt.

Helmut Wilhelmi erzählte später, es sei ein magischer Moment gewesen, das idyllische Städtchen zu sehen, eingebettet in die sanfte Hügellandschaft und das satte Grün der südlichen Vegetation. Ein zusätzliches Plus war das milde Klima, das mit seinen warmen Sommern und gemäßigten Wintern fast etwas Mediterranes hat. Seit Langem schätzten Touristen diesen wunderschönen Landstrich; für die Gäste einer Heilfastenklinik musste es ein idealer Ort sein. Gleich am nächsten Morgen schickte Helmut Wilhelmi einen Brief an Anton Wilhelm Schelle, den Bürgermeister von Überlingen, in dem er fragte, ob ein geeignetes Grundstück für eine stationäre Gesundheitseinrichtung wie eine Fastenklinik verfügbar sei.

Der Bürgermeister schrieb postwendend zurück: Ja, es gebe ein solches Grundstück, da er Überlingen schon seit geraumer Zeit weiterentwickeln wolle und eine solche Ansiedlung genau in seinen Plan passe. Konkret handelte es sich um das Grundstück »In der Fichtenau«, das die Stadt soeben einem General abgekauft hatte. Bis auf eine schmucke Jugendstilvilla war es noch unbebaut und zum größten Teil bewaldet. Im oberen Bereich, von wo man über den See bis hin zur Insel Mainau blicken konnte, standen Apfelbäume auf einer großen Wiese.

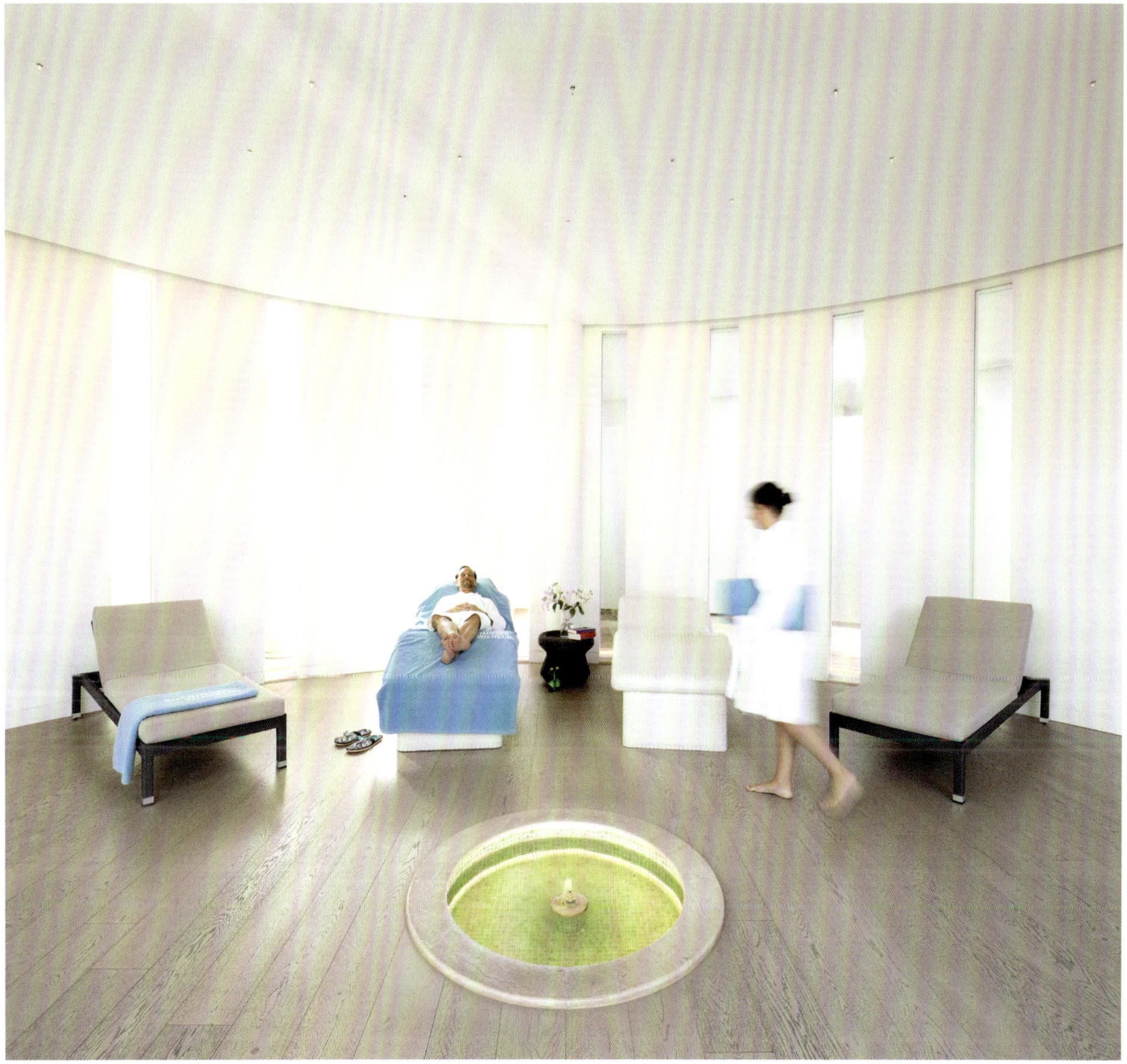

**Die Ruhe nach dem Saunieren –
eine Wohltat.**

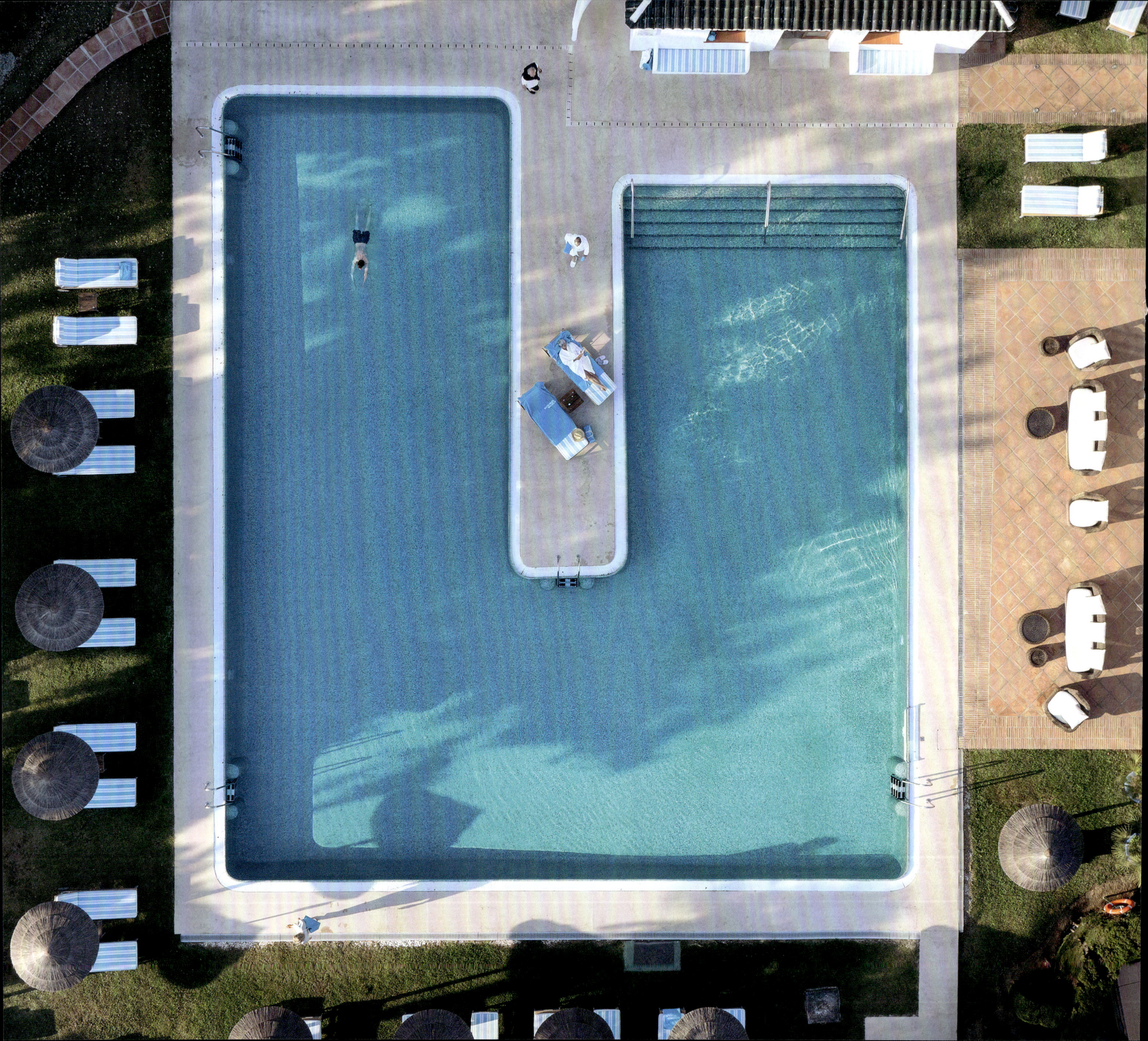

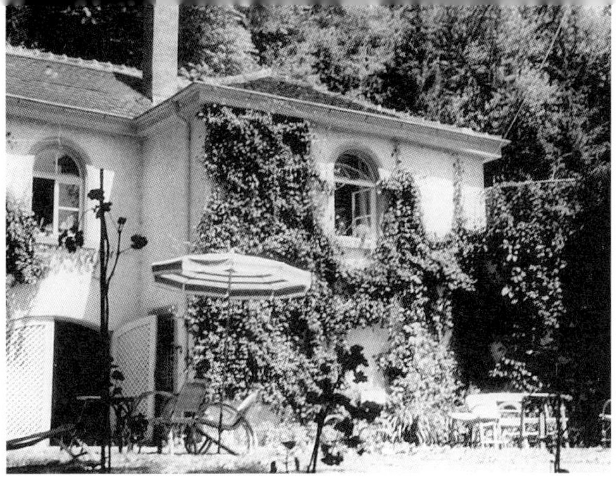 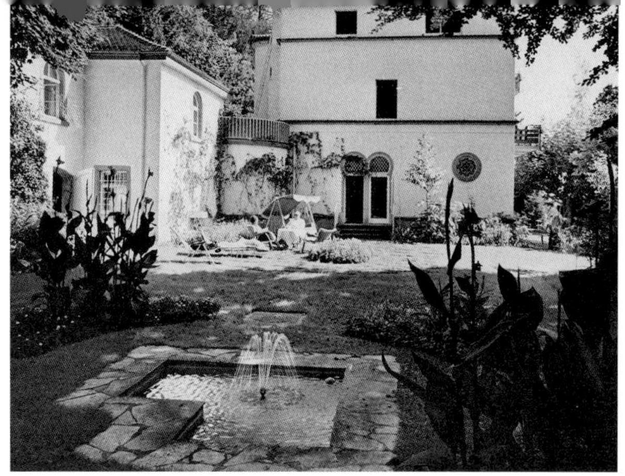

Im Innenhof der Villa Fichtenau wurde am 18. Juli 1953 das Sanatorium Dr. Buchinger in Überlingen eingeweiht.

Die Verhandlungen mit der Stadt gestalteten sich allerdings nicht ganz einfach. Im Gemeinderat saßen Kneipp-Ärzte, die Konkurrenz durch eine Fastenklinik befürchteten, sodass der Verkauf an Dr. Buchinger und seinen Schwiegersohn zunächst abgelehnt wurde. Erst als Dr. Otto Buchinger selbst anreiste und in einem Vortrag erläuterte, wie gut das Heilfasten mit den Kneipp'schen Therapien harmoniert, ließen sich die Gemeinderäte überzeugen und stimmten dem Verkauf zu.

Nach der feierlichen Eröffnung der Klinik in der ehrwürdigen Villa Fichtenau am 18. Juli 1953 begannen die Bauarbeiten für das Wohnhaus der Familie, das sogenannte Doktorhaus, und den großen vierstöckigen Bau des Haupthauses. Als dieses schon im Rohbau stand, erreichte die Familie eine Hiobsbotschaft: Der in Aussicht gestellte ERP-Kredit, den die deutsche Regierung für Unternehmungsgründungen gewährte, war im Landtag abgeschmettert worden. Da alle finanziellen Rücklagen bereits aufgebraucht waren, wäre dies das Ende des noch jungen Unternehmens gewesen.

In letzter Sekunde sprang die Stadt Überlingen mit einer Bürgschaft ein. Offenbar wollte man wohl auch die vielen Handwerker, die bereits am Rohbau gearbeitet hatten, nicht leer ausgehen lassen. So war es die Sparkasse Überlingen, die doch noch die nötigen Gelder zur Verfügung stellte, aber die nervenzerfetzende Phase des Hoffens und Bangens war lange nicht vergessen.

Dr. Otto Buchinger wusste sehr genau, wem er es zu verdanken hatte, dass das Projekt stetig Gestalt annahm. In der Urkunde, die bei der Grundsteinlegung in einer Kupferkassette eingemauert wurde, bedachte er nicht nur den Architekten, sondern auch seinen Schwiegersohn mit einer ausführlichen Würdigung. Wörtlich heißt es in der Urkunde: »Der Lenker dieses Werkes, dessen Mühe und Liebe das ganze Werk erst ermöglichte, Direktor Helmut Wilhelmi, ist der Bauherr.« Erst danach verewigte er sich selbst in der Urkunde: »Der Mann, der diesem Werk und seiner Idee, seit 34 Jahren schon, Denken, Beten, Wort und Schrift widmet, der ärztliche Leiter dieses Werkes ist Dr. med. Otto Buchinger sen.«

Die respektvolle Geste, mit der der Ältere dem Jüngeren den Vorzug gab, erzählt viel über den Spirit des Neuanfangs. Helmut Wilhelmi war nicht nur ein unverzichtbarer Teil des Familienunternehmens geworden; nach dem Wiederaufbau der Bad Pyrmonter Klinik hatte er nun schon zum zweiten Mal seine Fähigkeiten als Entrepreneur unter Beweis gestellt. Auch seine Frau Maria spielte eine immer größere Rolle. An Tatkraft stand sie ihrem Mann keineswegs nach, und selbst in schwierigen Bauphasen gelang es ihr, mit ihrem ansteckenden Optimismus alle mitzureißen.

Im Mai 1954 war es dann so weit: Mehr als dreißig Jahre, nachdem Dr. Otto Buchinger seine ersten Fastenpatienten empfangen hatte, konnte das vom Hödinger Architekten Karl Nothelfer entworfene Haupthaus des neuen Überlinger Sanatoriums bezogen werden. Strahlendweiß schwebte der moderne viergeschossige Bau hoch über dem Bodensee. Von weitem wirkte das Anwesen mit seiner filigranen Fassade wie ein modernes Hotel. Alle Zimmer hatten Balkone, liebevoll angelegte Beete zierten den parkähnlichen Garten. Man wollte eine erstklassige medizinische Versorgung mit einem gewissen Komfort verknüpfen und mehr modernes Sanatorium sein als karges Krankenhaus.

Trotz der großzügigen öffentlichen Räume herrschte allerdings kein ausgeprägter Luxus. Nur die wenigen Doppelzimmer hatten ein eigenes Bad. Überwiegend gab es kleine Einzelzimmer mit gemeinschaftlich genutzten Bädern und Toiletten auf dem Gang, und einige Zimmer lagen nach Norden, ohne Seeblick. Die Fastenden sollten sich durchaus klösterlich fühlen.

In der Eröffnungsrede merkte Dr. Otto Buchinger an, es gebe zwar mittlerweile andere Fastenvarianten, dennoch habe sein Konzept ein Alleinstellungsmerkmal, das nichts von seiner Anziehungskraft verlieren werde. Er sollte recht behalten. Die Mischung aus Heilfasten, individueller Betreuung und geistigem Anspruch war und ist nicht ohne Weiteres kopierbar.

Dennoch war der Anfang hart, gelinde gesagt. Nach den Jahren der Entbehrung wollten die Menschen ungehemmt schlemmen und genießen. Aber fasten? Das musste denkbar unpopulär wirken in einer Zeit, in der eine wahre »Fresswelle« das Land überrollte. Auch das Thema Gesundheit spielte noch eine untergeordnete Rolle. Man war froh, dass man überlebt hatte und dass es irgendwie aufwärts ging.

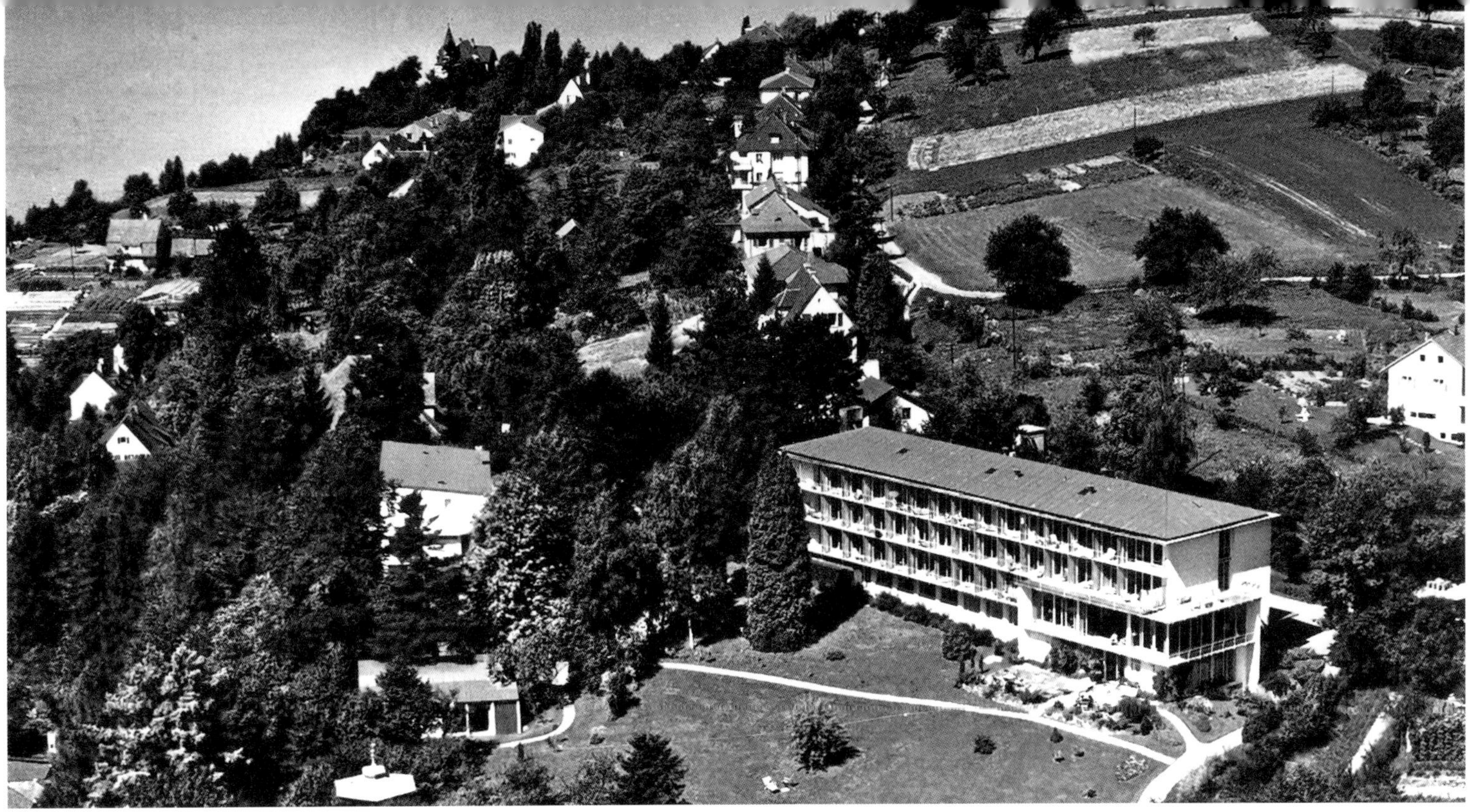

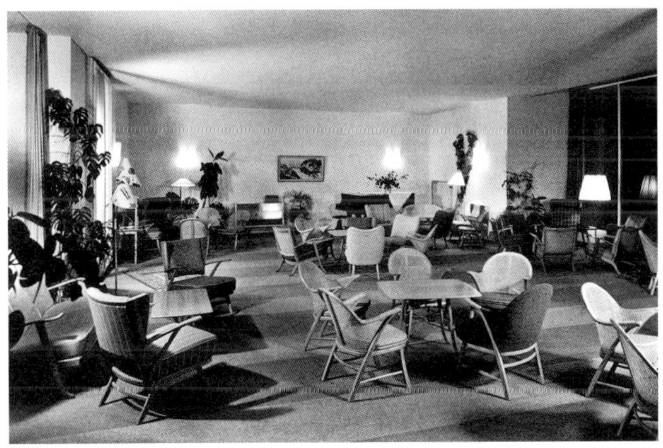

Oben: Das mit Architekturpreisen ausgezeichnete Haupthaus
in Überlingen war 1954 der größte Neubau der Stadt.
Unten: Der Salon mit dem Mobiliar aus den 1950er-Jahre
wüsste auch heute wieder zu gefallen.

Von derart ungünstigen Randbedingungen ließ sich Helmut Wilhelmi keineswegs beirren. Insbesondere bewies er erneut sein spezielles Talent des Teambuildings. Viele Mitarbeiter waren Flüchtlinge aus Sachsen, Schlesien und Ostpreußen, die mit nichts in den Westen geflüchtet waren und nur einen Gedanken hatten: endlich wieder Frieden, endlich wieder Arbeit. Hochmotiviert legten sie sich ins Zeug und arbeiteten freiwillig auch an Wochenenden, beflügelt vom familiären Geist, den die Familie Wilhelmi zu verbreiten wusste. Mittags speiste die Leitung gemeinsam mit den Ärzten und diskutierte mit ihnen über Medizin, Literatur, Philosophie und Politik, im Sommer ging man schon mal gemeinsam im Bodensee schwimmen.

Zwischen Haupthaus und Pool wurde 2016 eine große Gartenlandschaft angelegt.

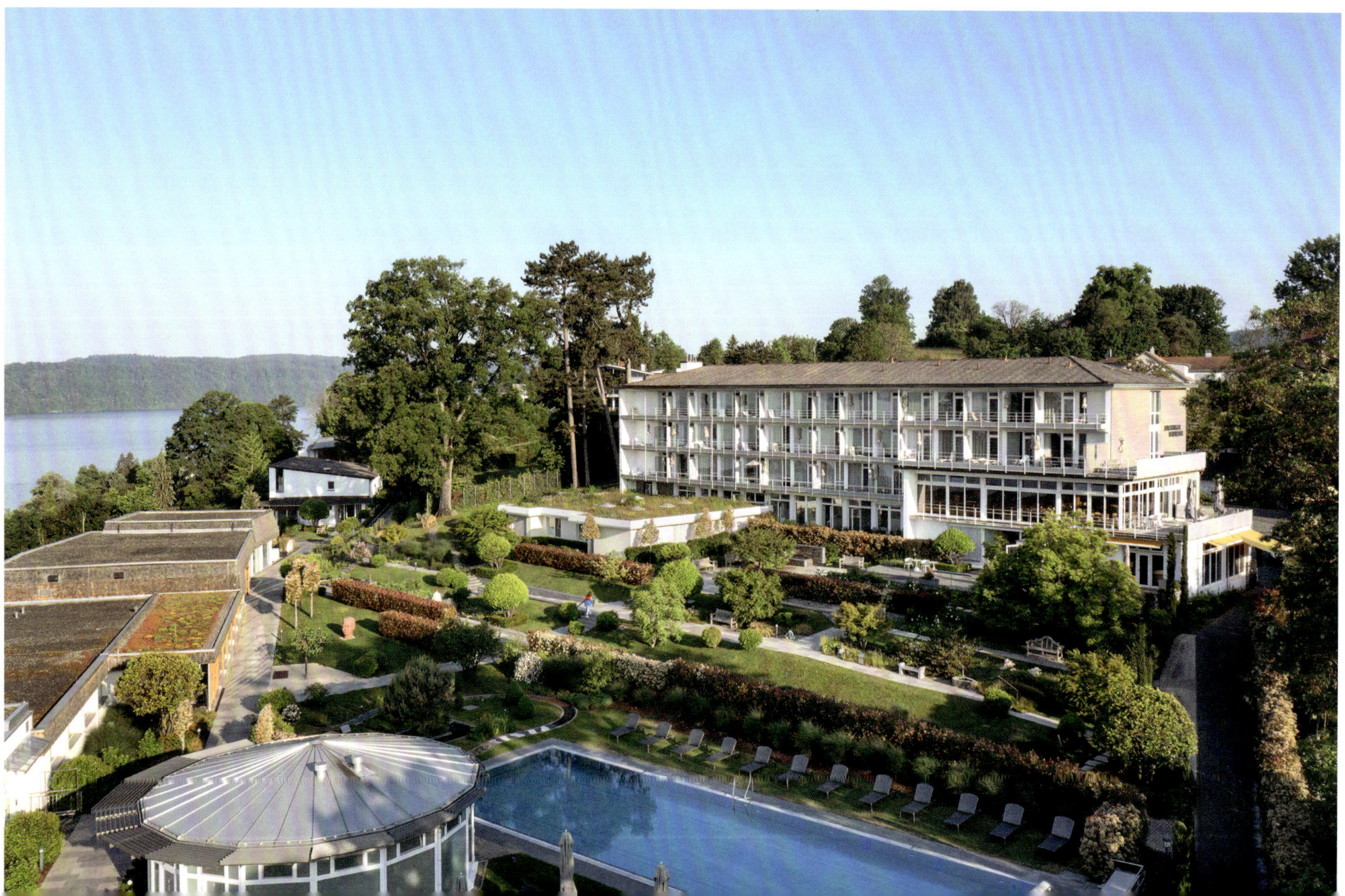

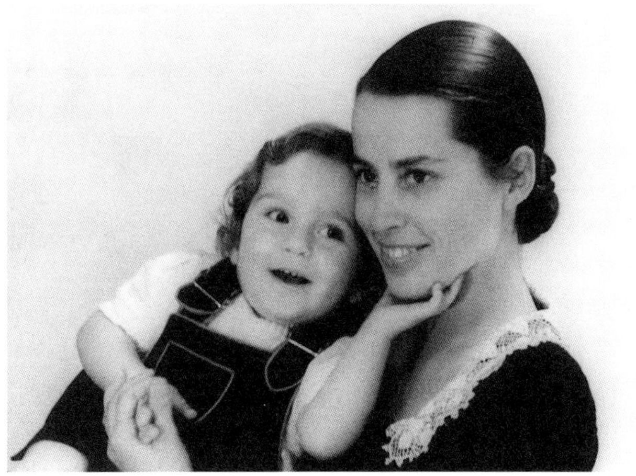

Maria Buchinger Wilhelmi
teilte ihre Zeit als Mutter mit
ihren Aufgaben in der Klinik.

Bis zum Ende der Fünfzigerjahre wirkte Dr. Otto Buchinger als Chefarzt in Überlingen. Obwohl ihm zwei weitere junge Ärzte zur Seite standen, ließ er es sich nicht nehmen, für jeden einzelnen Patienten die Fastendauer und eventuelle Zusatztherapien festzulegen sowie eine Schlussvisite abzuhalten. Die Leitung der Klinik aber hatten längst seine Tochter und sein Schwiegersohn übernommen. Vor allem Maria Buchinger Wilhelmi engagierte sich bis zur Erschöpfung für die Klinik. Unermüdlich kümmerte sie sich um die Patienten, auch als nach mehreren Fehlgeburten ihr ältester Sohn Raimund geboren wurde. Man erzählt sich, wie sie ihn stillte: die rechte Hand stützend unter seinen Kopf gelegt, in der linken Hand den Telefonhörer, um die Zimmerreservierungen entgegenzunehmen.

Den Gästen gegenüber ließ sie sich nichts von ihrer permanenten Überforderung anmerken. Zweimal am Tag, mittags und abends, zog sie ein elegantes Kleid an, legte Parfum auf und erschien strahlend in der Klinik. Mit ihrer einzigartigen Gabe, auf die unterschiedlichen Persönlichkeiten individuell einzugehen, hatte sie für jeden ein Ohr. Schon vor der Ankunft las sie die Korrespondenz mit den Gästen. Reisten sie dann an, wurden sie sofort namentlich begrüßt und mit großer Herzlichkeit in die Gemeinschaft der anderen Kurgäste eingeführt.

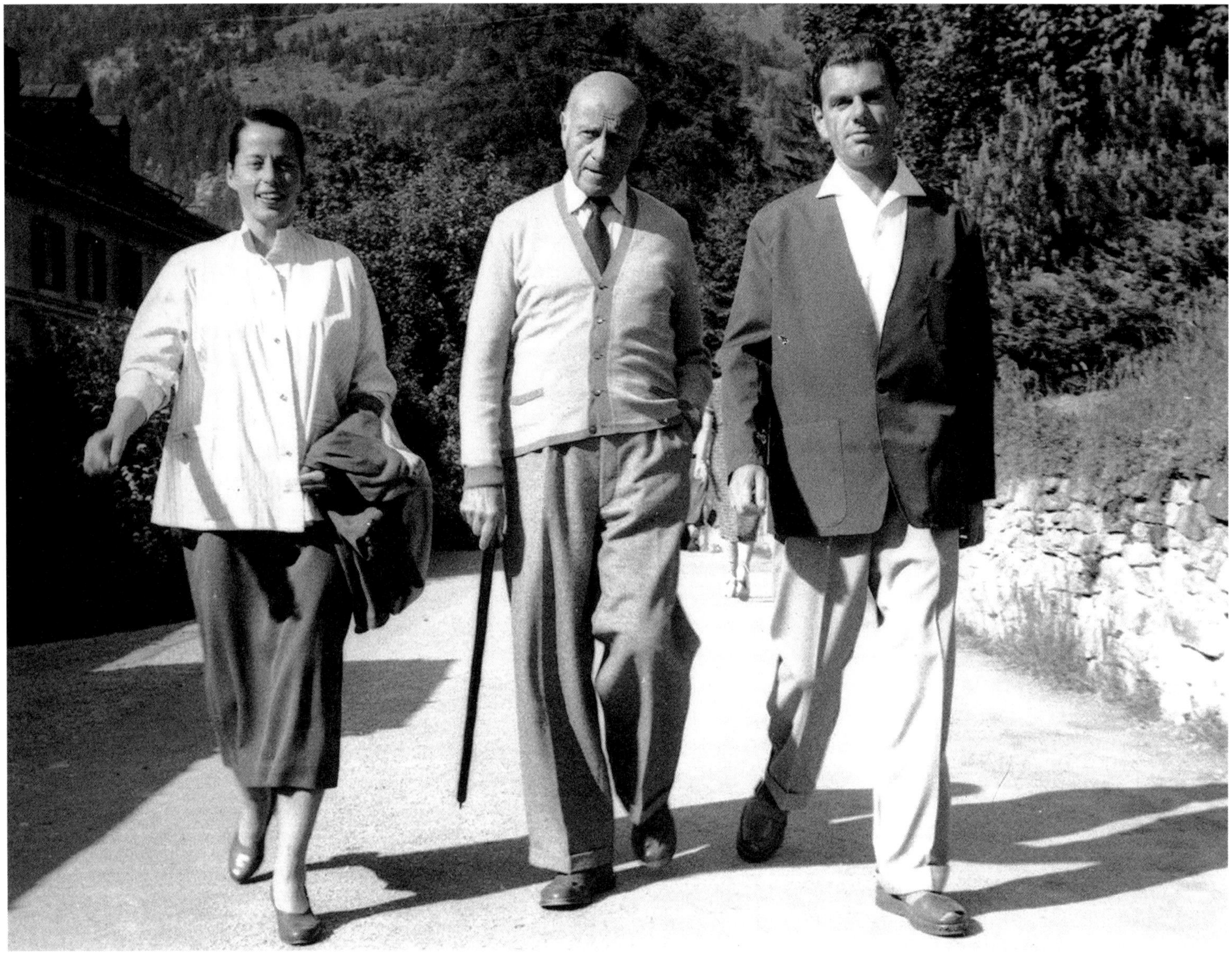

Der ältere weise Mann, der dynamische Unternehmer
und die lebhafte, zugewandte Frau:
Diesem Trio ist der Erfolg der Überlinger Klinik zu verdanken.

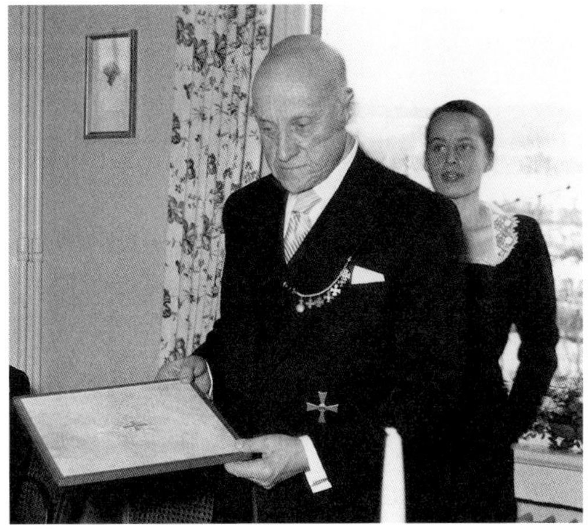

Dr. Otto Buchinger wurde 1952 Ehrenbürger von Bad Pyrmont und erhielt 1953 das Bundesverdienstkreuz.

Stets achtete Maria Buchinger Wilhelmi darauf, Menschen mit ähnlichen Interessen zusammenzubringen, sodass sie oft Freundschaften, manchmal sogar Ehen stiftete. Darüber hinaus gab sie Empfehlungen für Therapien und Veranstaltungen und kümmerte sich um alle erdenklichen Bedürfnisse der Gäste. Nichts Menschliches war ihr fremd. So konnte es schon mal passieren, dass sie einem Minister den Schlips gerade zog. Für ihre direkte sprühende Art wurde sie genauso geliebt wie für ihre filterlose Empathie.

Der Erfolg, der sich daraufhin einstellte, ist diesem Dream-Team dreier charismatischer Persönlichkeiten geschuldet: Dr. Otto Buchinger, dem erfahrenen altersweisen Arzt, Helmut Wilhelmi, dem jungen dynamischen Unternehmer, und Maria Wilhelmi Buchinger, der attraktiven lebhaften Frau und Seele des Ganzen.

Dr. Otto Buchinger fungierte vorrangig als Spiritus Rector. Als Erfinder und Namensträger des Buchinger Heilfastens besaß er die Aura unbestrittener Autorität. Weit über die Grenzen Deutschlands hinaus hatte er inzwischen einige Berühmtheit erlangt. Seine Bücher erlebten ständig neue Auflagen, und auch die öffentliche Anerkennung wurde ihm jetzt zuteil. Immer mehr medizinische Koryphäen zollten seiner Arbeit Respekt, 1953 hatte man ihm das Bundesverdienstkreuz verliehen. Diese öffentliche Wertschätzung strahlte auf die Klinik zurück. Von Dr. Otto Buchinger persönlich behandelt zu werden und seinen Vorträgen zu lauschen, gab jedem Gast das Gefühl, von wertvollem Wissen aus erster Hand zu profitieren. Aus dem Tagesgeschäft zog er sich jedoch zunehmend zurück und schrieb an seinen Memoiren »Vom Marinearzt zum Fastenarzt«.

»Mehr als sich selbst kann man nicht geben, man darf aber auch nicht weniger geben.«

MARIA BUCHINGER WILHELMI

In Helmut Wilhelmi, dem zweiten im Bunde, vereinte sich idealtypisch der kluge Unternehmer und der umsichtige Manager. Er hatte verinnerlicht, dass der Geist eines Hauses auf allen Ebenen spürbar sein muss. Natürlich achtete er auf die Wirtschaftlichkeit, legte aber weiterhin großen Wert auf die Schulung und Motivation des Teams. Ganz in der Tradition des Familienunternehmens lag ihm daran, dass sich jeder Mitarbeiter mit Dr. Otto Buchingers Maximen der gesunden Lebensführung identifizierte, um den Gästen ein positives Beispiel zu geben.

Eine Sonderrolle in dem erfolgreichen Trio nahm nach wie vor Maria Buchinger Wilhelmi ein. »Mehr als sich selbst kann man nicht geben, man darf aber auch nicht weniger geben«, lautete ihr Leitspruch. Dieses Ethos ist heute noch bindend. Wer in den Buchinger Wilhelmi Kliniken eine Heilfastenkur absolviert, vertraut darauf, dass er sich fallen lassen kann – und immer helfende Hände da sind, die ihn liebevoll auffangen. Diese Atmosphäre der Geborgenheit ist das Resultat eines stetig erneuerten Versprechens, mehr zu tun als ein Hotel oder ein Krankenhaus.

Heute kommen auf einen Gast zwei Mitarbeiter: Ärzte, Physiotherapeuten, Ernährungsspezialisten, Pflegekräfte, Psychotherapeuten, Fitnesstrainer. Sie unterstützen die Gäste aus aller Welt dabei, körperlich und seelisch gesund zu werden und gesund zu bleiben. Siebzig Prozent der Gäste belassen es nicht bei einem Besuch, sondern kehren regelmäßig zurück. Kann es ein schöneres Kompliment geben? Sie haben einen sicheren Ort gefunden, um zu fasten, um innere Klarheit zu erlangen, um zu reflektieren. Gerade Letzteres hätte Dr. Otto Buchinger gefreut. Für ihn stand fest: »Widme dem Nachdenken über den Sinn deines Lebens täglich mindestens eine halbe Stunde, dabei gedeiht auch dein Lebenswerk besser.«

Integrative Medizin heißt auch
Therapien anderer Kulturen zu integrieren.
Hier: Tibetanische Klangschalen.

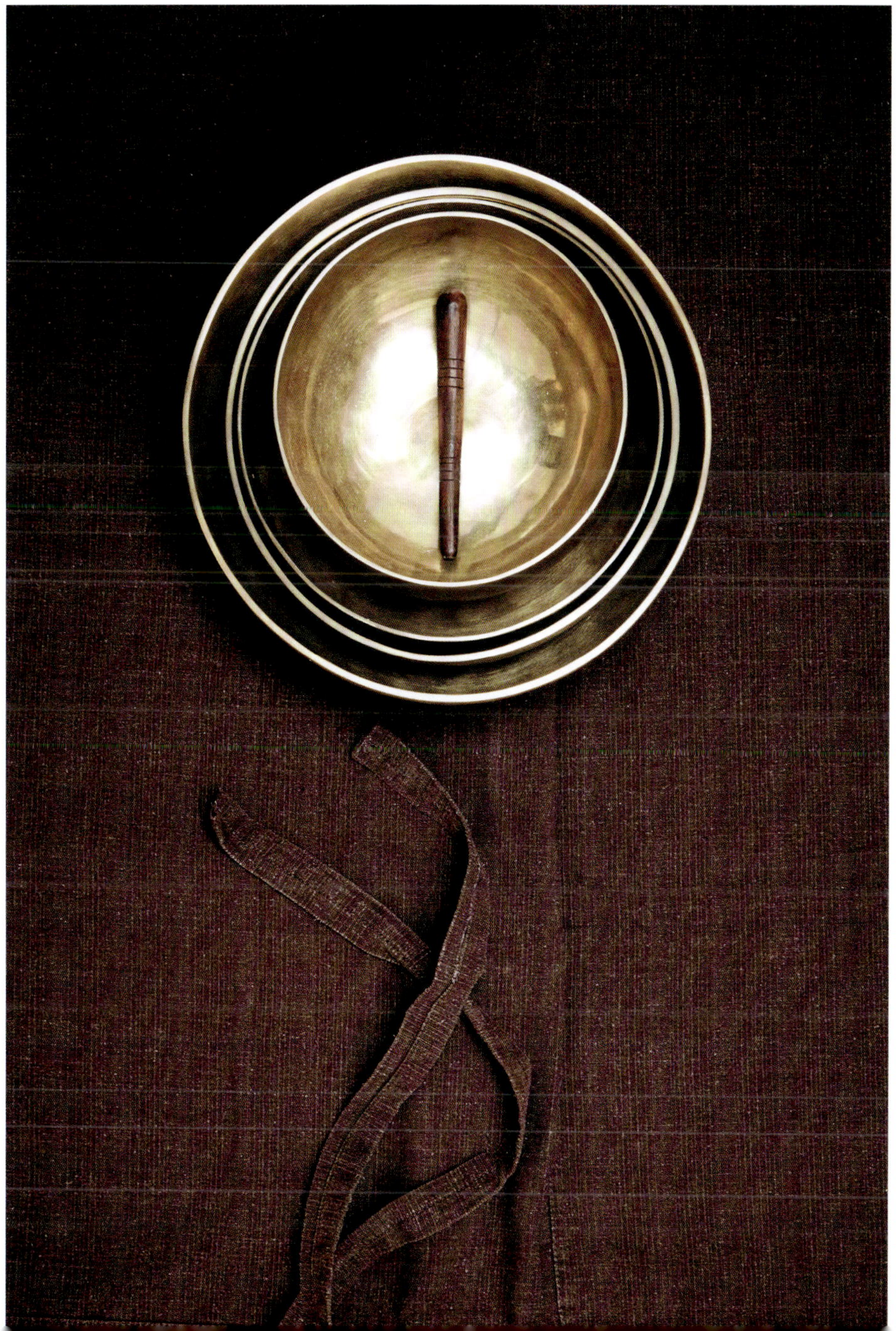

Was bleibt noch von mir übrig,
wenn alles wegfällt,
was mich im Alltag definiert?

KONTEMPLATION

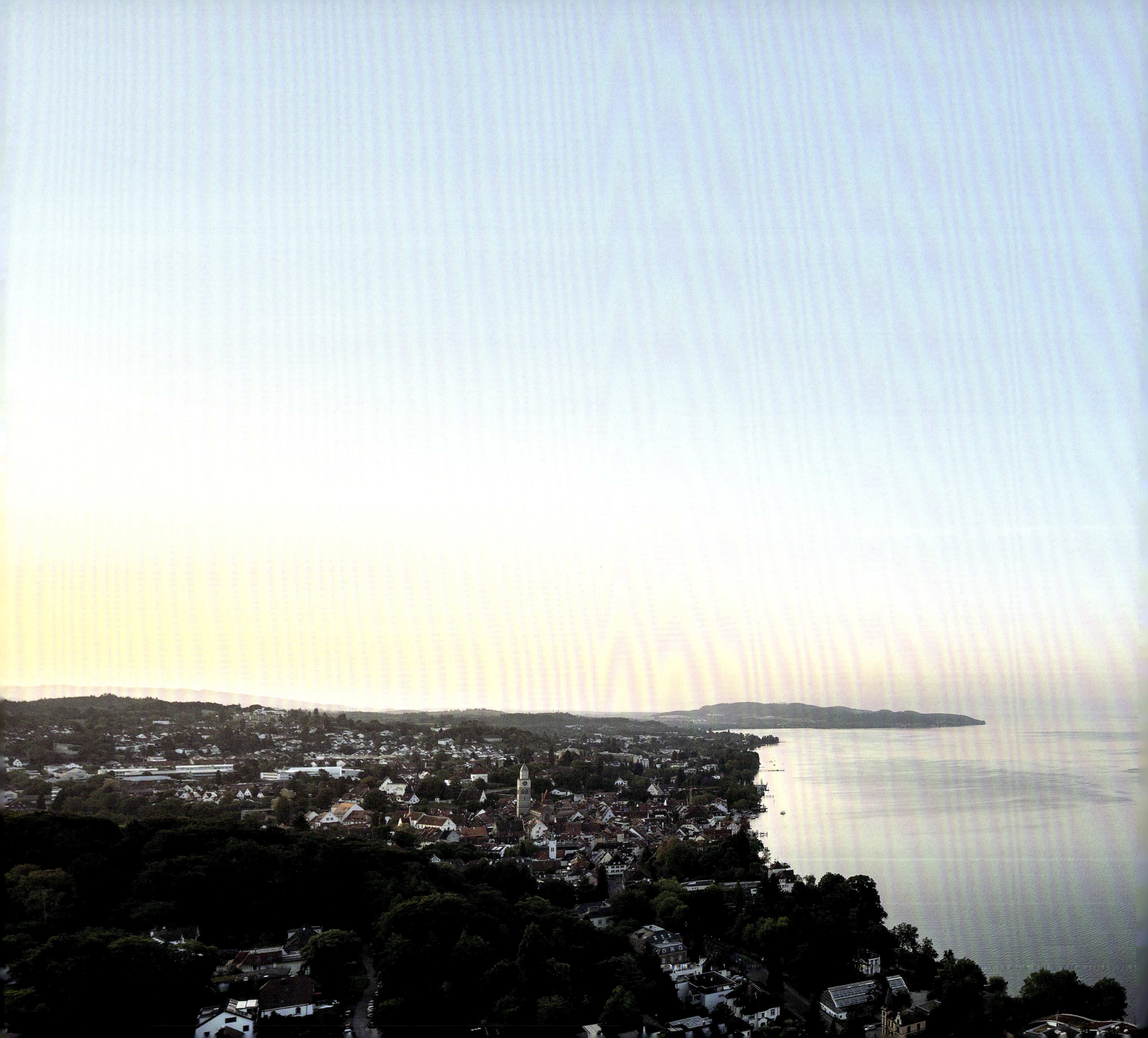

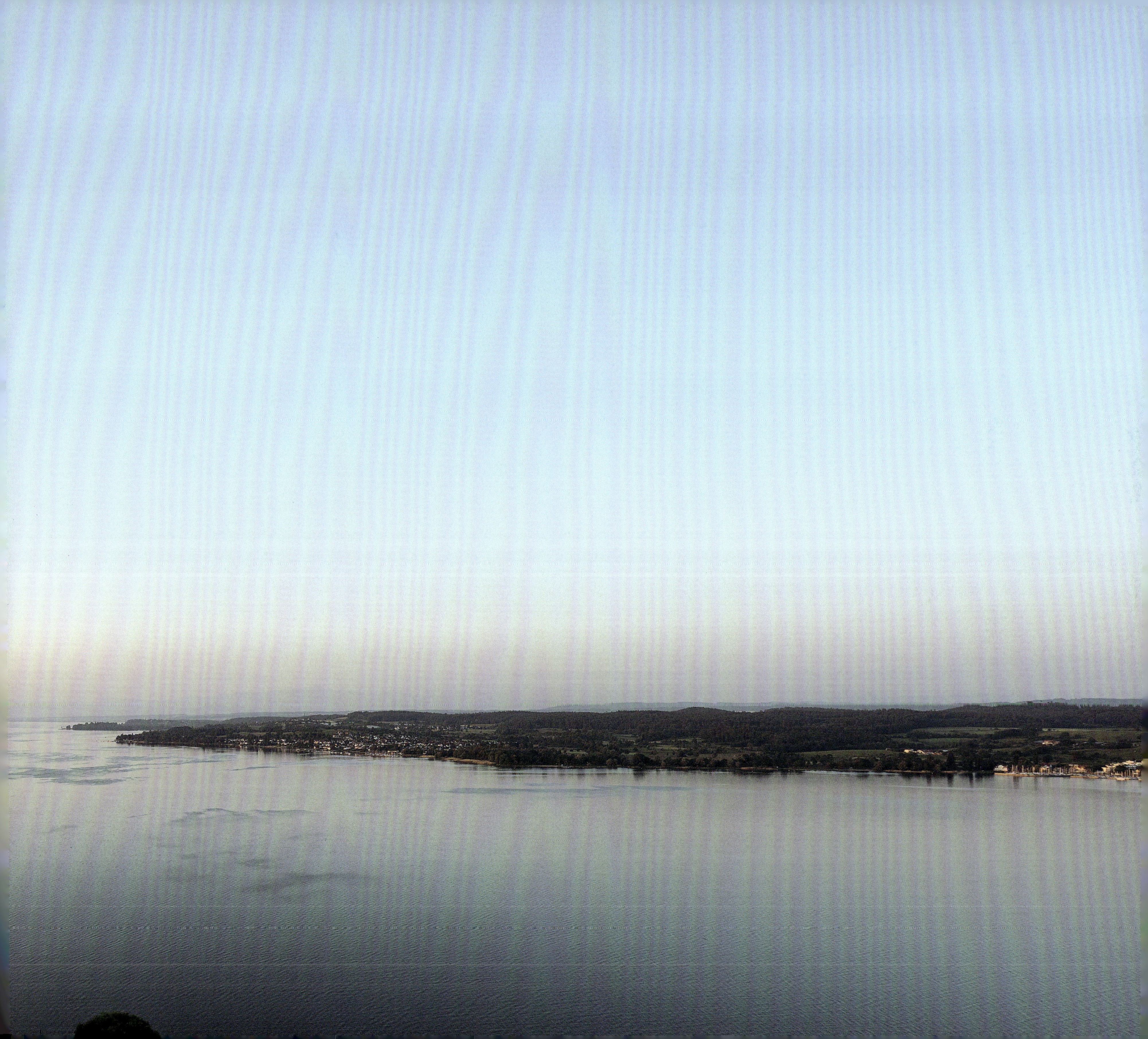

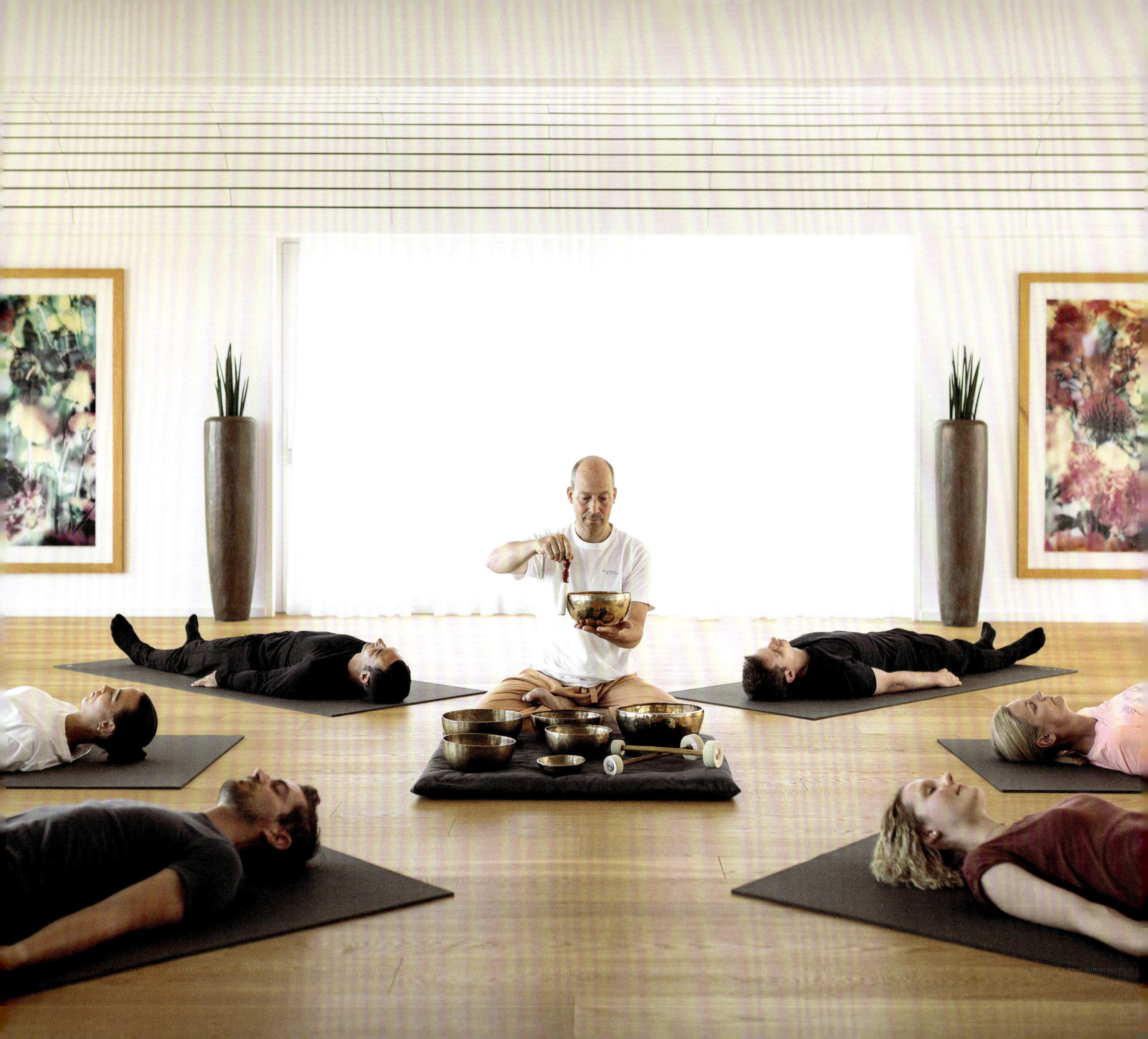

Veränderungen kommen aus der Stille.

Erst wenn das Leben »da draußen« schweigt und der Lärm der Welt verstummt, öffnet sich ein Raum für Kontemplation. Dabei kann sich anfangs das Gefühl einer gewissen Leere einstellen: Was bleibt noch von mir übrig, wenn alles wegfällt, was mich im Alltag definiert? Wer bin ich jenseits von Partnerschaft, Familie, Beruf und Milieu? Oder, leicht flapsig formuliert: Wer bin ich, wenn keiner zuguckt?

Das sind hilfreiche Fragen. Sie signalisieren, dass sich der Reinigungsprozess des Heilfastens auch im Seelischen und Geistigen ankündigt. Die innere »Rumpelkammer«, von der Dr. Otto Buchinger sprach, wird im Laufe einer Fastenkur kräftig ausgemistet. So irritierend es zunächst erscheint, vor einer Tabula rasa zu stehen, so befreiend ist es auch. Das Leben wird zur weißen Leinwand: Wer möchte ich sein? In welchen Farben sehe ich mich?

Für die Beantwortung dieser Frage bieten die Buchinger Wilhelmi Kliniken ihren Gästen die Möglichkeit, sich im hauseigenen Atelier künstlerisch zu betätigen – unter professioneller Anleitung im Kurs oder auch in freier Arbeit. In kleinen Gruppen werden buchstäblich Leinwände bemalt. Dabei geht es nicht um künstlerische Meilensteine, vielmehr lassen die Gäste ihrer Kreativität freien Lauf. Im Vordergrund steht die Visualisierung der eigenen Fantasien, ohne Regeln, ohne Leistungsdruck. Im freien Spiel der Farben und Formen wird die Leinwand zum Spiegel des ureigenen Selbst.

Diese Kunst-Workshops, die auch im Rahmen von Art Weeks stattfinden, stehen ganz in der Tradition Dr. Otto Buchingers, der die Chance des kontemplativen Innehaltens als unerlässliche Ergänzung des Heilfastens betrachtete. Seiner Erfahrung nach ist es nicht etwa der Körper, der während des Fastens darbt; die physiologische Umstellung auf eine drastisch reduzierte Kalorienzufuhr vollzieht sich meist nach drei Tagen, spätestens nach einer Woche. Nein, es ist die Seele, die hungert. Im Alltag mit seinen Ablenkungen fällt das nicht weiter auf, in der Stille der Heilfastenklinik aber wird oft ein Sinnvakuum offenbar.

Dr. Otto Buchinger sah es als seine Pflicht, dieses Vakuum mit spirituellen Angeboten zu füllen. Dazu gehörte im Rahmen seiner »heilenden Seelenführung« auch das Gebet als höchste Form geistiger Kontemplation. Selbst ein tiefgläubiger Christ, wollte er seinen Patienten innere Stärke vermitteln, da er Krankheiten auf seelische Defizite zurückführte. Um die »somatisch sich offenbarenden Elend-Quellen« versiegen zu lassen, hielt er sogenannte Ansprachestunden ab, mit Gebeten aus dem Fundus der abendländischen Literatur.

Missionieren wollte Dr. Otto Buchinger keineswegs. Ihm ging es um Werte, um Substanz, nicht um eine bestimmte Glaubensrichtung. Seine Ambition war es, den Patienten Handreichungen bei der Sinnsuche zu geben. Wie viel Halt ein festes Wertegerüst zu geben vermag, belegte schließlich sein eigener Lebensweg: Trotz anfänglicher Anfeindungen und vieler Rückschläge hatte er beharrlich seine Ziele verwirklicht, im festen Glauben an seine Berufung und an Gott.

Gegen Ende seines Lebens konvertierte er zum römisch-katholischen Glauben. Als er im Jahr 1958 von Papst Pius XII. zu einer Privataudienz empfangen wurde, überreichte er diesem eine Denkschrift zur Rückbesinnung auf das Fasten für katholische Priester. Dennoch betonte er, man solle den Begriff des Betens sehr weit fassen, eher im Sinne einer Meditation. Dafür war ihm jegliche spirituell grundierte Literatur willkommen, die seinem Lebensmotto entsprach: »Wir wollen weiter wach werden!« Texte des mittelalterlichen Dichters Hartmann von Aue trug er ebenso vor wie Gedichte von Goethe oder Raabe. Auch in Rilkes »Stundenbuch« wurde er fündig, über das er urteilte: »Man kann durch eine geschickte Auswahl der Lieder, Sprüche, Gedichte fast jedem Fastenden Stärkungsmittel und Nahrung der Seele geben.«

Wie breit gefächert Dr. Otto Buchingers spirituelle Neigungen waren, zeigte sich unter anderem daran, dass er sehr früh, noch in Bad Pyrmont, einen Arzt einstellte, den er als »frommen überzeugten Buddhisten« charakterisierte und hinzufügte: »Er war mir lieber als ein lauer Christ.« Auch Dr. Otto Buchinger las daraufhin erneut die Schriften Siddhartha Gautamas, des ersten Buddhas, um sein Wissen zum Wohl der Patienten zu vertiefen.

Sein Plädoyer für mehr Substanz kann man als Reaktion auf das sinnentleerte Leben verstehen, dass er selbst nur zu gut kannte, bevor er im Glauben Halt fand. Im Grunde sah er sich in der Rolle eines spirituellen Mentors, der versuchte, seine Patienten in Kontakt mit ihrem höheren Selbst zu bringen. Dies erklärt auch sein Interesse für die religiösen Wurzeln des Fastens. Ob altägyptische Opferkulte, die nordische Mythensammlung Edda oder die Fasten-Exerzitien griechischer Kämpfer: In allen Kulturen, nicht nur in den großen Weltreligionen Christentum, Judentum, Islam und Buddhismus, fand er Hinweise auf die transzendente Zielrichtung des Fastens.

Das Therapieangebot bei Buchinger Wilhelmi ist so vielfältig wie seine Gäste und richtet sich nach ihren individuelle Bedürfnissen.

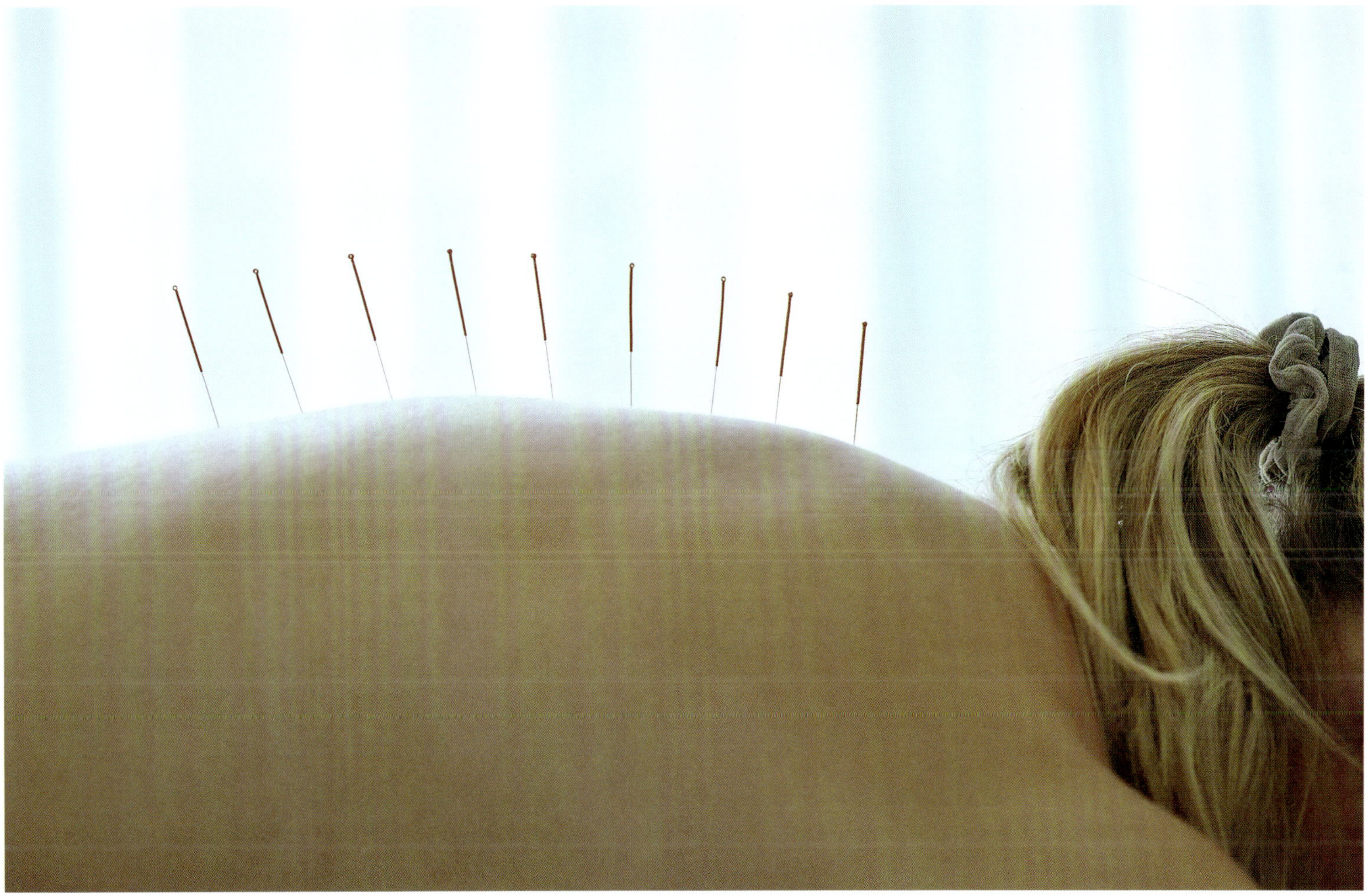

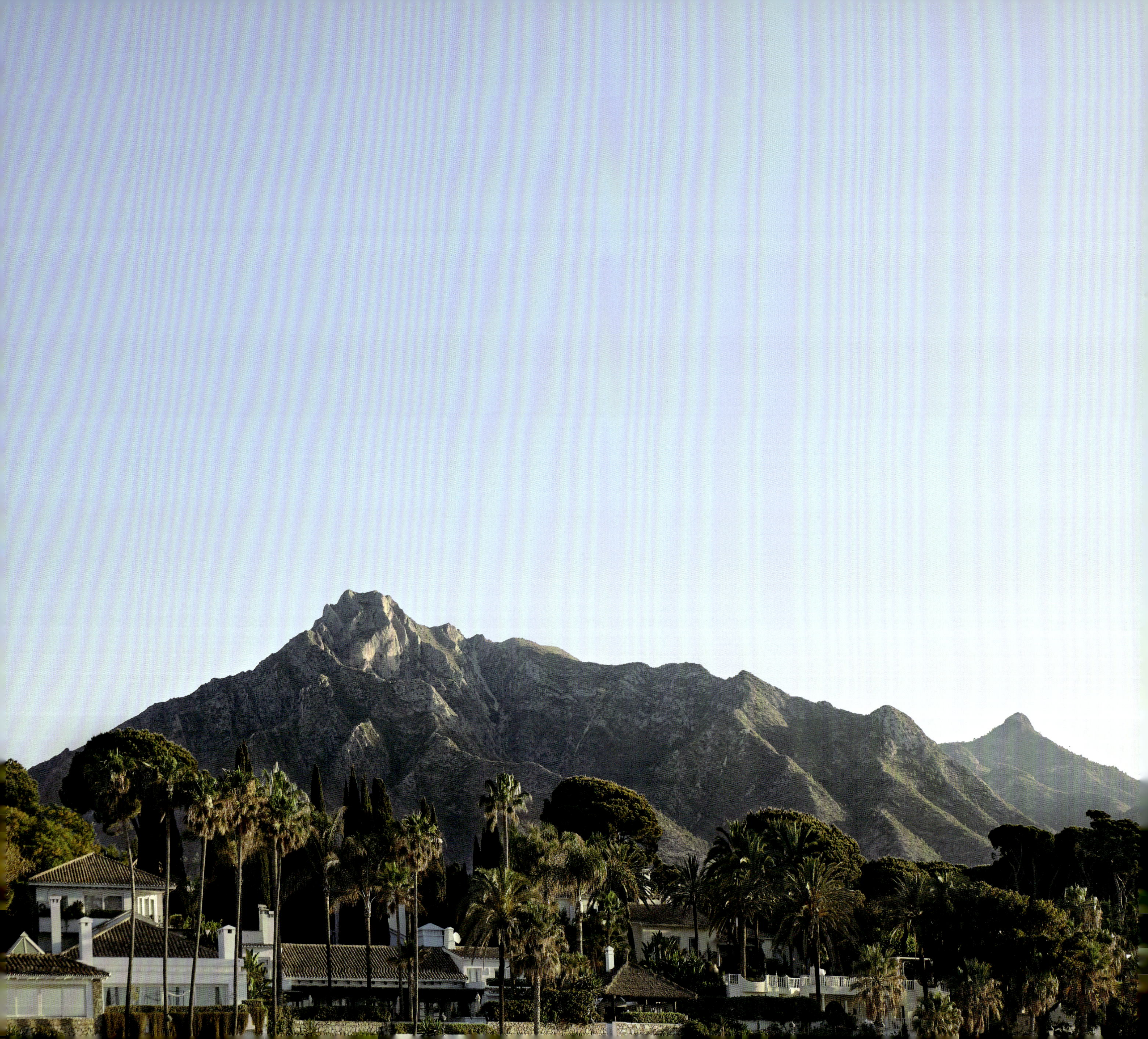

»Die Seele wird durch zu viel Blut und Fett erstickt und ist dann nicht fähig, göttliche und himmlische Dinge einzusehen und zu beurteilen.«

CLAUDIUS GALENUS VON PERGAMON (129 N. CHR.)

Schon im Volksmund heißt es: »Ein voller Bauch studiert nicht gern.« Für Dr. Otto Buchinger war ausgemacht, dass sich ein voller Bauch und ein klarer aufnahmefähiger Kopf so gut wie ausschließen. Nahrungsverzicht sei deshalb weder Askese noch Selbstkasteiung, vielmehr die Gelegenheit, befreit von irdischen Begierden Erleuchtung zu erlangen. Seine umfangreichen Recherchen zum Thema fasste er in einem programmatischen Zitat zusammen: »Wie sehr im Altertum das heilende und religiöse Fasten ineinander klingen, ersehen wir daraus, dass der bekannte Arzt des späten Altertums Galenus (129 n. Chr.) den Ausspruch tat: ›Die Seele wird durch zu viel Blut und Fett erstickt und ist dann nicht fähig, göttliche und himmlische Dinge einzusehen und zu beurteilen‹.«

Dr. Otto Buchingers Diagnose, die »nach Licht Suchenden« bedürften der geistigen Nahrung, hat heute nichts an Relevanz verloren. Mehr denn je ist uns das Sinnvakuum vertraut, das ein säkularer Zeitgeist hinterlässt. Während sich die Kirchen leeren, wächst vor allem das Interesse an fernöstlichen Philosophien. Mit gutem Grund. Konsum und Karriere, Anerkennung und Entertainment mögen eine Weile die Leerstellen füllen, die durch den Verlust religiöser Gewissheiten entstanden sind, sinnstiftend wirkt das alles nicht gerade.

Dies wird bereits offensichtlich, wenn man kurz nach Beginn des Fastens feststellt, wie wenig man die allgegenwärtige Informationsflut vermisst. Vieles, was zum eigenen Mindset zu gehören scheint, erweist sich auf einmal als marginal, wenn nicht sogar überflüssig. Ist es wirklich so wichtig, über sämtliche Kapriolen der politischen Debatten oder die Eskapaden der Prominenten im Bilde zu sein?

Mit etwas Abstand betrachtet, wird manchem bewusst, dass die permanente Zerstreuung in Orientierungslosigkeit mündet. »Wir amüsieren uns zu Tode«, mahnte der Medienphilosoph Neil Postman bereits im vergangenen Jahrhundert und gab zu bedenken, dass Information nicht dasselbe wie Wissen oder gar Gewissheit ist. Demgegenüber sind viele Gäste während einer Heilfastenkur bereit, sich mit den großen Lebensfragen auseinandersetzen: Woher komme ich? Wohin gehe ich? Was ist der Sinn meiner Existenz?

Als Dr. Otto Buchinger im Jahr 1966 starb, hatte er diese Fragen voll und ganz für sich beantwortet. Er hinterließ ein Lebenswerk, durch das er Tausenden von Menschen zu körperlicher Gesundheit und seelischer Gesundung verholfen hatte. Nicht zuletzt sich selbst. Mit seinen stattlichen achtundachtzig Jahren war er gesünder als im Alter von zwanzig. Angst vor dem Tod hatte er nie gehabt. »Wir alle schwingen im Kosmischen, Unaufhörlichen, behütend Ewigen«, lautete sein Credo. Er glaubte an die Sinnhaftigkeit der menschlichen Existenz und an das Weiterleben nach dem Tode.

»Nie werde ich den so friedlichen Heimgang meines Vaters vergessen«, sagte Maria Buchinger Wilhelmi damals. »Wir sehen dankbar zurück und hoffnungsvoll voraus. Er hatte gelebt, was er lehrte.« Bereits in Bad Pyrmont war sie seine engste Vertraute gewesen, hatte seine umfangreiche Korrespondenz mit Medizinern, Geistesgelehrten und Schriftstellern geführt, ihn zu Kongressen und Tagungen begleitet. In der Gedankenwelt ihres Vaters war sie so gut zu Hause, dass er ihr damals sogar die Beantwortung vieler seiner Briefe überließ.

Eines war und ist gewiss: Was Dr. Otto Buchinger geschaffen hat, lebt weiter in Gestalt seiner ganzheitlichen Methode des Heilfastens. Trotzdem erforderte es Mut, Engagement und unbedingtes Vertrauen in die Methode, die Überlinger Klinik im Geiste des Gründers weiterzuführen. Maria Buchinger Wilhelmi und Helmut Wilhelmi meisterten diese Aufgabe mit bewundernswertem Einsatz, sodass sich immer mehr Menschen für das Heilfasten nach der Buchinger Methode begeisterten. Auch der Radius wurde größer. Gäste aus Österreich, der Schweiz, Frankreich, aber auch aus den USA und Israel reisten an, da sie von der einzigartigen Buchinger Kur gehört hatten.

»Lachen macht schön
und Fasten sowieso.«

MARIA BUCHINGER WILHELMI

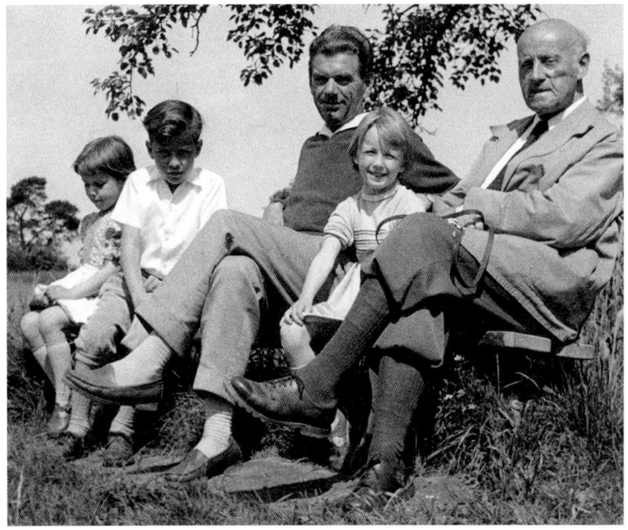

Pfingstwanderung der ganzen Familie: (von rechts) Dr. Otto Buchinger sowie Maike, Helmut, Raimund und Jutta Wilhelmi.

Einfach war es sicher nicht, Ehe- und Geschäftspartner in Personalunion zu sein, doch das Paar fand einen äußerst fruchtbaren Modus Operandi. »Mein Mann ist der Kopf, ich bin das Herz«, beschrieb Maria Buchinger Wilhelmi einmal die Aufgabenverteilung. Das entsprach der Wahrheit – und war charmant tiefgestapelt. Neben dem Tagesgeschäft hatte sie sich von früher Jugend an mit religiösen und philosophischen Themen auseinandergesetzt, sodass sie sich auch in dieser Hinsicht auf Augenhöhe mit ihrem Mann bewegte.

Zugleich brachte sie einen neuen weiblichen Ton in die Klinik. »Lachen macht schön und Fasten sowieso«, pflegte sie zu sagen. Man glaubte es ihr aufs Wort. Fotos zeigen sie stets strahlend und gut gelaunt. Ihre menschlichen Qualitäten bewiesen sich darin, dass sie wirklich jeden freundlich behandelte, ganz gleich, ob sie einen Gärtner oder eine Küchenhilfe, einen Top-Politiker wie Ludwig Erhard oder einen Filmstar wie Curd Jürgens vor sich hatte. Sie fand jeden spannend, schenkte jedem ein gutes Wort, ermunterte, lachte, scherzte und zog sich dann wieder taktvoll zurück, um den Gästen ihre Privatsphäre zu lassen.

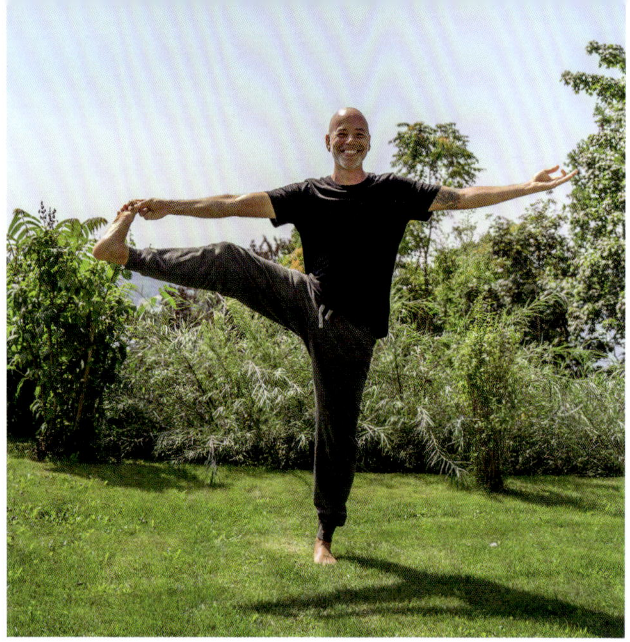

Mobilität und Flexibilität sind wichtige Faktoren für das körperliche Wohlbefinden. Beide Kliniken bieten zahlreiche Möglichkeiten an, diese zu trainieren – beispielsweise durch Yoga oder Chi Gong.

Auch dass sie am eigenen Leib die positiven Auswirkungen des Fastens erfuhr, überzeugte viele Gäste. Nachdem ihre entzündete Gallenblase entfernt worden war, musste sie sich gesund und diätetisch korrekt ernähren. Mit täglichen Yoga-Übungen sorgte sie für ihre bemerkenswerte Fitness, auch darin ein Vorbild für körperliche wie mentale Beweglichkeit.

Maria Buchinger Wilhelmis menschliche Wärme und Zugewandtheit blieben weiterhin prägend für den Stil des Hauses. Ganz im Geiste ihres Vaters befolgte sie dessen Imperativ: »Jeden uns Begegnenden als Aufgabe betrachten.« Trotz zweier weiterer Kinder, Jutta und Maike, war sie täglich präsent in der Klinik. Anders kannte sie es nicht. Als Halbwüchsige war sie mit ihren Geschwistern auf den Fluren der Fastenklinik in Witzenhausen herumgetollt und hatte Freundschaft mit den Pflegekräften geschlossen. Jetzt wiederholte sich die Geschichte.

Alle drei Kinder wuchsen im Umkreis der Klinik auf. In der Schule mussten sie sich allerdings manch neugierigen bis verständnislosen Kommentar gefallen lassen, da das Heilfasten für die Überlinger noch etwas Exotisches war. Als sie älter wurden, besuchten sie in der näheren Umgebung Internate, in denen sie lernten, Teil einer Gemeinschaft zu sein und Verantwortung zu übernehmen.

Familie, das war für die Wilhelmis eben ein umfassender Begriff, der Gäste und Mitarbeiter einschloss. Ihnen ging es um den lebendigen Kontakt, den geistigen Austausch. Eine besondere Verantwortung empfanden Helmut und Maria Wilhelmi darin, bei der Auswahl von Medizinern darauf zu achten, dass diese dem ganzheitlichen Ansatz des Heilfastens entsprachen und als Grundlage ihres Arbeitsethos betrachteten.

Bereits zu Dr. Otto Buchingers Lebzeiten war Dr. Heinz Fahrner aus Freudenstadt ins Team aufgenommen worden, ein vielseitig interessierter Internist, Vegetarier und begeisterter Anhänger der Naturheilkunde. Zunächst wohnte er im Privathaus der Familie, wo er allabendlich Gespräche mit Dr. Otto Buchinger führte. Später verfasste er ein ergänzendes Buch zu dessen Klassiker über das Heilfasten. In seinem Werk »Fasten als Therapie« trug Dr. Heinz Fahrner die inzwischen entdeckten wissenschaftlichen Beweise für viele Theorien zusammen, die Dr. Otto Buchinger aus der reinen Anschauung heraus entwickelt hatte.

Dr. Heinz Fahrner wurde als würdiger ärztlicher Nachfolger Dr. Otto Buchingers angesehen. Er führte eine differenzierte Diätetik sowie diagnostische Verfahren wie EKG und Laboruntersuchungen ein und war ein Meister der Neuraltherapie. Insbesondere ergänzte er die psychologische Begleitung um das Autogene Training, eine Methode, die die Tradition der »heilenden Seelenführung« fortführte und sinnvoll erweiterte. Das auf Autosuggestion beruhende Verfahren ähnelt Dr. Otto Buchingers Konzept des »guten Zuredens«, das er anhand eines augenzwinkernden Beispiels erläuterte: »Einst gab ich einem nervenkranken Menschen, der intelligent genug war, den Rat, einen völlig Gesunden zu spielen. Er tat es, und aus der Gesundheit wurde Gewohnheit.«

Zu den innovativen Ärzten der folgenden Jahre gehörte auch der aus Sachsen stammende Dr. Hellmut Lützner. Nach einer Urlaubsvertretung hatte er beschlossen, mit seiner Familie an den Bodensee überzusiedeln. Am 12. August 1961, einen Tag vor dem Berliner Mauerbau, reiste er mit Frau und Kindern legal von Ostdeutschland nach Westberlin aus. Dr. Hellmut Lützner war Schüler von Prof. Kraus aus Ostberlin und ein begnadeter Pädagoge. Sein spezielles Steckenpferd war die Physiotherapie. Er ließ sich von jedem Masseur und Physiotherapeuten behandeln und bildete sie theoretisch und praktisch weiter. In den Siebzigerjahren gründete er dann in Überlingen eine eigene Klinik und schrieb den Weltbestseller »Wie neugeboren durch Fasten«.

Mit Dr. Karl Spiske kam ein weiterer Ausnahmemediziner nach Überlingen. Er konzentrierte sich vor allem auf die seelischen Aspekte des Heilfastens und erwies sich als guter Psychologe. Allmorgendlich, so wird es erzählt, praktizierte er kräftigende Stimmübungen. Er verfügte über ein volltönendes gutturales Organ, mit dem er besonders die Damen faszinierte. Später gründete auch er eine eigene Klinik in Bad Wörishofen.

Durch die Verpflichtung charismatischer Ärzte wie Dr. Heinz Fahrner, Dr. Hellmut Lützner und Dr. Karl Spiske sicherten Maria und Helmut Wilhelmi die Kontinuität des Klinikkonzepts. Es gelang ihnen, ein erfolgreiches mittelständisches Unternehmen weiterzuführen, das die Wertvorstellungen des Gründers bewahrte, sich aber gleichzeitig mit hoher Sensibilität permanent weiterentwickelte.

Das betraf auch zahlreiche Erweiterungsmaßnahmen. Neben dem Haupthaus entstanden 1958 die kleine Parkvilla, ein ganzjährig beheiztes Schwimmbad und Anfang der Sechzigerjahre die Villa Larix, in der jedes Zimmer über ein eigens Bad verfügte. Außerdem wurde eine große Gymnastikhalle errichtet, die abends als Filmtheater diente. Dort führte der unermüdliche Helmut Klepzig, der am Vormittag die Gymnastikgruppen und am Nachmittag die Wandergruppen leitete, eigenhändig 16-Millimeter-Filme vor. Die Projektion, für die man zwei- bis dreimal die Rollen wechseln musste, erfolgte aus einer eigens konstruierten Vorführkabine.

Gerade die Offenheit für Innovationen zeichnete Maria Buchinger Wilhelmi und Helmut Wilhelmi aus. Gemäß der Devise: Nur wer sich ändert, bleibt sich treu, achteten sie darauf, den medizinischen Fortschritt in das Konzept zu integrieren, um den Gästen die bestmögliche Versorgung zu garantieren. »Anderen zur Selbsthilfe verhelfen«, wie es Maria Buchinger Wilhelmi in Worte fasste, wurde zum Schlüssel des stetig wachsenden Erfolgs – und ist es bis heute.

Die alten Olivenbäume auf dem Klinikgelände in Marbella erzählen eine lange Geschichte und laden bis heute zum Verweilen ein.

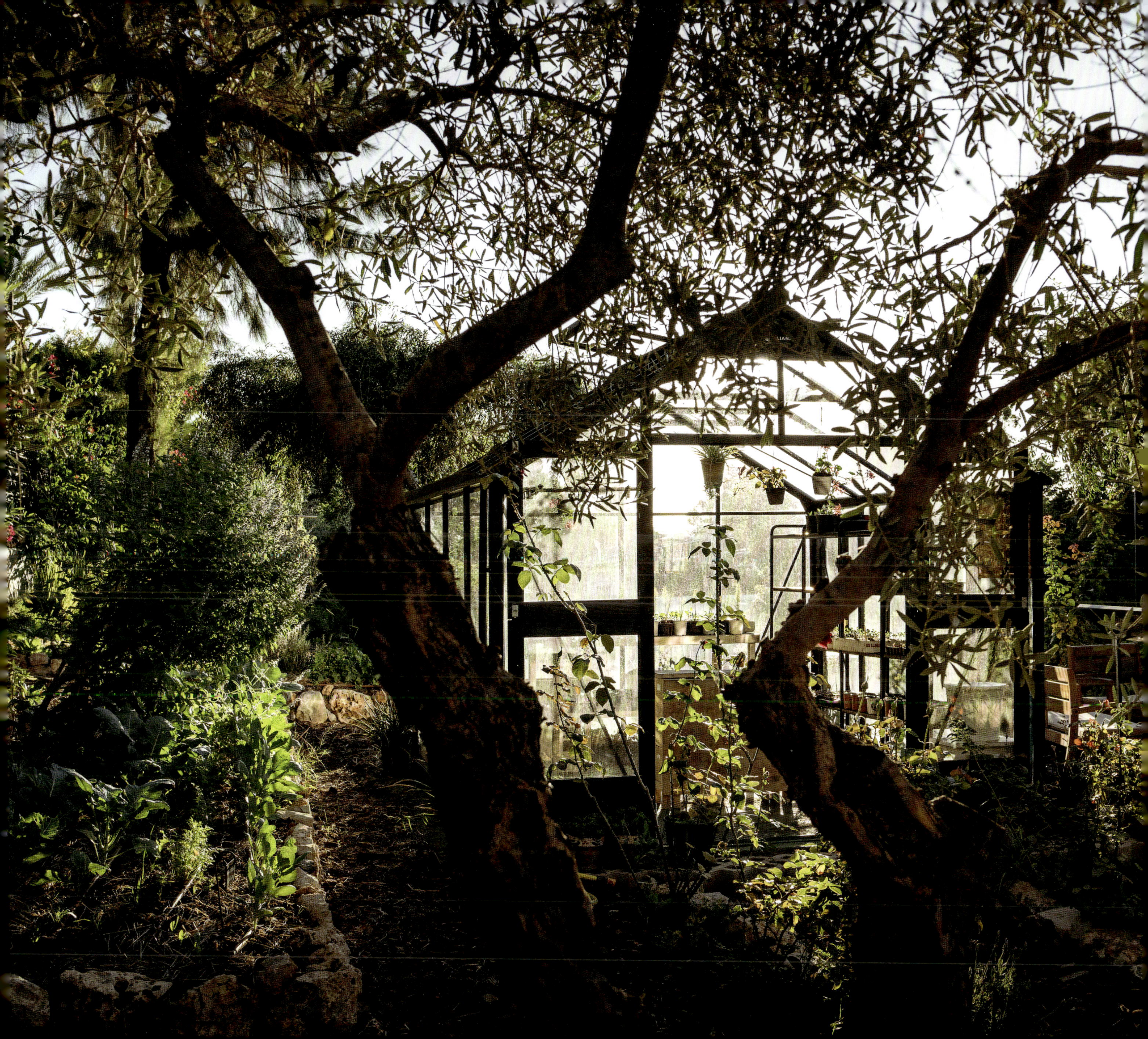

Wir fühlen uns losgelöst
und sind für
unsere Mitmenschen
zugänglicher.

KOMMUNIKATION

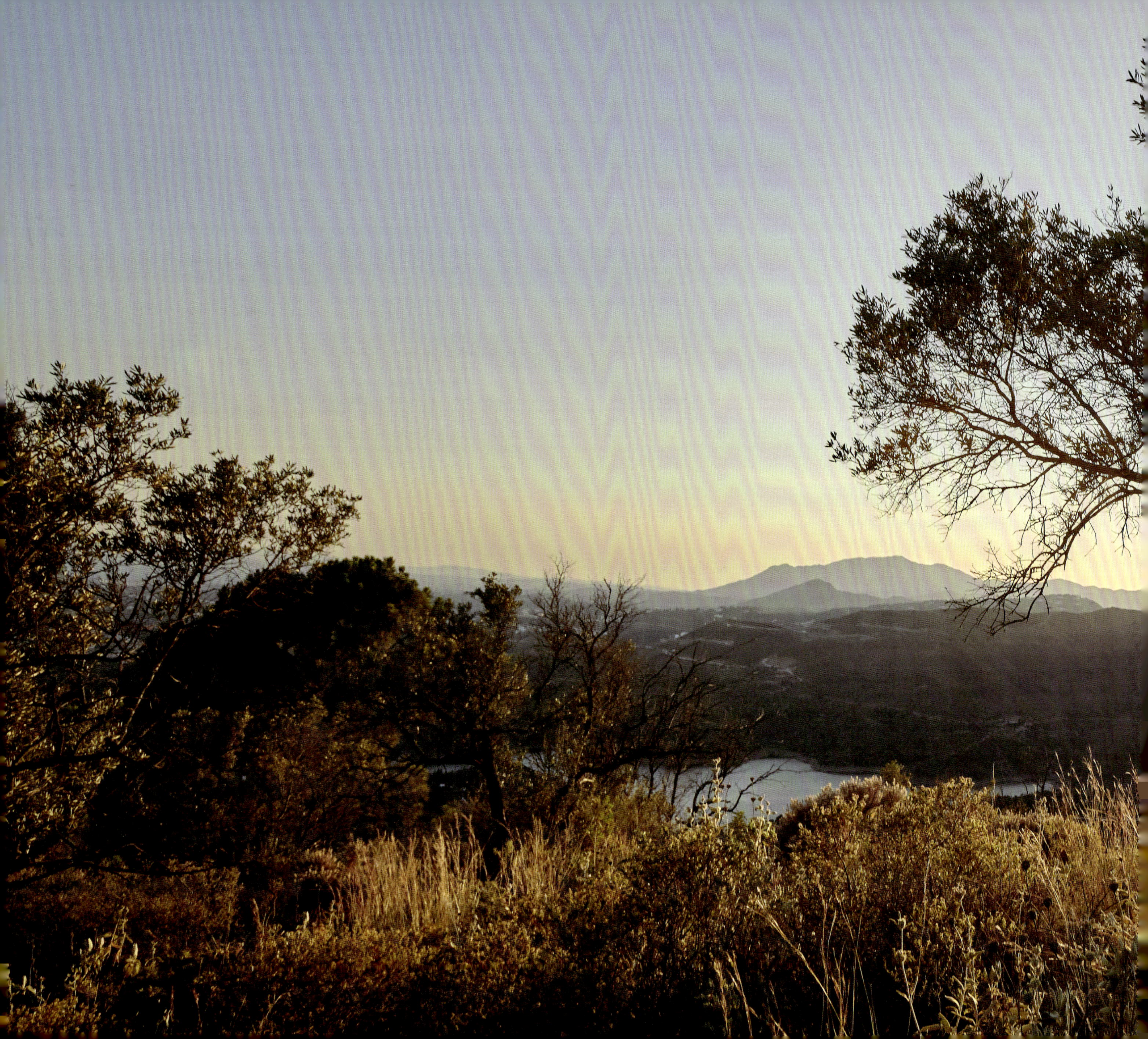

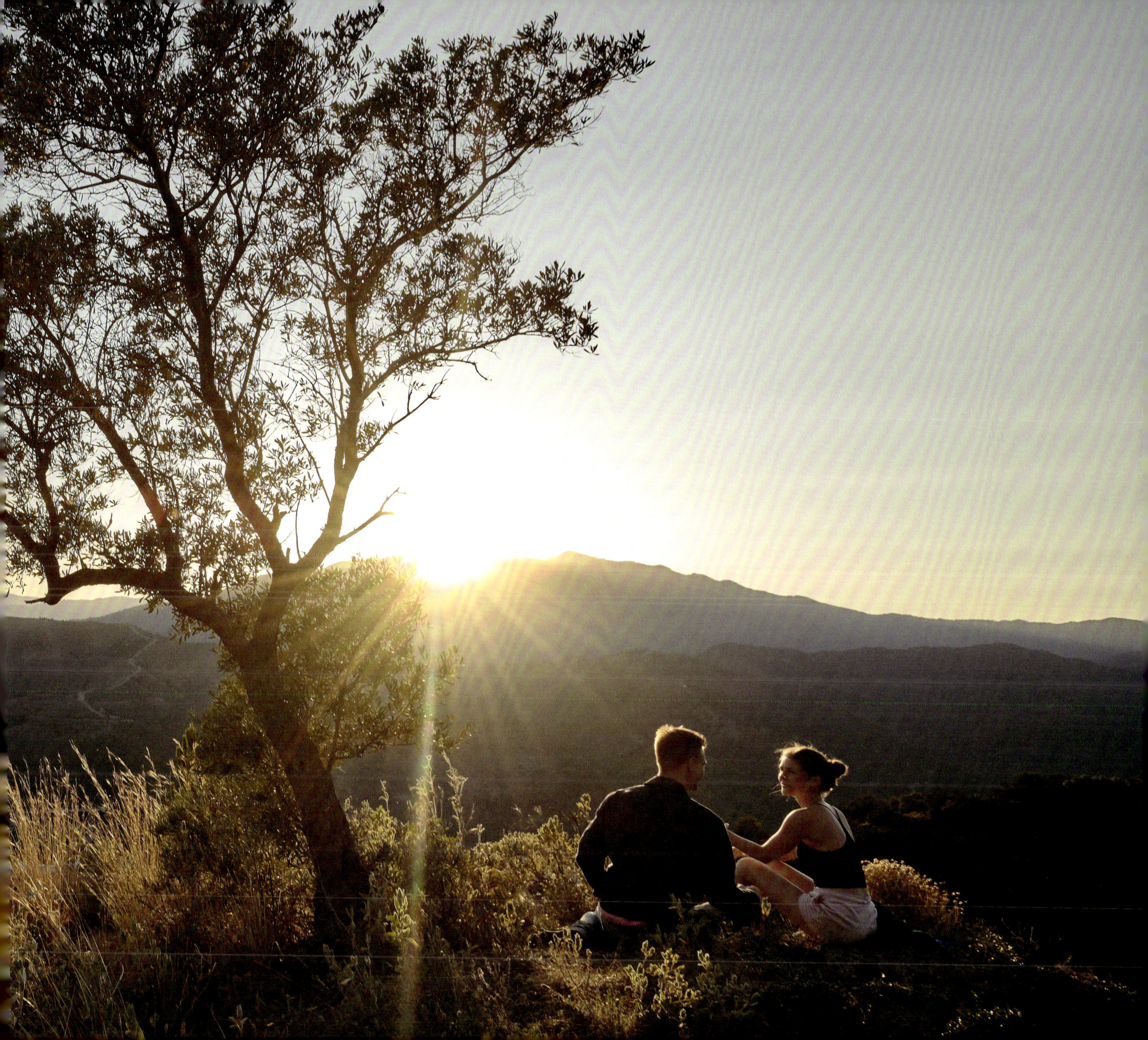

Und dann fällt plötzlich doch ein Wort.

Das richtige Wort im richtigen Augenblick. Keine banale Bemerkung über das Wetter, sondern der Auftakt eines substanziellen Gesprächs. Man kennt das Gegenüber kaum, doch das ist sogar hilfreich, da man eine existenzielle Erfahrung teilt: den Transformationsprozess des Heilfastens.

Immer wieder berichten Gäste der Kliniken von beglückenden Begegnungen während ihrer Heilfastenkur. Da viele gesellschaftliche Konventionen wegfallen, fühlen sie sich auch vom Zwang des Small Talks befreit. Ohne den Umweg über Belanglosigkeiten gelangen sie dann schnell zu einem echten, einem wertvollen Gedankenaustausch. Schon Dr. Otto Buchinger beobachtete dieses Phänomen – und lenkte es. Klatsch oder kontroverse Themen verbat er sich. Wenn schon Gespräche, dann bitte Aufbauendes. Gerade weil Stille und Abgeschiedenheit dem Fasten zuträglich seien, solle man sich auf Essenzielles beschränken, um das »Heimfinden ins große Geborgensein« nicht durch Trivialitäten zu stören.

Das Umschalten auf eine fruchtbare Kommunikation fällt während des Heilfastens überraschend leicht. In gewisser Weise befindet man sich in einer Ausnahmesituation, wird dünnhäutiger, sensibler, zieht sich häufiger als sonst zurück. Kommt man dann aus dem Schweigen und der Stille, genießt man die Nähe von Menschen, die verstehen, was einem gerade widerfährt. Auch für die Sinnfragen, die einem durch den Kopf gehen, findet man ein offenes Ohr. Neben der professionellen medizinischen und psychologischen Begleitung ist dies einer der wichtigsten Vorteile gegenüber dem Versuch, daheim in der vertrauten Umgebung zu fasten.

»In einer Gruppe fastet es sich leichter«, konstatiert dann auch Raimund Wilhelmi. »Es ist beispielsweise nicht einfach zu erkennen, dass man sein Leben möglicherweise falsch gelebt hat. Da kann Unterstützung durch die Gruppe, durch andere helfen.« Wesentlich für diese gegenseitige Unterstützung ist das Digital Detox, das für viele Gäste eine weit größere Herausforderung bedeutet als der Verzicht auf Nahrung. Doch auch das Medienfasten hat plausible Vorteile. »Ohne Smartphone und andere elektronische Geräte sind wir offen für Begegnungen und kleine Erlebnisse, die Freude machen«, weiß Raimund Wilhelmi. »Wir fühlen uns losgelöst und sind für unsere Mitmenschen zugänglicher.«

Das ist sicherlich einer der Gründe dafür, warum die Transferbusse, mit denen die Gäste zu den Wanderwegen gebracht werden – im Winterhalbjahr am Nachmittag, im Sommerhalbjahr frühmorgens um sechs – immer bis auf den letzten Platz gefüllt sind. Neben der Attraktivität von Bewegung in der Natur spielt dabei eine große Rolle, dass die Gäste beim Wandern auf unkomplizierte Weise Kontakt mit ihren Mitstreitern aufnehmen können. Rasch kommt man sich näher und spricht über Dinge, die nur jemand nachvollziehen kann, der selbst fastet.

»Ohne Smartphone und andere elektronische Geräte sind wir offen für Begegnungen und kleine Erlebnisse, die Freude machen.«

RAIMUND WILHELMI

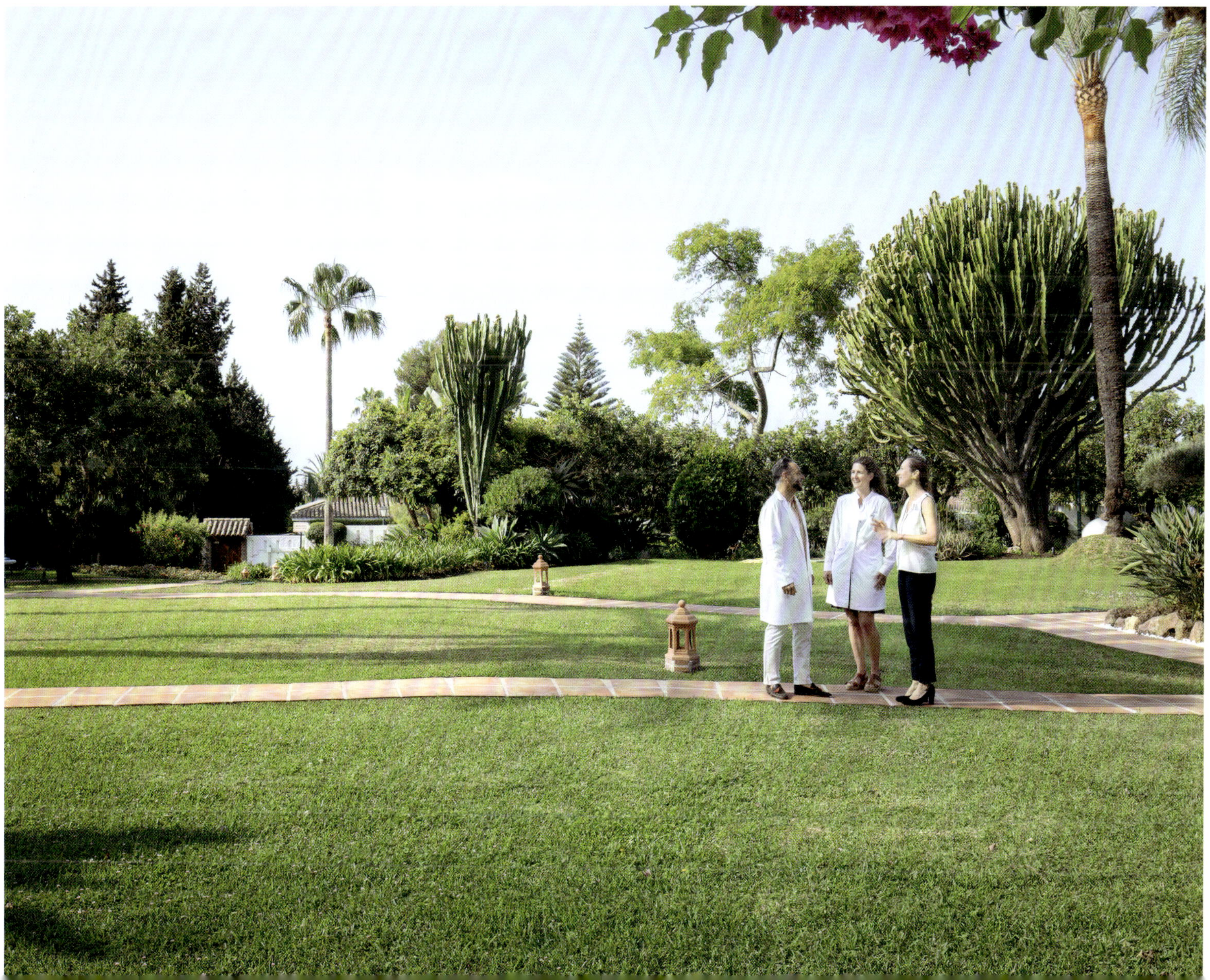

Dass Maria Buchinger Wilhelmi so viele Freundschaften, ja, sogar Ehen stiften konnte, hat mit diesem Gleichklang zu tun. Man öffnet sich in der Gewissheit, dass man sich in einem geschützten Raum befindet. Doch manchmal braucht man dafür jemanden, der das Verbindende in den Menschen erkennt. Diese Kunst beherrschte Maria Buchinger Wilhelmi virtuos: Aus Schicksalsgenossen und -genossinnen formte sie eine Gemeinschaft.

Das Bedürfnis, sich mit anderen auszutauschen, ist im Laufe der letzten Jahre sogar noch gewachsen, was ohne Frage mit dem veränderten Blick auf das Heilfasten zu tun hat. In den Aufbaujahren nach dem Krieg entschlossen sich die meisten Gäste noch für einen Aufenthalt in den Buchinger Wilhelmi Kliniken, um abzunehmen; jetzt wird mehr und mehr die Qualität der »inneren Veränderung« entdeckt.

In jedem Leben gibt es Phasen, in denen der Wunsch nach Veränderung, vielleicht sogar nach einem Neuanfang, richtungweisende Entscheidungen nach sich zieht. Dies erlebte auch das Ehepaar Wilhelmi.

Ende der Sechzigerjahre machten sie gemeinsam Urlaub in Südspanien. Eine dort lebende Patientin, eine Immobilienmaklerin, bot ihnen ein Ferienhaus mit Pool an. Helmut Wilhelmi lehnte dankend ab, nach einer Woche hätte er ja nichts mehr zu tun und würde sich langweilen. Daraufhin schlug ihm die Maklerin vor, eine Klinik unter der südlichen Sonne zu gründen – das Klima sei besonders günstig für Herzpatienten, und so gäbe es ja Arbeit genug. Ein schlagendes Argument. Der Entrepreneur in Helmut Wilhelmi war geweckt.

Alsbald suchte er nach Grundstücken, knüpfte Kontakte und verhandelte Kredite. Während er eher die wirtschaftliche Seite im Blick behielt, schloss seine Frau das Land und seine Menschen so sehr ins Herz, dass die Suche nach einem geeigneten Grundstück zu ihrer persönlichen Sache wurde. Der Moment schien gekommen, aus dem Schatten der beiden Männer zu treten, die bisher ihr Leben bestimmt hatten. Nach 1938 war sie die Assistentin ihres Vaters gewesen, nach 1953 hatte sie an der Seite ihres Mannes die Überlinger Klinik mit aufgebaut. Nun reifte der Entschluss, ihren Lebensmittelpunkt um mehr als tausend Kilometer nach Süden zu verlegen. Desto intensiver beteiligte sie sich an der Auswahl eines Grundstücks, das eines Tages ihr neues Zuhause werden sollte.

Das Herz der Klinik in Marbella bildet der üppige Garten, dessen Wege aus den traditionellen Tonplatten zum Flanieren einladen.

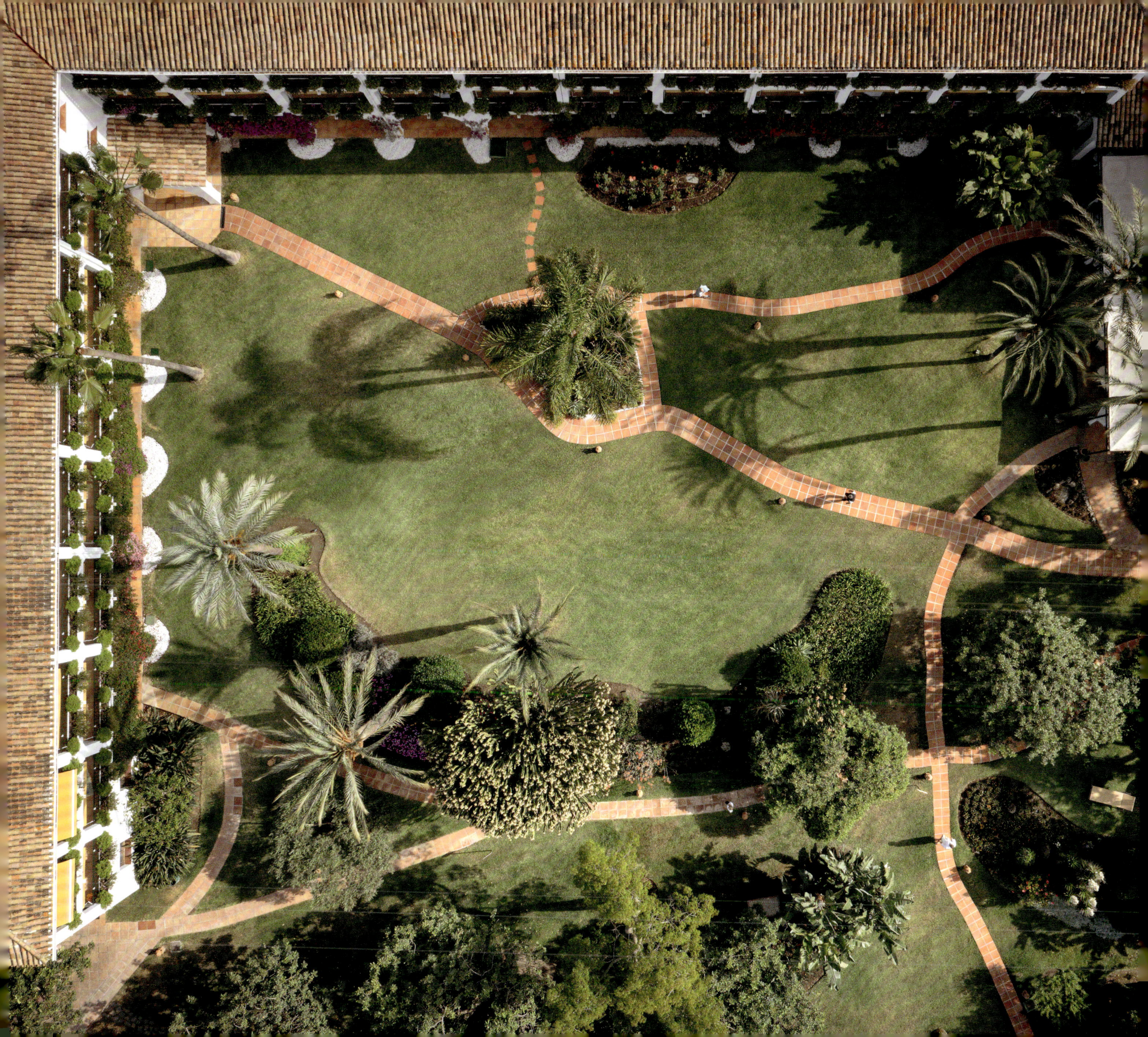

Ihre Vision war eine andalusische Fastenoase in Marbella, von Palmen und Oleander umsäumt, mit Blick auf das Mittelmeer. Die Liebe zu dieser Landschaft fasste Maria Buchinger Wilhelmi in einem Gedicht zusammen:

Andalusien.

Sonnenhunger, Süden, Sand,
Strohbedecktes, Strömung, Strand,
Lieblichkeit und laue Lüfte,
Bunte Farben, Blumendüfte.

Schmerz verschwindet (Schatten schaden) -
Losgelöst und leichtbeladen,
warme Winde, Wohligkeit,
Freude fühlen, Fröhlichkeit.

Dank und Demut deuten an
sie die Wirkung wohlgetan.
Kräfte kommen, kaum gekannt!
Sei gesegnet, süsses Land.

Man spürt förmlich, wie sie in Andalusien auflebte, neue Kräfte in sich erwachen fühlte. Das verlieh ihr den Elan, ein Projekt in Angriff zu nehmen, von dem ihr der gesunde Menschenverstand nur abraten konnte – in einer Kultur, die sie nicht kannte, unter Menschen, deren Sprache sie nicht beherrschte, in einem Land, in dem das Fasten vollkommen unbekannt war und das noch von einem Diktator beherrscht wurde.

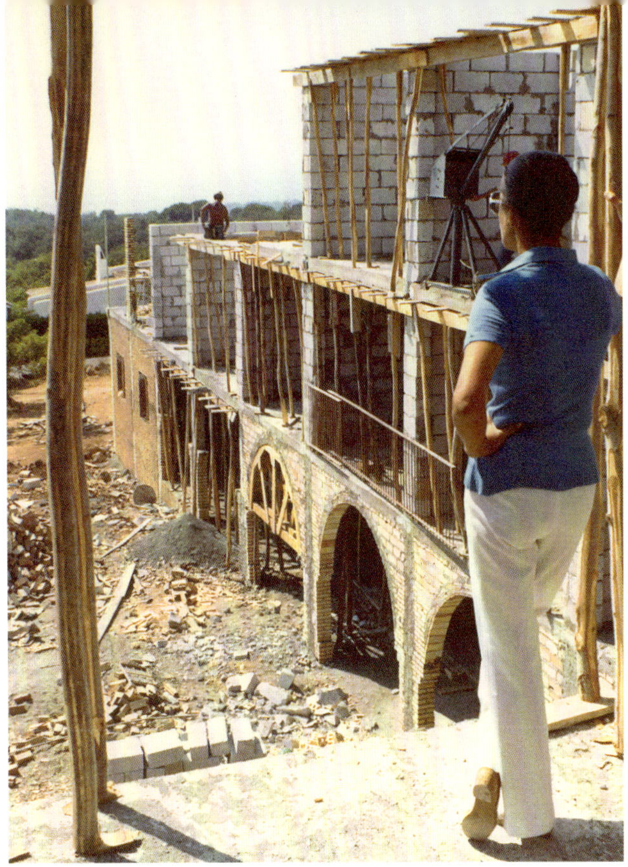

Maria Buchinger Wilhelmi hat auch beim Neubau der Klinik in Marbella den Überblick.

Überdies brauchte es Courage, wenn nicht einen Hauch Tollkühnheit, ausgerechnet dort eine Fastenklinik errichten zu wollen, wo man dem sogenannten »guten Leben« frönte. Seit Alfonso von Hohenlohe das kleine Dorf in den Fünfzigerjahren aus dem Dornröschenschlaf erweckt hatte, galt Marbella als »Place to be« für die Reichen und Schönen sowie für den europäischen Hochadel. Das Nachtleben war legendär, die Feierlust sprichwörtlich.

Mithilfe ihres Mannes, der nach wie vor die Managemententscheidungen traf, gelang es schließlich, Kredite zu beschaffen und ein Gebäude zu errichten, welches ihrer Vision entsprach. Von Zeit zu Zeit kam Helmut Wilhelmi zu Besuch. Doch bald schon wusste sie besser Bescheid, sprach außerdem Spanisch und hatte wesentlichen Einfluss auf die bauliche Gestaltung. Was entstand, war eine lichtdurchflutete Architektur, geprägt von natürlichen Materialien und Farben, die sich harmonisch in die mediterrane Landschaft einfügten. Ein Ort zum Aufatmen, umgeben von einem liebevoll angelegten Garten mit einem großen Pool.

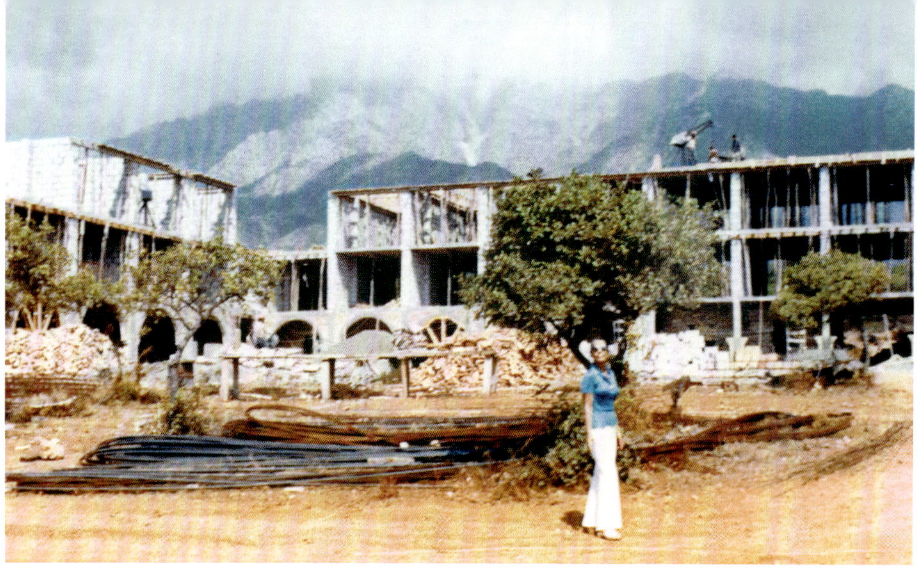

Das Klinikgebäude in Marbella nimmt langsam Gestalt an.

Als Nächstes mussten qualifizierte Mitarbeiter gefunden werden. Um das Konzept zu bewahren, wurden leitende Mitarbeiter wie Ärzte, Schwestern und Therapeuten in Überlingen ausgebildet, mit allen fachlichen und menschlichen Qualitäten, die zum Buchinger Geist gehörten. Ob jemals genügend Gäste kommen würden, stand allerdings in den Sternen, als die Klinik am 7. September 1973 ihre Pforten öffnete. Mehr noch, zu diesem Zeitpunkt standen die Sterne ausgesprochen ungünstig. Soeben erschütterte die Ölkrise Europa, gefolgt von Fahrverboten und einem dramatischen wirtschaftlichen Abschwung.

Mit dem Anstieg der Energiepreise kam auch der Tourismus zum Erliegen, was die Etablierung einer Fastenklinik unter südlicher Sonne in Frage stellte. Die Eröffnung im Monat der Ölkrise setzte Maria Buchinger Wilhelmi gesundheitlich derart stark zu, dass ihr Sohn Raimund als Unterstützung herbeigerufen wurde. Der junge Jurist war fasziniert von der Vielfältigkeit der Aufgaben in einer Fastenklinik. Gemeinsam mit den Eltern fiel nach einem halben Jahr die Entscheidung, als Familienunternehmen die Kinder künftig in die Führung der Klinik einzubinden.

Wie kaum anders zu erwarten, war es anfangs recht schwierig, das Heilfasten, wie es die Deutschen begriffen, mit der spanischen Kultur zu vereinbaren. Eine amüsante Anekdote belegt diesen »Clash of Civilizations«: Als sich zwei Gäste nachts auf den Parkplatz geschlichen hatten, um verbotenerweise im Auto zu rauchen, tauchte plötzlich ein Polizeihubschrauber über dem Wagen auf. Getrieben vom schlechten Gewissen, nahmen sie allen Ernstes an, die resolute deutsche Klinikchefin überwache ihre Hausregeln sogar aus der Luft. Erst später stellte sich heraus, dass der Hubschrauber auf Verbrecherjagd gewesen war.

Doch auch Gäste aus anderen Ländern hatten gewisse Startschwierigkeiten. Die vielen mondänen Nightclubs, in denen es erst ab Mitternacht so richtig losging, lockten so manchen aus Nord- und Südeuropa an, der mit Marbella eher Feiern als Fasten assoziierte. Nicht jeder konnte den Versuchungen nächtlicher Exkursionen widerstehen, zumal die Klinikpforte länger geöffnet blieb als in der deutschen Dependance.

Solche Kapriolen waren glücklicherweise bald vergessen. Allen Unkenrufen zum Trotz entwickelte sich die Clínica Buchinger in den nächsten Jahren zu einem neuen Zentrum des Buchinger Heilfastens. Internationale Prominenz gab sich die Klinke in die Hand: Schriftsteller wie Heinrich Böll, Max Frisch und Mario Vargas Llosa, Filmstars wie Carmen Sevilla und Sean Connery, dazu Musiker wie Shirley Bassey, Brian Ferry oder Die Toten Hosen. Sie alle wurden zu Multiplikatoren, die weitere illustre Gäste anzogen.

Interessant, ja faszinierend, ist das Publikum nach wie vor. Und oft überraschend. Wer würde schon erwarten, einen ehemaligen österreichischen Bundeskanzler, einen Düsseldorfer Galeristen oder einen französischen Drei-Sterne-Koch in einer Fastenklinik anzutreffen? Doch gerade die Kreativen wissen zu schätzen, wie inspirierend eine Heilfastenkur wirkt. Durch den Druck auf die Reset-Taste wird der Geist frei, und neue Ideen sprudeln, wo vorher möglicherweise Blockaden im Weg waren.

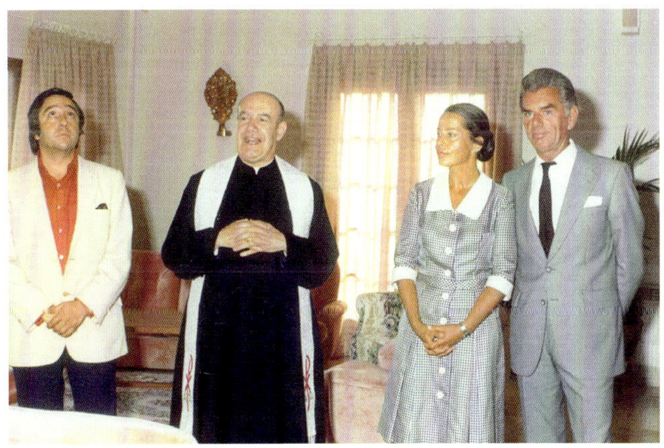

Es ist geschafft: Der Architekt wendet den Blick nach oben, der örtliche Priester gibt seinen Segen, das Ehepaar Wilhelmi ist glücklich und stolz.

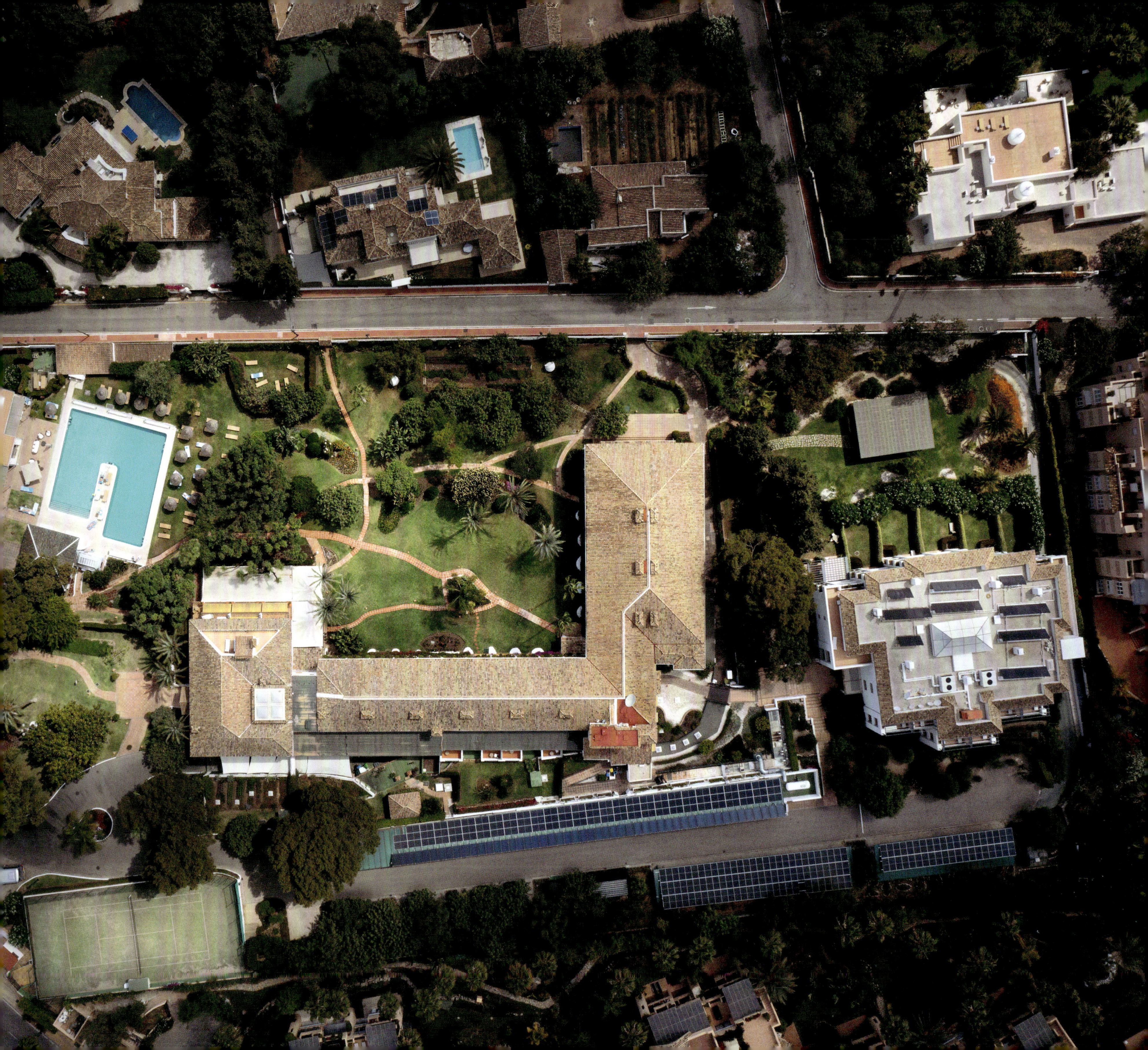

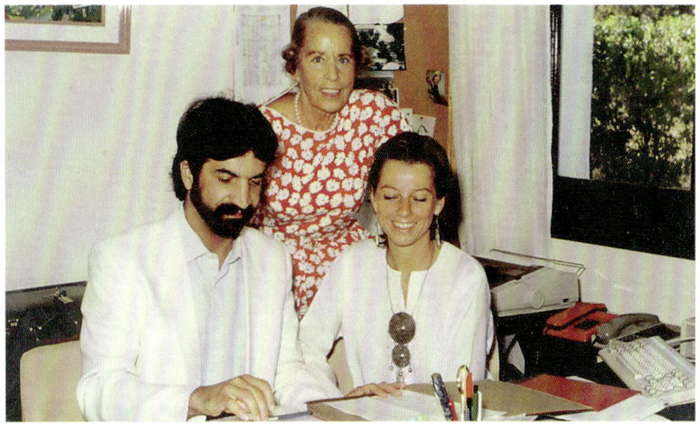

1982 erhielt Maria Buchinger Unterstützung in Marbella: Claus und Jutta Rohrer übernahmen Führungsaufgaben.

Zu einem wichtigen Testimonial für die Heilfastenklinik in Marbella wurde der peruanische Schriftsteller und Literatur-Nobelpreisträger Mario Vargas Llosa. Seit er die Klinik entdeckt hat, kommt er jedes Jahr und schwärmt: »Mir hilft es zu wissen, dass es dort in Marbella ein Haus gibt, in das wir früher oder später einkehren können und wo wir den Optimismus zurückgewinnen und jenen wunderbaren inneren Frieden, der so schwer zu erreichen ist im täglichen Leben.« Sein Resümee: »Man geht in einen Zustand, den Angehörige religiöser Gemeinschaften vielleicht als ›mystische Trance‹ bezeichnen würden, und Laien als ›extrem klares Bewusstsein und hohe geistige Kreativität‹.«

Nach und nach entdeckten auch die Spanier das Heilfasten. Anknüpfen konnten sie an das Konzept der sogenannten Noretiros, traditionelle Auszeiten, die man in klösterlicher Abgeschiedenheit und mit genügsamem Essen verbrachte. In der Buchinger Klinik fanden sie nun ein modifiziertes Prozedere vor, das anfangs vielleicht gewöhnungsbedürftig, aber langfristig überzeugend war. Langsam erschienen auch in spanischen Zeitungen Artikel, die das Heilfasten nach Buchinger positiv darstellten. Heute bilden Spanier die größte Gruppe in der Nationalitätenstatistik – ein Resultat der unermüdlichen Aufbauarbeit Maria Buchinger Wilhelmis und ihres engagierten Teams.

Ein weiteres Geheimnis des frühen Erfolgs war ihre bereits in Überlingen erprobte Gabe, eine familiäre Atmosphäre zu kreieren. Sie empfand sich als integrative Gastgeberin, sodass die kulturellen Unterschiede des immer internationaleren Publikums keine Rolle spielten. Mit ihrem natürlichen Charme verstand sie es auch in Marbella, eine Gemeinschaft zu formen. Das betraf ebenfalls ihre Mitarbeiter. Viele erinnern sich, dass sie jeden einzelnen im Blick hatte, alle Sorgen und Nöte kannte, sich mit mütterlicher Sorgfalt um wirklich jeden kümmerte.

In Erinnerung geblieben ist insbesondere ihr umwerfender Humor. Legendär wurden die Witze-Abende, zu denen zunächst die Mitarbeiter, später auch Gäste Beiträge lieferten. Maria Buchinger Wilhelmi nannte es die »Humor-Therapie«. So viel Leichtigkeit und gute Laune verblüfften viele, die ein mönchisches Fluidum erwartet hatten. Aber für sie bedeutete die Kur keineswegs, Trübsal zu blasen. »Ist unser Job nicht wunderbar?«, sagte sie einmal. »Wir machen Menschen glücklich!«

Nachdem sie die Aufbaujahre gemeistert hatte, übersiedelten 1982 ihre Tochter Jutta und deren Mann Claus Rohrer an die Costa del Sol. Maike Wilhelmi blieb derweil in Überlingen, wo sie erst als Gymnastiklehrerin, später dann als Rezeptionistin und schließlich als personalführende Hausdame arbeitete. In Spanien teilten sich nun Jutta Wilhelmi, Claus Rohrer und Maria Buchinger Wilhelmi die Leitung der Klinik. Zunächst machten Tochter und Schwiegersohn allerdings Bekanntschaft mit dem sehr speziellen Setting Marbellas, Nebenwirkungen prominenter Gäste inklusive. Wenn etwa die Reederei-Erbin Christina Onassis in der Klinik kurte, kletterten die Paparazzi schon mal aufs Nebendach, um Fotos zu schießen. Dann hieß es, auf diplomatische Weise die Privatsphäre zu schützen.

Besonders positiv fiel Jutta und Claus Rohrer die ungewöhnlich herzliche Atmosphäre in der Clínica Marbella auf. »Was ich immer wieder beobachtet habe im Laufe der Jahre«, so erzählt es Claus Rohrer, »war das Lächeln der Mitarbeiter, das wirklich von Herzen kam. Also nicht dieses professionelle Lächeln – kurz den Mund verziehen, und dann wieder Mundwinkel nach unten – sondern echte Offenheit und Freundlichkeit.« Wenn es noch eines Beweises bedurfte, dass der berühmte Buchinger Geist auch in Marbella herrschte, hier war er.

Mit den Jahren konnten Jutta und Claus Rohrer die allseits verehrte »Doña Maria« immer stärker entlasten, sodass sie sich allmählich aus dem Tagesgeschäft zurückzog und vermehrt ihren privaten Interessen nachging. Unter anderem richtete sie in ihrem Wohnhaus ein Malatelier ein, las viel und besuchte regelmäßig Yoga-Stunden, die sie teilweise selbst anleitete. Täglich spielte sie Klavier und ging mit ihrem geliebten Hund am Strand spazieren – »ein Leben ohne Hunde ist ein Hundeleben«, merkte sie dazu an. Auch mit Vorträgen über ihren Vater bereicherte sie das Klinikleben.

»Wichtig ist mir die Liebe zum Nächsten,
denn es kommt nichts zurück,
was man nicht vorher gegeben hat.«

MARIA BUCHINGER WILHELMI

Die Familie gratuliert der neunzigjährigen Mutter und Großmutter zum Geburtstag: (von links) Victor Wilhelmi, Leonard Wilhelmi, Dr. Françoise Wilhelmi de Toledo, Maike Wilhelmi, die Jubilarin Maria Buchinger Wilhelmi, Raimund Wilhelmi, Claus Rohrer, Jutta Rohrer, Katharina Rohrer, Nico Rohrer und Johanna Rohrer.

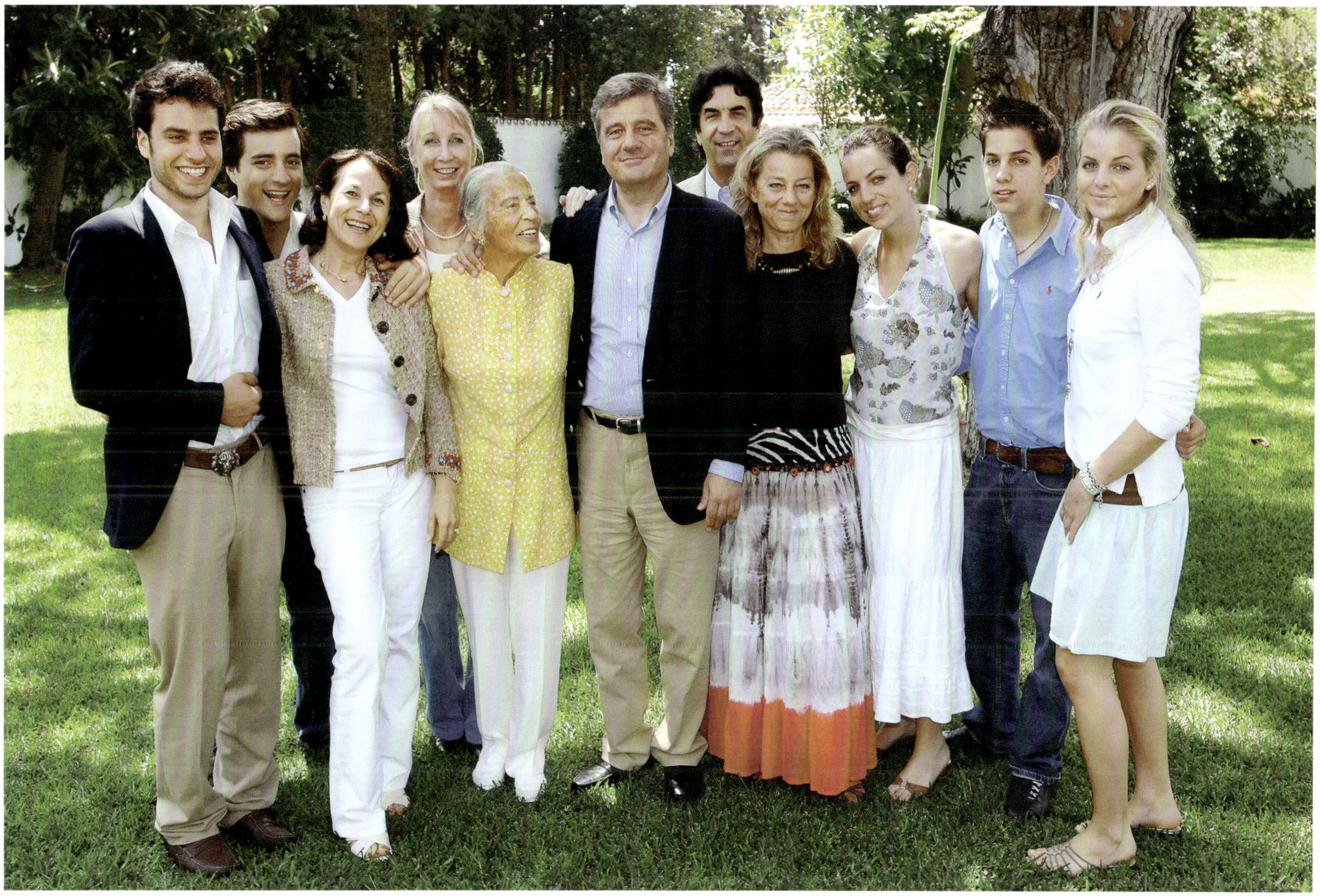

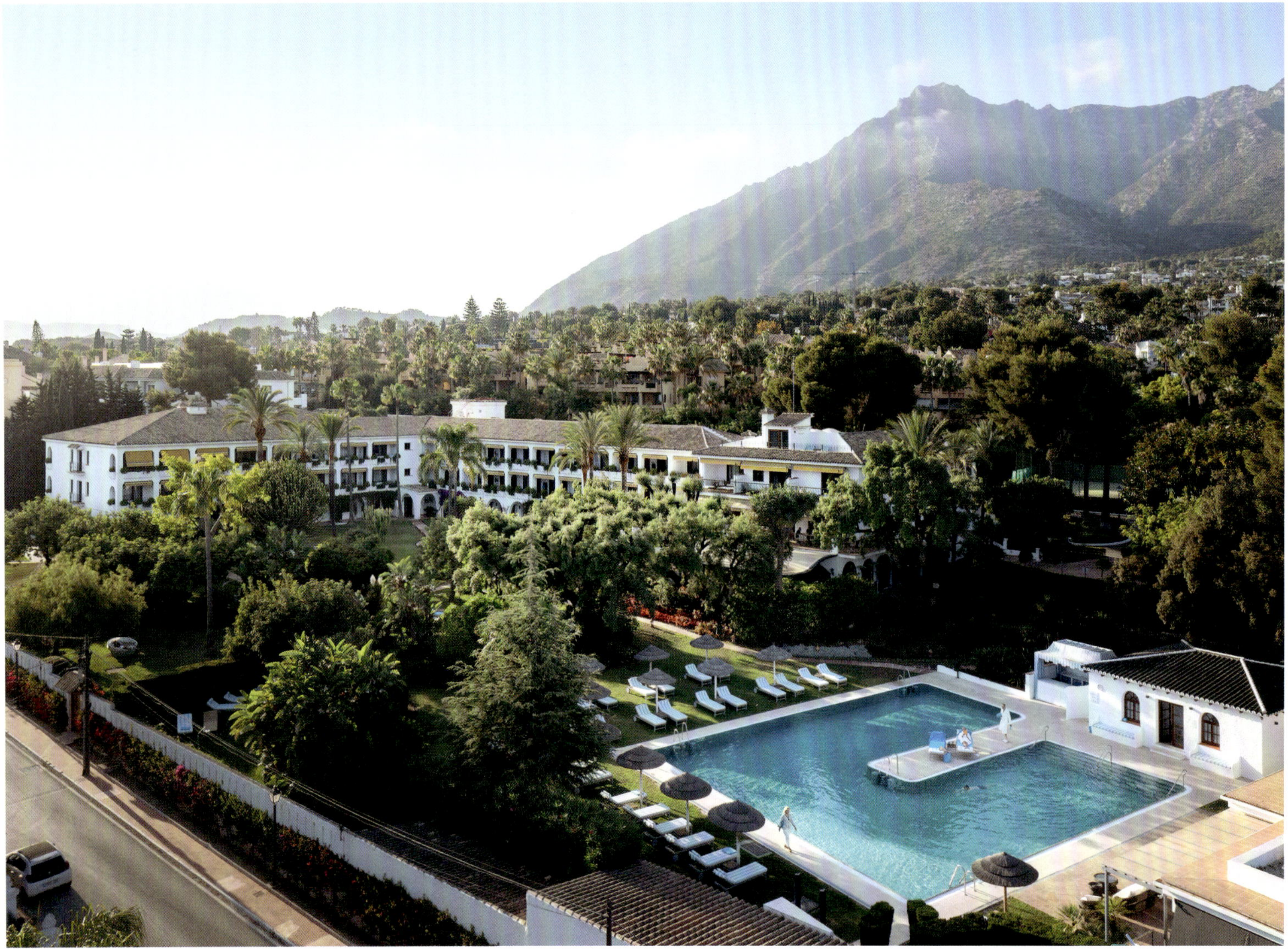

Die Marbellaner Klinik liegt in einem Villenviertel. Im Hintergrund der Hausberg »La Concha«.

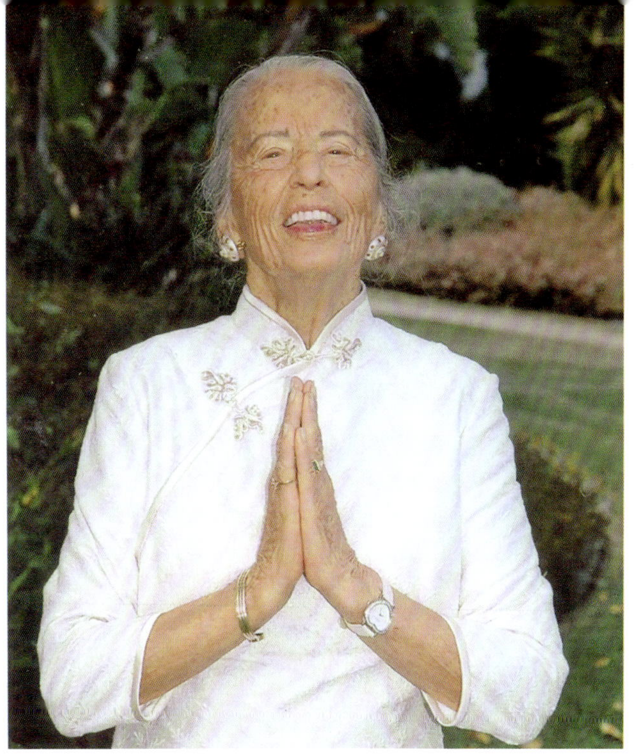

Maria Buchinger Wilhelmi,
die »Grande Dame« des Fastens.

Aus Anlass ihres neunzigsten Geburtstags richteten ihr die Kinder, Enkel, Neffen und zahlreiche Freunde einen großen Empfang aus. Er fand auf ihrer Terrasse statt, wohin sie die Mitarbeitenden eingeladen hatte. Es wurde ein rauschendes Fest mit zwei Gitarristen, die die Gäste zu fröhlichen Flamenco Tänzen animierten.

Inzwischen verehrte man Maria Buchinger Wilhelmi weltweit als »Grande Dame des Heilfastens«, und auch die Spanier zollten ihr hohen Respekt für ihre Verdienste. Zwei Jahre später wurde ihre Arbeit vom ortsansässigen Zentrum für touristische Initiativen mit dem Preis »Beste Unternehmerin des Jahres« ausgezeichnet. Bereits einige Jahre zuvor hatte der deutsche Bundespräsident ihre Verdienste mit dem Bundesverdienstkreuz gewürdigt.

Solche Ehrungen freuten sie, dennoch bewahrte sie sich eine gewisse Demut. »Ich habe mich nicht selbst erschaffen«, schrieb sie an ihrem neunzigsten Geburtstag. »Ich bin dem Schicksal unendlich dankbar für die Gaben, die es mir geschenkt hat.« Und diese Gaben wusste sie zu nutzen, auf altruistische Weise. »Wichtig ist mir die Liebe zum Nächsten«, bekannte sie an anderer Stelle, »denn es kommt nichts zurück, was man nicht vorher gegeben hat.«

Erst die Fähigkeit
zu reflektieren,
macht das Menschsein aus.

BEWUSSTSEIN

Sich selbst in den Fokus nehmen,

im Einklang mit den eigenen Bedürfnissen leben, bewusst den Weg der Gesundheit wählen – das ist der langfristige Gewinn einer Heilfastenkur bei Buchinger Wilhelmi. Aber warum bleibt uns, was so erstrebenswert klingt, im Alltag meist verwehrt? Gute Vorsätze haben wir alle: gesünder essen, ausreichend schlafen, Mußestunden einplanen. Geht es allerdings um die tagtägliche Verwirklichung, geraten wir rasch an Grenzen, manchmal sogar über die Grenzen der Belastbarkeit hinaus.

Diese Problematik betrifft interessanterweise vermehrt erfolgreiche Menschen. Obwohl man gerade ihnen zutrauen würde, dass sie ihr Leben mühelos in den Griff bekommen, ist oft das genaue Gegenteil der Fall.

»Unter unseren Gästen sind viele Leistungsträger: Unternehmer, Selbstständige und Politiker«, erzählt Raimund Wilhelmi. »Manchmal, wenn wir ausgebucht sind, rufen sie mich an, sie seien so fix und fertig und müssten unbedingt morgen kommen, Zimmer sei egal, Besenkammer reiche.«

Woran also hapert es? Am Intellekt sicher nicht, ebenso wenig an Entschlusskraft. Wer beruflich Verantwortung trägt, vielleicht sogar große Unternehmen lenkt, wird beides in ausreichendem Maße zur Verfügung haben. Dennoch klafft offenbar eine Lücke zwischen besserem Wissen und ungesunder Lebensweise, die nicht aus eigener Kraft geschlossen werden kann. Man spürt, dass es so nicht weitergehen kann – und macht dennoch genauso weiter. Auf den Punkt gebracht, stehen sich richtiges Bewusstsein und destruktiver Lebensstil diametral gegenüber.

Das mag verwundern. Immerhin gehört, was wir unter dem Begriff des Bewusstseins subsumieren, zu den grundlegenden Voraussetzungen unserer Identität. Wie wir uns selbst und unser Umfeld auf der Bühne des inneren Erlebens wahrnehmen, prägt unser Verhalten, unsere Entscheidungen, ja unsere gesamte Lebensweise. Erst die Fähigkeit zu reflektieren, macht das Menschsein aus.

Allerdings gibt es einen mächtigen Gegenspieler der rationalen Reflexion: das Unterbewusstsein. Hier werden etwa achtzig Prozent unserer Erfahrungen verarbeitet und gespeichert. Aus dem Unterbewusstsein speisen sich daher auch viele unserer Entscheidungen. Das kann hilfreich sein, wenn wir intuitiv, mit dem berühmten »Bauchgefühl« agieren. Andererseits lauern hier die Motive für Verhaltensweisen, die der Verstand längst als falsch erkannt hat.

Der Pavillon vor der Villa Maria in Marbella
bietet Raum für die
verschiedensten Outdoor-Aktivitäten.

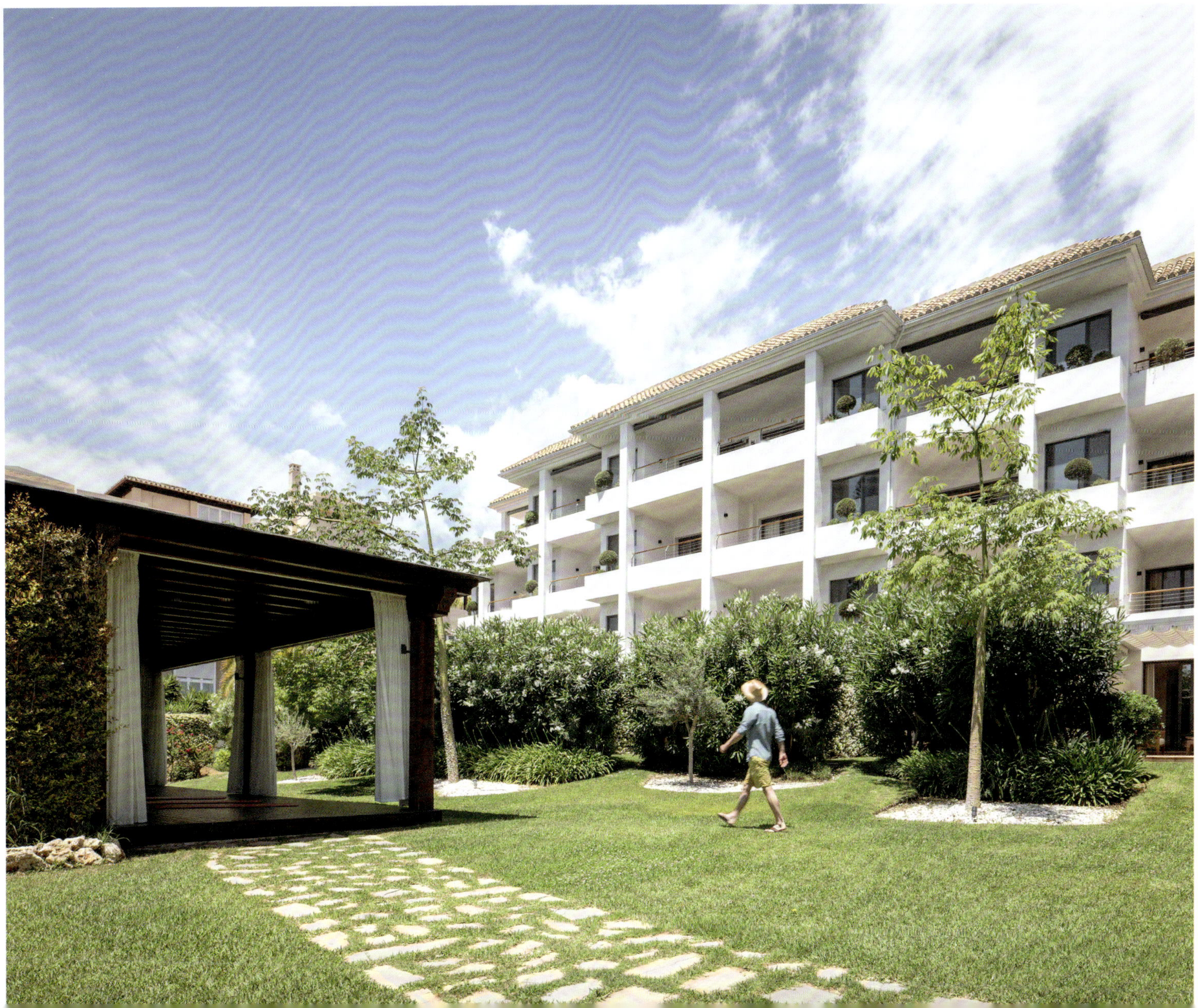

Ein Paradebeispiel für dieses Paradoxon ist unser Verhältnis zum Essen. Wohl jeder weiß heute, dass eine vollwertige kalorienreduzierte Ernährung unerlässlich für einen gesunden Körper ist. Wir könnten uns also ohne Weiteres maßvoll und ausgewogen ernähren – wenn uns nicht das Unterbewusstsein permanent Streiche spielen würde. Es flüstert uns ein, dass Essen glücklich macht, weil wir schon im Kleinkindalter gelernt haben, Nahrungsaufnahme mit emotionaler Zuwendung zu verbinden. Je mehr, desto glücklicher, folgert das Unterbewusstsein, und verleitet uns zum ungehemmten Essen. Wider besseres Wissen, wohlgemerkt.

Ein anderes Beispiel ist das Rauchen. Man muss kein Mediziner sein, um die schädlichen Auswirkungen von Zigaretten zu verstehen. Dass viele dennoch rauchen, beruht auf dem manipulativen Charakter des Unterbewusstseins: Es reagiert auf Reize, die es irgendwann mit positiven Assoziationen wie Entspannung oder Belohnung verknüpft hat. Damit setzt es sich nur zu oft gegen den Verstand durch, der sehr wohl weiß, dass jede Zigarette toxisch wirkt.

Die Rezeption und Lobby in Marbella.

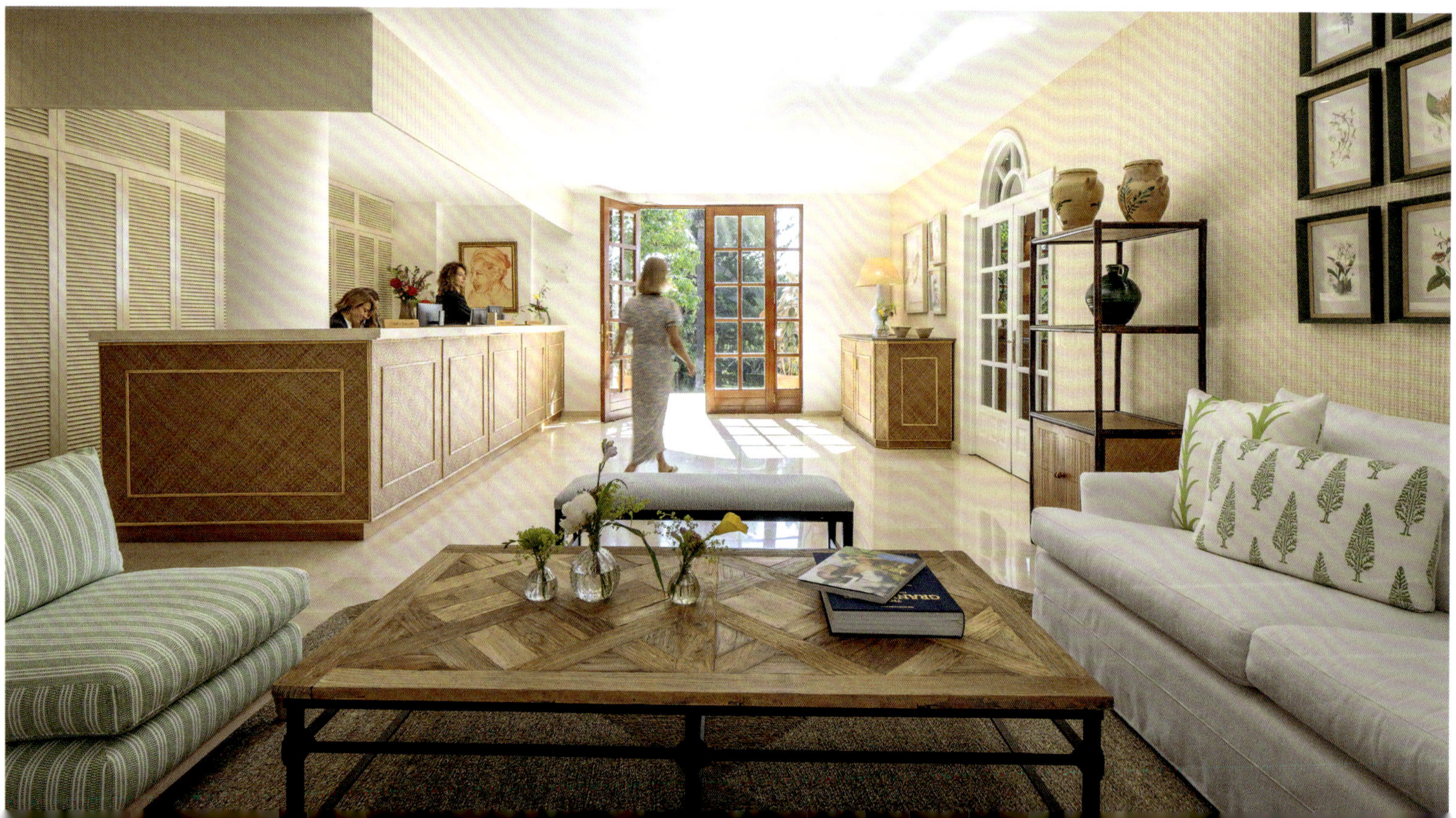

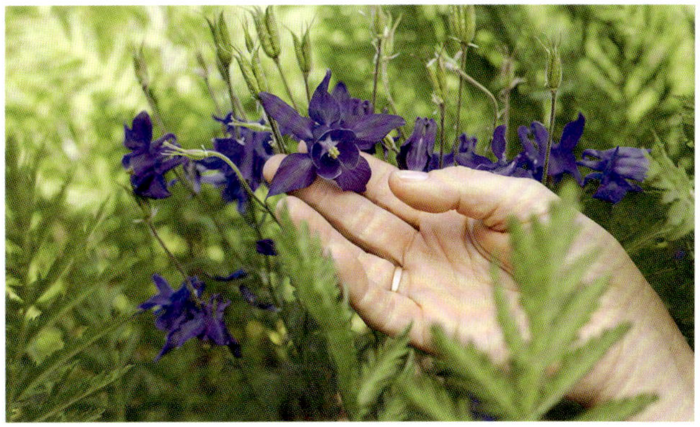

Fasten schärft den Blick für die Details. So wird das Erleben der Klinikgärten zum immer neuen, intensiven Erlebnis.

Auch ist uns durchaus bewusst, was zu viel Zucker im Organismus anrichtet. Theoretisch jedenfalls. Reiner Zucker schwächt die Darmflora und damit auch das Immunsystem, lässt die Haut schneller altern und wird bei einem Überangebot in Fettdepots umgewandelt. Erschwerend kommt hinzu, dass Zucker Suchtsymptome auslöst, da er den Insulinspiegel kurzfristig in die Höhe schießen und dann wieder abrupt sinken lässt, sodass man nach Nachschub giert.

Doch neben dem faktischen körperlichen Verlangen, das beim Griff nach Nikotin, Koffein, Alkohol oder Zucker vorliegt, sind es vor allem unbewusste Automatismen, die uns immer wieder verführen. Eine wesentliche Facette der Heilfastenkur ist es deshalb, nicht nur das Bewusstsein im spirituellen Sinne zu öffnen, sondern auch die Gründe für den Hang zu falscher Ernährung und sogenannten Genussgiften ins Bewusstsein zu bringen.

Das heißt zunächst einmal Entzug. Leicht fällt es natürlich nicht, auf den morgendlichen Kaffee oder die lieb gewonnene Zigarette zu verzichten. Auch die Entwöhnung von Zucker ist oft schwieriger als erwartet. Weil wir eben unbewusst zum Espresso, zur Zigarettenpackung oder zur Schokolade greifen, wenn wir uns abgespannt fühlen oder eine gewisse emotionale Leere füllen möchten. Doch durch das Fasten ändert sich etwas Grundsätzliches: Es führt uns vor Augen, dass wir keine künstlichen Vehikel für unser Wohlbefinden brauchen – weder Kaffee, Alkohol, Zigaretten noch Süßigkeiten, weder Smartphone, Laptop noch andere elektronische Kommunikationsmittel, die ebenfalls suchtartige Symptome hervorrufen können.

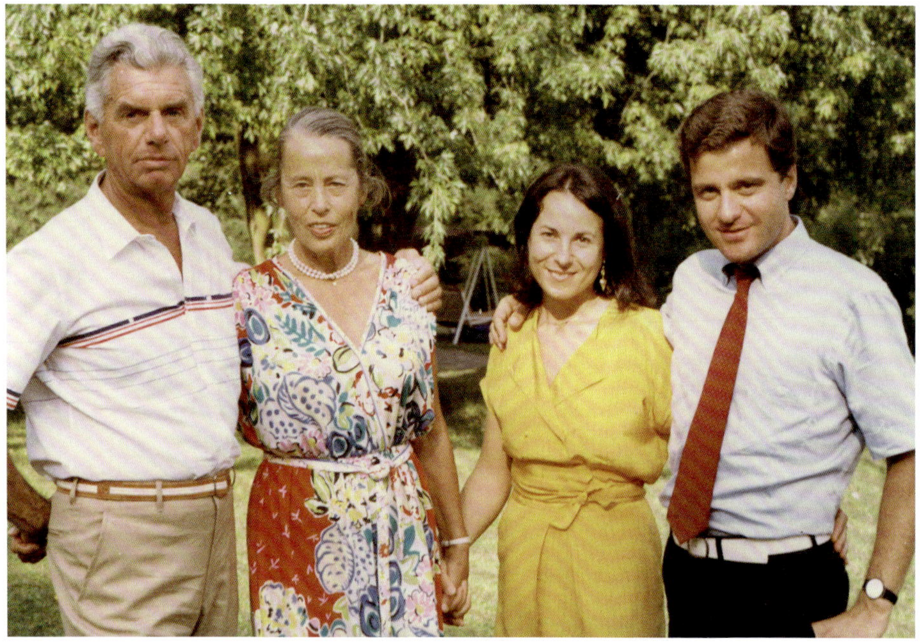

**Die zweite und dritte Generation:
links Helmut Wilhelmi und Maria Buchinger Wilhelmi,
rechts Dr. Françoise Wilhelmi de Toledo und Raimund Wilhelmi.**

Vom Digital Detox bis zum Nikotinverzicht ist Entgiftung daher ein ganzheitlicher Prozess während des Heilfastens. Das Telefonieren – laut, im Bus, im Restaurant, ohne Rücksicht auf andere – hat sich zu einem Äquivalent des Rauchens entwickelt, und analog zum unkontrollierten Essen gibt es inzwischen eine Dynamik der digitalen Über-Ernährung: die kontinuierliche mentale Aktivität, das ›Sich-Füllen‹ mit Informationen, Daten und Emotionen, zu denen man über das Smartphone einen permanenten Zugang hat.

Beim Heilfasten werden gewissermaßen alle Zeiger auf null gestellt. Dadurch entfallen auch die toxischen Signale des Unterbewusstseins, die nach Kompensation von Unlustgefühlen verlangen. Plötzlich entsteht der Drang zum Gesunden: nach frischer Luft und Bewegung, nach der Beschäftigung mit geistig aufbauenden und spirituellen Themen. Das ist der Grund, warum Dr. Otto Buchinger die Lektüre erhabener Literatur so wichtig war.

Im Idealfall siegt am Ende das Bewusstsein über die Verführung durch unbewusste Kompensationsmuster. Vorher muss allerdings so manche emotionale Achterbahn durchgestanden werden. Sind beispielsweise Selbstzweifel, Überforderung oder Einsamkeit der Grund für autodestruktive Angewohnheiten, lösen solche Aha-Erlebnisse starke Gefühle aus. Das weiß auch Raimund Wilhelmi: »Wenn man dann allein in seinem Zimmer sitzt, plötzlich viel Zeit, aber keine Ablenkungshilfe durch Stress, Smartphone und Genussgifte hat, wird einem oft seine wirkliche Lebenssituation bewusst. Da können schon mal die Tränen fließen. Aber jetzt ist auch die Gelegenheit, mit einem Arzt oder Therapeuten das bisher Verdrängte aufzuarbeiten und Strategien für einen Neuanfang zu entwickeln.«

Auf der Basis dieser Erkenntnis führte er zukunftsweisende Neuerungen ein, als er 1985 die Leitung von Buchinger Wilhelmi übernahm. Der Generationswechsel hatte sich bereits 1978 angekündigt. Nachdem Helmut Wilhelmi nach einem Tennismatch in der mittäglichen Augusthitze einen Herzinfarkt erlitten hatte, kehrte Raimund Wilhelmi aus New York, wo er Psychologie studiert hatte, zurück nach Deutschland, um seinen Vater zu unterstützen und zu entlasten.

In den nächsten sechs Jahren bildete Helmut Wilhelmi seinen Sohn persönlich für die Nachfolge aus. Dabei durchlief Raimund Wilhelmi alle Abteilungen: Rezeption, Gästebetreuung, Marketing, Buchhaltung. Außerdem nahm er an sämtlichen Aktivitäten teil, vom Autogenen Training bis zum kulturellen Begleitprogramm. Ganz traditionell lernte er »von der Pike auf«, sodass er sich mit allen Abläufen und Details des Klinikbetriebs vertraut machen konnte.

Während dieser Phase sollte es zu einer schicksalhaften Begegnung kommen. Im Herbst 1980 reiste eine angehende Ärztin aus Genf zur Heilfastenkur an, Françoise de Toledo. Die blitzgescheite attraktive Frau, die viele Fragen zum Fasten stellte, faszinierte Raimund Wilhelmi. Als sie 1981 nach bestandenem Examen eine Urlaubsvertretung in Überlingen annahm, verliebten sich die beiden. Kein Strohfeuer, es war die große Liebe. Nachdem Dr. Françoise de Toledo eine Anästhesie-Ausbildung in Lausanne und Münsterlingen absolviert hatte, heirateten die beiden im Sommer 1982. »Uns war schnell klar, dass wir uns ›lange gesucht und endlich wiedergefunden hatten‹, wie wir auf unserer Heiratsanzeige schrieben«, erinnert sich Dr. Françoise Wilhelmi de Toledo. »Wir empfanden unsere Begegnung als eine Fügung.«

Bereits drei Jahre später wartete eine große Herausforderung auf das junge Paar: Viel zu früh starb Helmut Wilhelmi, sodass sein Sohn Raimund 1985 die Leitung der Überlinger Klinik übernahm und Präsident des Verwaltungsrats der Klinik in Marbella wurde. Eine neue Ära des Familienunternehmens begann. Helmut Wilhelmi, jahrzehntelang der bestimmende Geist der Kliniken in Überlingen und Marbella, hatte stets die wesentlichen strategischen und personalpolitischen Entscheidungen getroffen, die letztlich auch politische Entscheidungen gewesen waren. Die große Aufgabe bestand nun darin, die Kliniken nach und nach zu modernisieren und das Heilfastenkonzept an die aktuellen wissenschaftlichen Erkenntnisse anzupassen.

Rasch zeigte sich, dass mit Raimund Wilhelmi und seiner Frau Françoise ein echtes Power Couple die Verantwortung übernommen hatte, das unverwechselbare neue Akzente setzte. Die Aufbruchstimmung jener Jahre war vom Spirit ihrer Generation beflügelt, die durch die Sozialisierung in zeittypischen Milieus wie der Studentenbewegung ein neues ganzheitliches Menschenbild zum Ausgangspunkt ihres medizinischen Konzepts machte. Für das junge Ehepaar Wilhelmi war jener Zusammenhang von Körper, Seele und Geist evident, den schon Dr. Otto Buchinger immer wieder betont hatte. Gerade Françoise war überzeugte Anhängerin der Fastentherapie. Darüber hinaus favorisierte sie naturheilkundliche Behandlungen sowie alternativ- und komplementärmedizinische Therapien.

Zusammen mit Raimund und Françoise Wilhelmi nahmen weitere junge Mitarbeiter ihre Arbeit in der Klinik auf, die sich ebenfalls zur Achtundsechziger-Generation zählten und neue Ideen in die Bereiche Medizin, Physiotherapie, Fitness, Yoga und Pflege einbrachten. Am deutlichsten war der Wandel bei den Ärztinnen und Ärzten spürbar. Sie hatten die klinischen Stationen einer traditionellen Ausbildung durchlaufen und waren frustriert von der Medizin in herkömmlichen Krankenhäusern. Dort konnten sie gesundheitliche Schäden allenfalls notdürftig mit pharmakologischen und chirurgischen Maßnahmen beheben – aber nicht heilen. Statt der veralteten »Reparaturmedizin« zu dienen, wollten sie jetzt präventiv die Gesundheit ihrer Patienten stabilisieren.

In Überlingen bot sich ihnen die Möglichkeit, mithilfe der stärksten aller Therapien, von Dr. Otto Buchinger »Operation ohne Messer« genannt, tätig zu werden: dem Heilfasten. Auch die Offenheit der neuen Klinikleitung für Naturheilverfahren, psychosomatische Medizin und Therapieverfahren anderer Kulturkreise war attraktiv für diese Ärztegeneration, beinhaltete das integrative Modell doch die Chance, bisher nicht heilbare Krankheitszustände ohne Nebenwirkungen zu therapieren und oft – wie durch ein Wunder – sogar zu heilen.

Ein wesentlicher Gesichtspunkt war außerdem die ganzheitliche Perspektive, die sie bei Raimund und Françoise Wilhelmi vorfanden. Raimund Wilhelmi hatte nach seinem Jurastudium in Berlin und Hamburg Psychologie an der New School in New York studiert. Da er überdies ausgebildeter Gesprächstherapeut war, empfand er die logische Notwendigkeit, auch den Fastenpatienten die Möglichkeit der Psychotherapie anzubieten.

Dafür stellte er nicht nur einen Diplompsychologen ein, was damals noch völlig neu in einer Kurklinik war; auch für die neue Ärztegeneration stand fest, dass sie sich psychotherapeutisch weiterbilden mussten, was weder in Universitäten noch Kliniken zum Standard gehörte. Raimund Wilhelmi unterstützte sie dabei, sodass die drei federführenden Ärzte der folgenden Jahre, teils noch unter Dr. Fahrner als Chefarzt, Zusatzausbildungen als Psychotherapeuten absolvierten: Dr. Christian Kuhn, der sich insbesondere mit dem tibetischen Buddhismus beschäftigt hatte, Dr. Gerold Platzer, ein Experte für chinesische Medizin und Akupunktur, die er sehr erfolgreich bei den Patienten einsetzte, und Dr. Rainer Friebe, ein Spezialist für Meditationstechniken. Auch die anderen Ärztinnen und Ärzte brachten sich begeistert in das neue Team ein.

Villa Maria, das 5-Sterne-Haus in Marbella.

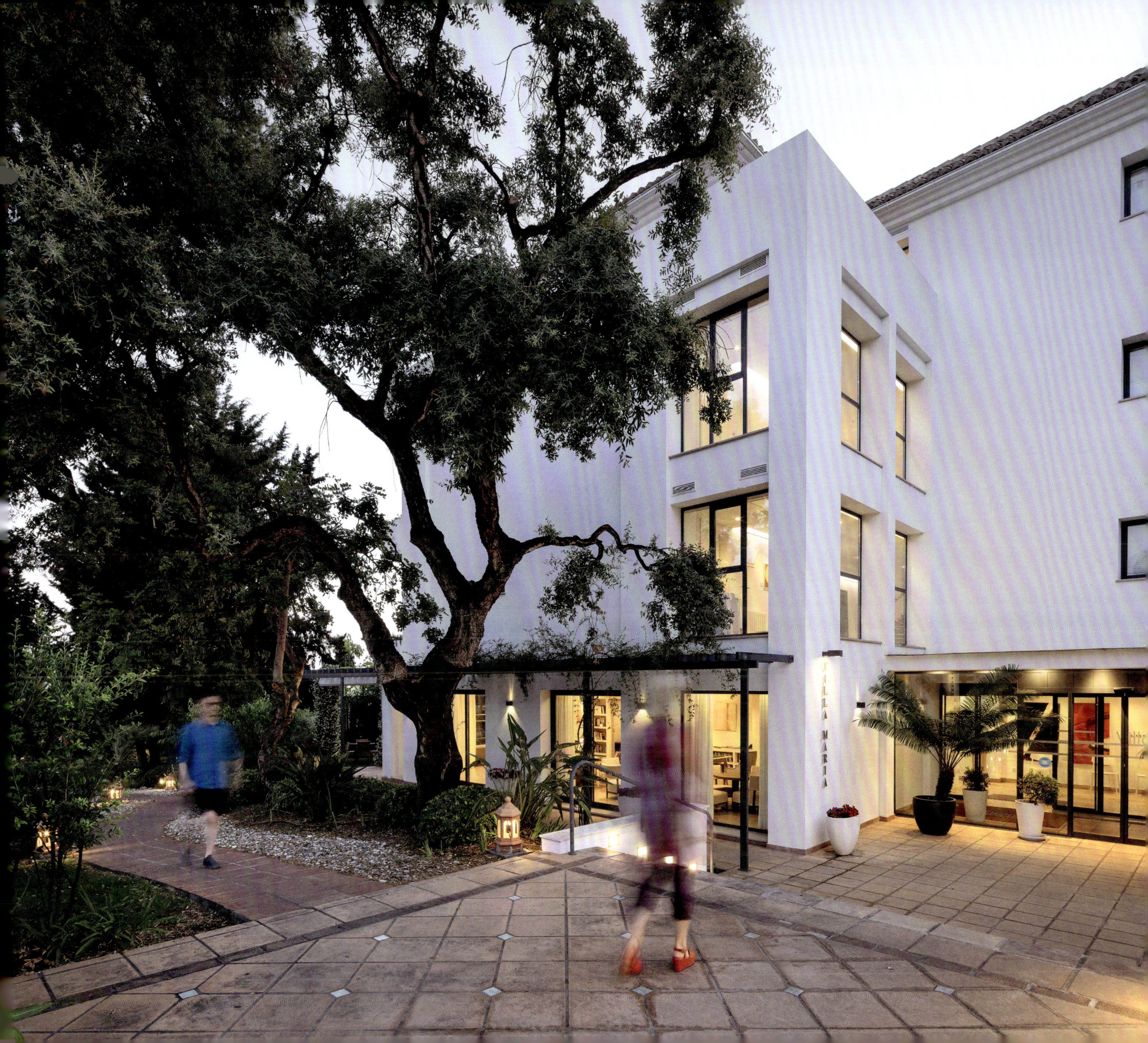
VILLA MARIA

Der gemeinsam erarbeitete Ansatz definierte die Heilfastenkur nun als komplexen Prozess, in dem sich der Arzt stark engagierte und viel verbale Überzeugungsarbeit leistete, wobei auch sehr persönliche, intime Lebensumstände mit in den Heilungsprozess einbezogen wurden. Psychosomatische Fragestellungen waren kein Tabu mehr. Für die Anamnese wurden sie ein Muss, in der Therapie eine Aufgabe. Dadurch wurde der Arzt durchaus zum Teil der Therapie. Er war rundum gefordert und nicht mehr nur der »Pillenverschreiber«.

In den Sprechstunden ging es oft um Essstörungen wie Magersucht und Bulimie. In jener Zeit wurden diese Themen auch in den einschlägigen medizinischen Publikationen diskutiert, meist mit dem kritischen Einwand, dass Fasten solche Störungen eher verstärke als heile. Deshalb einigte man sich darauf, Menschen mit Essverhaltensstörungen nur dann als Fastenpatienten aufzunehmen, wenn sie eine begleitende psychotherapeutische Betreuung akzeptierten.

Der Gruppe um das Ehepaar Wilhelmi gelang damit eine inhaltliche Weichenstellung, die Dr. Otto Buchingers Konzept des Heilfastens substanziell erweiterte. Von jeher hatte er eine »Zuwendungsmedizin« praktiziert. Raimund und Françoise Wilhelmi gingen mit ihrem Team noch einen Schritt weiter, indem sie den Weg zur modernen »Mind-Body-Medizin« ebneten. Mehr und mehr rückten die seelischen Aspekte in den Vordergrund, womit neben der psychotherapeutischen Betreuung auch die Meditation einen festen Platz im Programm erhielt.

Ein Kunstwerk der Pariser Künstlerin Prune Nourry im Überlinger Garten.

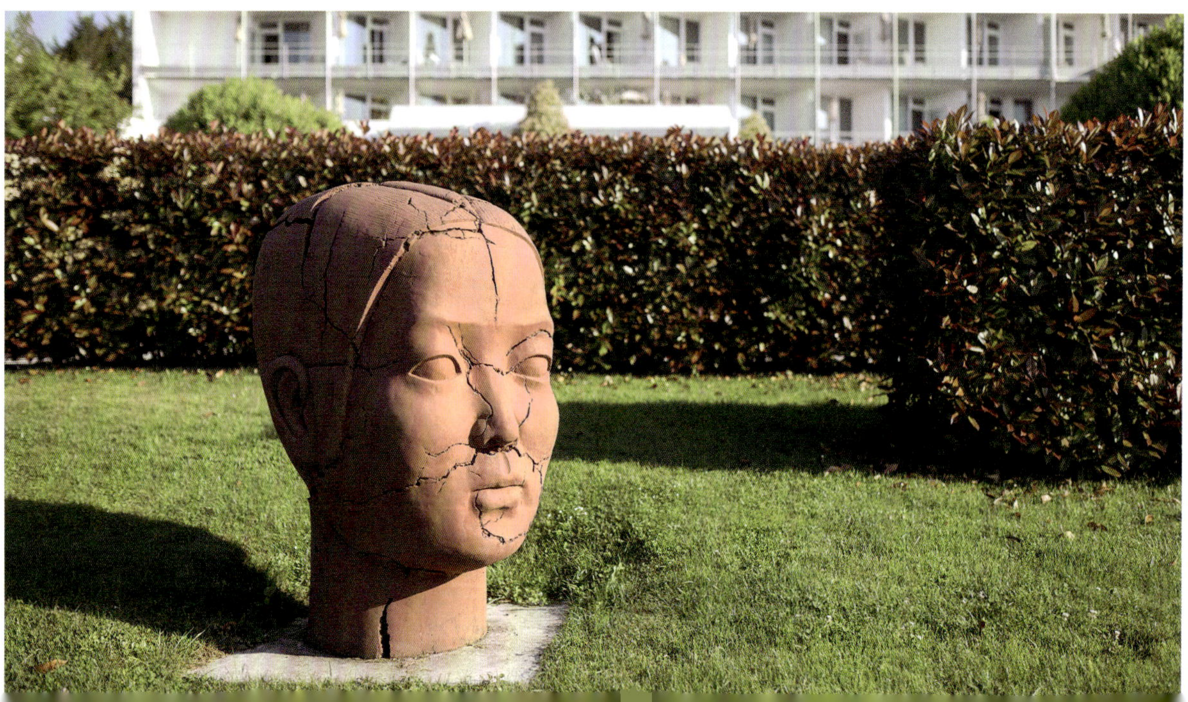

»Fasten ist Verzicht auf Nahrung,
Schweigen ist Verzicht auf Worte,
Meditation ist Verzicht auf Denken.
Stufe um Stufe wenden wir uns
von außen nach innen.«

DR. CHRISTIAN KUHN

Man bemühte sich um eine zeitgemäße Spiritualität. So kam es zur Zusammenarbeit mit der Communauté de Grandchamp, einer evangelischen Schwesterngemeinschaft im Schweizer Kanton Neuenburg. Die dort wirkende Schwester Christianne Méroz, eine Psychoanalytikerin, interpretierte weibliche Persönlichkeiten aus dem Alten Testament für die Gäste der Klinik. Für den Herbst ersann Raimund Wilhelmi das spirituelle Konzept »Licht im November«, um der dunklen Jahreszeit buchstäblich ein Highlight entgegenzusetzen.

Eine enge Beziehung entwickelte sich zum Lasalle-Haus in der Schweiz, dessen langjähriger Leiter Pater Niklaus Brantschen regelmäßiger Gast in beiden Kliniken ist. Umgekehrt begleiteten Ärzte der Überlinger Klinik Fastenkurse in dem jesuitischen Bildungshaus und kamen dabei auch intensiv mit der Zen-Meditation in Berührung. Dr. Christian Kuhn, der von 1990 an als Chefarzt der Buchinger Wilhelmi Klinik in Überlingen verantwortlich zeichnete und dort auch nach seiner Pensionierung Zen-Meditationen durchführte, erläutert die inhaltliche Verbindung mit den Worten: »Fasten ist Verzicht auf Nahrung, Schweigen ist Verzicht auf Worte, Meditation ist Verzicht auf Denken. Stufe um Stufe wenden wir uns von außen nach innen.«

Solche Angebote wurden von Anfang an positiv aufgenommen, wie Raimund Wilhelmi erklärt: »Wir erleben oftmals die spontane Bereitschaft zur Reflexion unserer Gäste, zur ›Wendung nach Innen‹, wenn sie sich in einer ruhigen Umgebung wie in unseren Häusern fernab vom Alltag einfinden – immer mehr Gäste kommen aufgrund der spirituellen Dimension.«

Auch privat gab es Erfreuliches zu berichten: 1986 wurde der gemeinsame Sohn Victor Otto geboren, 1987 folgte der zweite Sohn Leonard Carl Helmut. So wie ihr Vater wuchsen die beiden Jungen im Umfeld der Überlinger Klinik auf. Wenngleich es zu diesem Zeitpunkt noch zu früh für derartige Überlegungen war, schien damit nicht zuletzt die Tradition des Familienunternehmens eine realistische Perspektive zu sein.

In die Aufbruchstimmung der späten Achtzigerjahre fiel die deutsche Wiedervereinigung. Für Raimund Wilhelmi, der die Berliner Mauer noch während des Studiums erlebt hatte, ein elektrisierendes Ereignis, das wie ein Fanal wirkte.

1990 erwarb man in Überlingen das Nachbargrundstück und begann, ein modernes Patientenhaus mit Suiten zu planen, die Villa Belgrano. Dafür wurden der Architekt Jürgen Reinhardt, der Innenarchitekt Boris Podrecca und die Kunstberaterin Susanne Vinzenz beauftragt. Für die Gestaltung der zwanzig mal zwölf Meter großen Wand des Eingangsbereichs wurde ein Kunstwettbewerb ausgelobt. Als erster Preisträger ging der Künstler Lothar Baumgarten mit seinem Werk »Das große Rasenstück« aus dem Wettbewerb hervor.

Zur Einweihung des Fünf-Sterne-Gebäudes, das zahlreiche Architekturpreise erhielt, und des spektakulären Kunstwerks von Lothar Baumgarten kamen die regionale Prominenz sowie berühmte internationale Künstler und Museumsleiter. Die anspruchsvolle Gestaltung umfasste auch die Inneneinrichtung mit eleganten, eigens von Boris Podrecca designten Möbeln und einer betont farbigen Anmutung, die dem Ambiente eine helle fröhliche Note verlieh. Ende der Neunzigerjahre wurde das ehrwürdige Haupthaus ebenfalls auf den neuesten Standard gebracht: Aus jeweils drei Zimmern ohne Bad wurden zwei Zimmer mit Bad, indem man den Raum dazwischen zu zwei Bädern umbaute – so wie man es zuvor bereits in der Villa Fichtenau und in der Parkvilla praktiziert hatte.

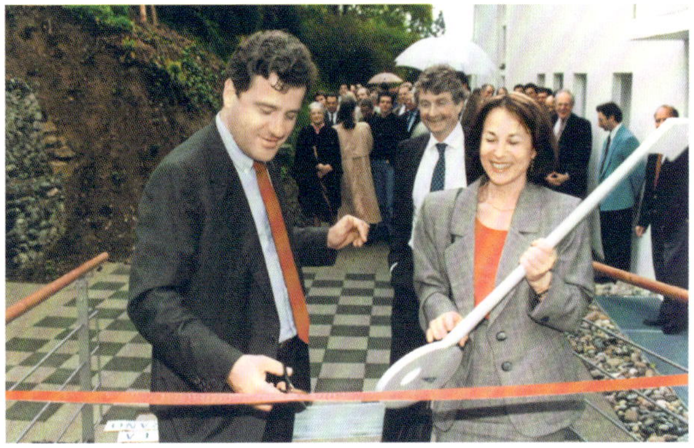

Raimund und Dr. Françoise Wilhelmi eröffnen die Villa Belgrano, das 5-Sterne-Haus in Überlingen.

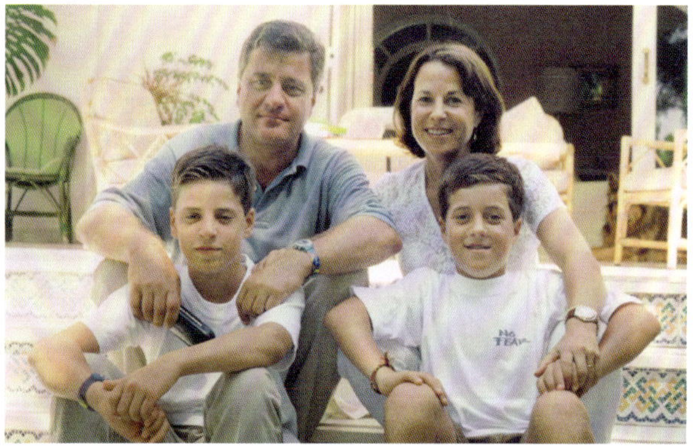

Die glückliche Familie macht Sommerurlaub im Haus der Mutter und Großmutter in Marbella: Raimund und Dr. Françoise Wilhelmi mit den Söhnen Victor und Leonard.

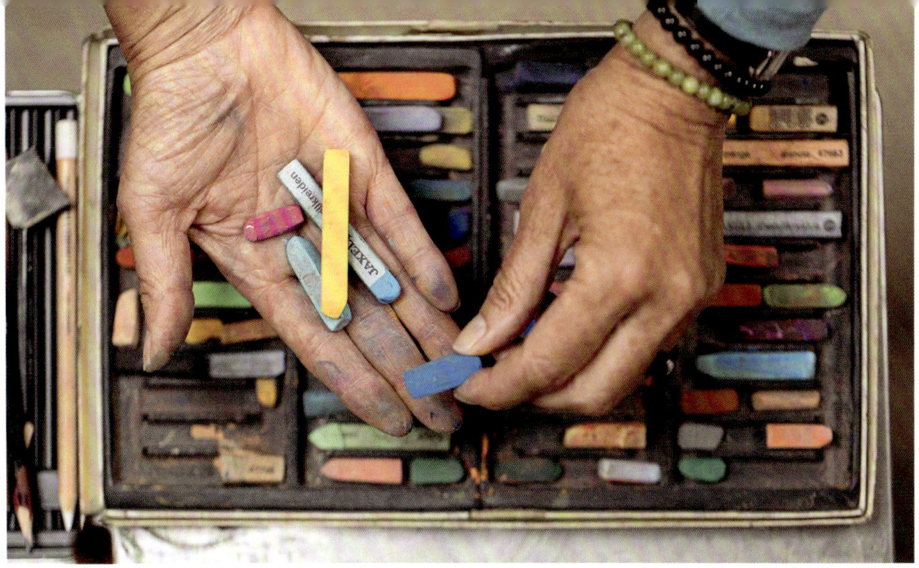

Wie stark der Zeitgeist das Klinikleben beeinflusste, wurde 2001 offenbar. Der Anschlag auf das World Trade Center bedeutete eine empfindliche Zäsur, weil eine Phase großer Unsicherheit folgte, die auch Auswirkungen auf das Reiseverhalten hatte. Besonders die amerikanischen Gäste blieben aus, da sie einen großen Bogen um Europa machten. Eine weitere Zäsur war die Bankenkrise von 2008, die auch kurzfristig einen Rückgang der Gästezahlen nach sich zog.

Gleichwohl ließ man sich nicht beirren und errichtete ein neues Patientenhaus: die Villa Bellevue. Integraler Bestandteil des Gebäudes ist eine große Terrasse, die zum Verweilen einlädt, mit Blick auf den Bodensee und die Insel Mainau. Daneben entstand ein großer Fitnessraum für das selbstständige Trainieren, ebenfalls mit fantastischem Fernblick. Als weiteres Plus kam ein großer Swimmingpool hinzu, mit einem raffinierten Extra, das ihn ganzjährig benutzbar macht: Man steigt in einem geheizten Bereich ins Wasser und schwimmt dann durch eine Schleuse nach draußen an die frische Luft.

Für Raimund Wilhelmi stand außer Frage, dass sich der neue Geist der Offenheit und des Austauschs auch im abendlichen Begleitprogramm widerspiegeln sollte. Als Jazzfan, begeisterter Pianist und versierter Kunstkenner war es sein Anliegen, den Gästen neue künstlerische Erfahrungen zugänglich zu machen, um das Bewusstsein zu erweitern. Deshalb initiierte er vermehrt kulturelle und kreative Angebote wie klassische Konzerte, Jazz-Abende, Klavierrecitals, Kunst-Workshops und Vernissagen. Da sich das Ehepaar Wilhelmi besonders für moderne Kunst interessierte, konzipierte es überdies eine Sammlung für die Klinik, die zum therapeutischen Konzept passte, beispielsweise mit Werken der Gruppe ZERO.

»Fasten ist wie eine Ewigkeitssekunde der Stille in unserer gehetzten Zeit.«

DR. OTTO BUCHINGER

Immer stärker entwickelte sich die Überlinger Klinik zu einem kulturellen Kristallisationspunkt und Forum für den geistigen Austausch. Renommierte Künstler wie Marie Jo Lafontaine stellten regelmäßig in den Klinikräumen aus, Karl Duschek entwarf das Logo, zu den Gästen zählten jetzt Günter Uecker, Saul Steinberg und Cy Twombly. In den Sommermonaten fand ein Kunstprogramm großen Anklang, bei dem man wie die Impressionisten in der freien Natur malte.

Parallel öffnete sich die Klinik zunehmend nach außen. Politiker, Künstler und Jazzmusiker lockten mit ihren Vorträgen, Ausstellungen und Konzerten interessierte Überlinger in die Klinik, zu den hochkarätigen Veranstaltungen kamen bald Besucher aus dem gesamten Einzugsgebiet rund um den Bodensee. Prof. Günter Jena hielt Vorträge mit Titeln wie »Was Musik mit uns macht« und zeigte Videos der Bach'schen Matthäus-Passion, getanzt von der Ballettkompanie des gefeierten Hamburger Choreografen John Neumeier, eine ungewöhnliche Inszenierung, die Günter Jena damals in Hamburg mitinitiiert hatte.

Unvergessen sind die Vorträge des Baseler Kunsthistorikers Dr. Robert Stoll, die Konzerte der Jazzformation Triosence und spannende politische Diskussionen mit Erwin Teufel, Annette Schavan und Walter Döring. Auch bekannte Gäste der Klinik wie Alice Schwarzer, Elizabeth Teissier und Pierre Brice lockten mit ihren Vorträgen das Überlinger Publikum an. Zugleich wurde die Atmosphäre immer internationaler. Das gesamte Abendprogramm war jetzt dreisprachig konzipiert, und speziell die von Dr. Françoise Wilhelmi de Toledo organisierten »Semaines Francophones« zogen vermehrt ein französischsprachiges Publikum an.

Blickt man auf diese Jahre zurück, so ist ein enormer Entwicklungsschub zu verzeichnen. Mit Raimund und Françoise Wilhelmi waren nicht nur würdige Nachfolger für die zweite Buchinger Generation gefunden worden, sie verstanden es vor allem, mit Kompetenz und innovativem Anspruch, das Heilfasten positiv im öffentlichen Bewusstsein zu verankern.

Was das alles lehrt? Menschen sind Programm. Als Familienunternehmen lebt Buchinger Wilhelmi von charismatischen Persönlichkeiten. Fasten sei wie eine »Ewigkeitssekunde der Stille in unserer gehetzten Zeit«, sagte Dr. Otto Buchinger. Es ist Raimund und Françoise Wilhelmi zu verdanken, dass sie diese Erkenntnis jeden Tag aufs Neue mit Leben füllten.

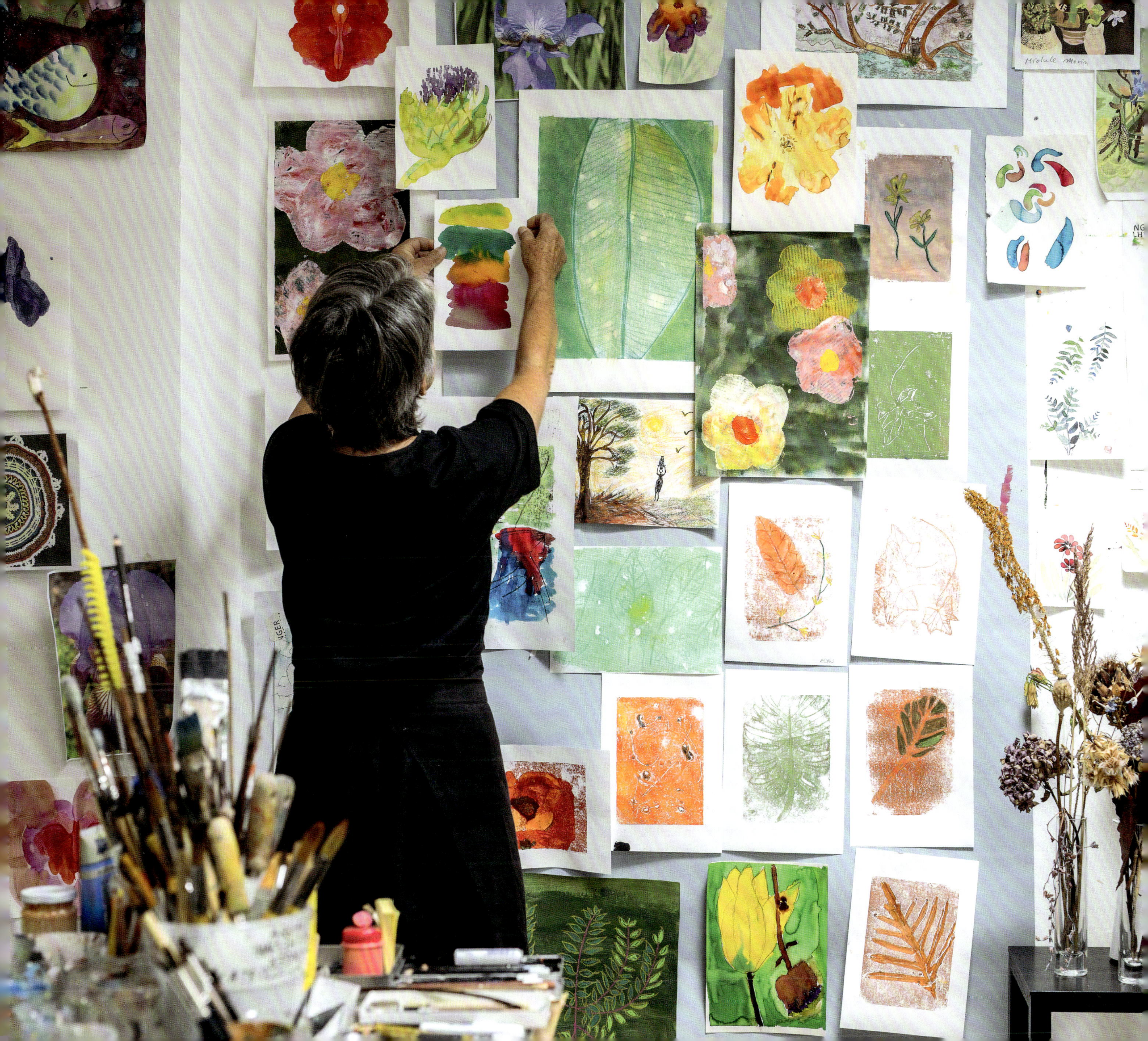

Fasten ist mehr
als ein Brunnen –
es ist eine Quelle.

ENERGIE

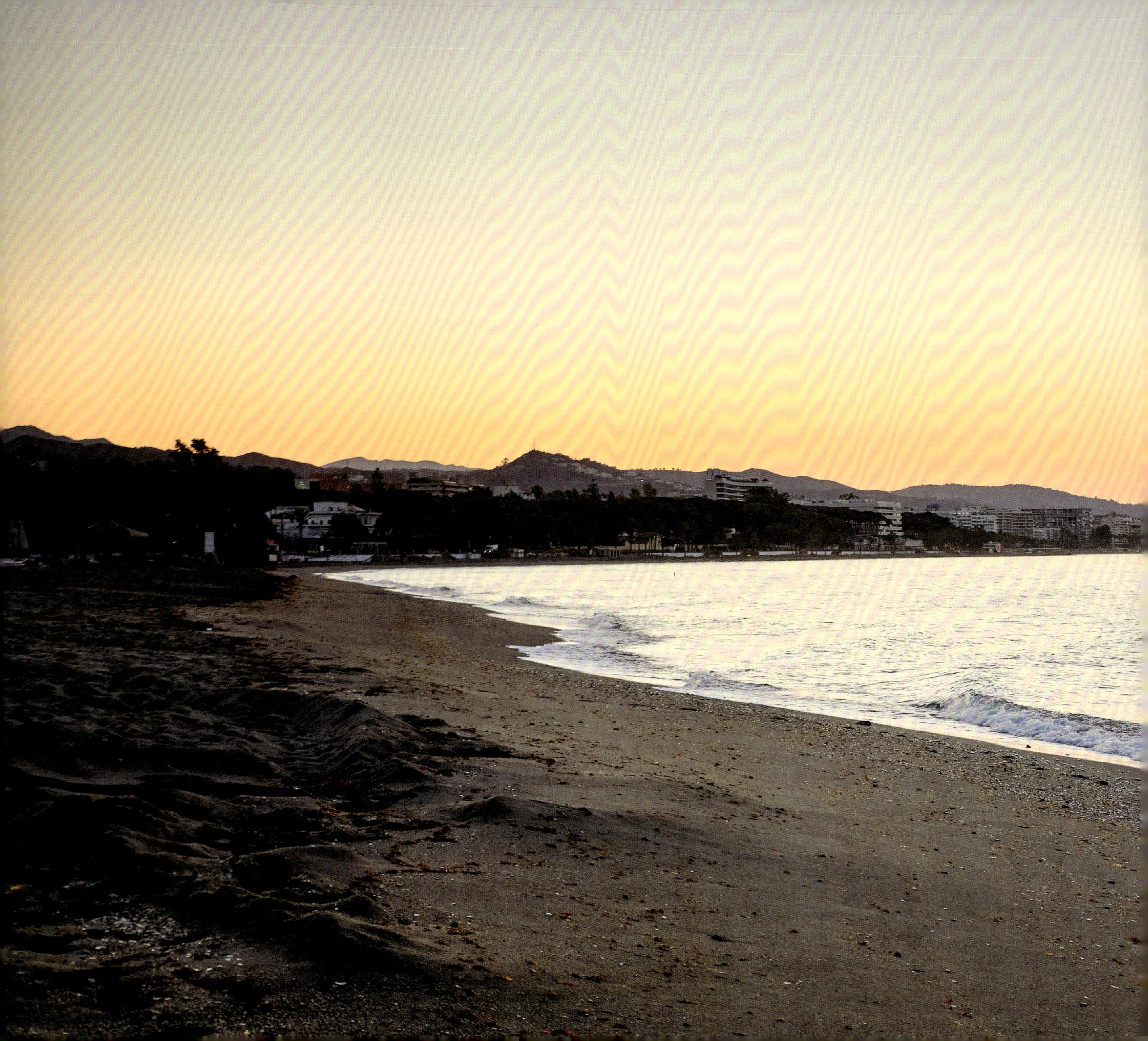

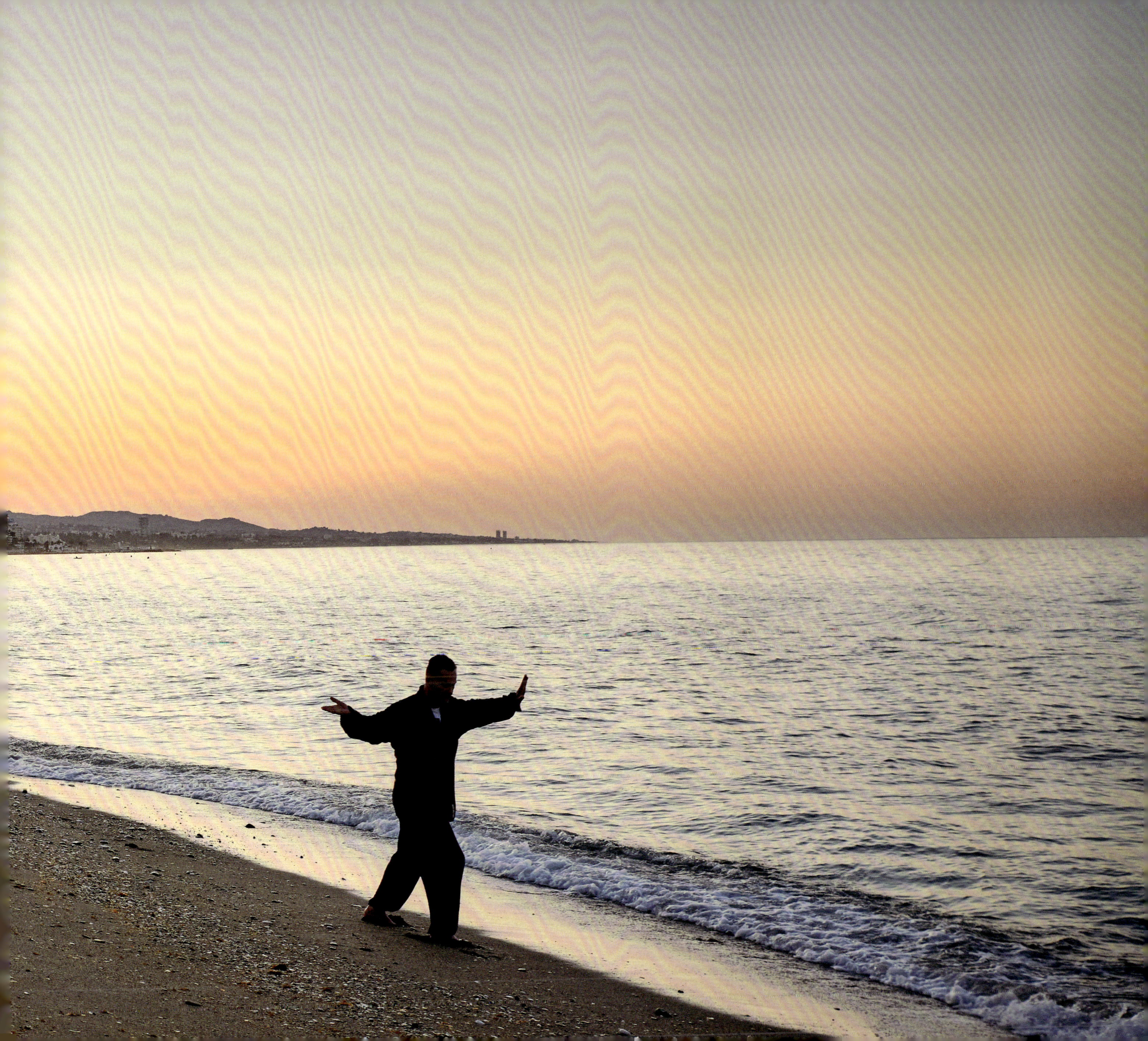

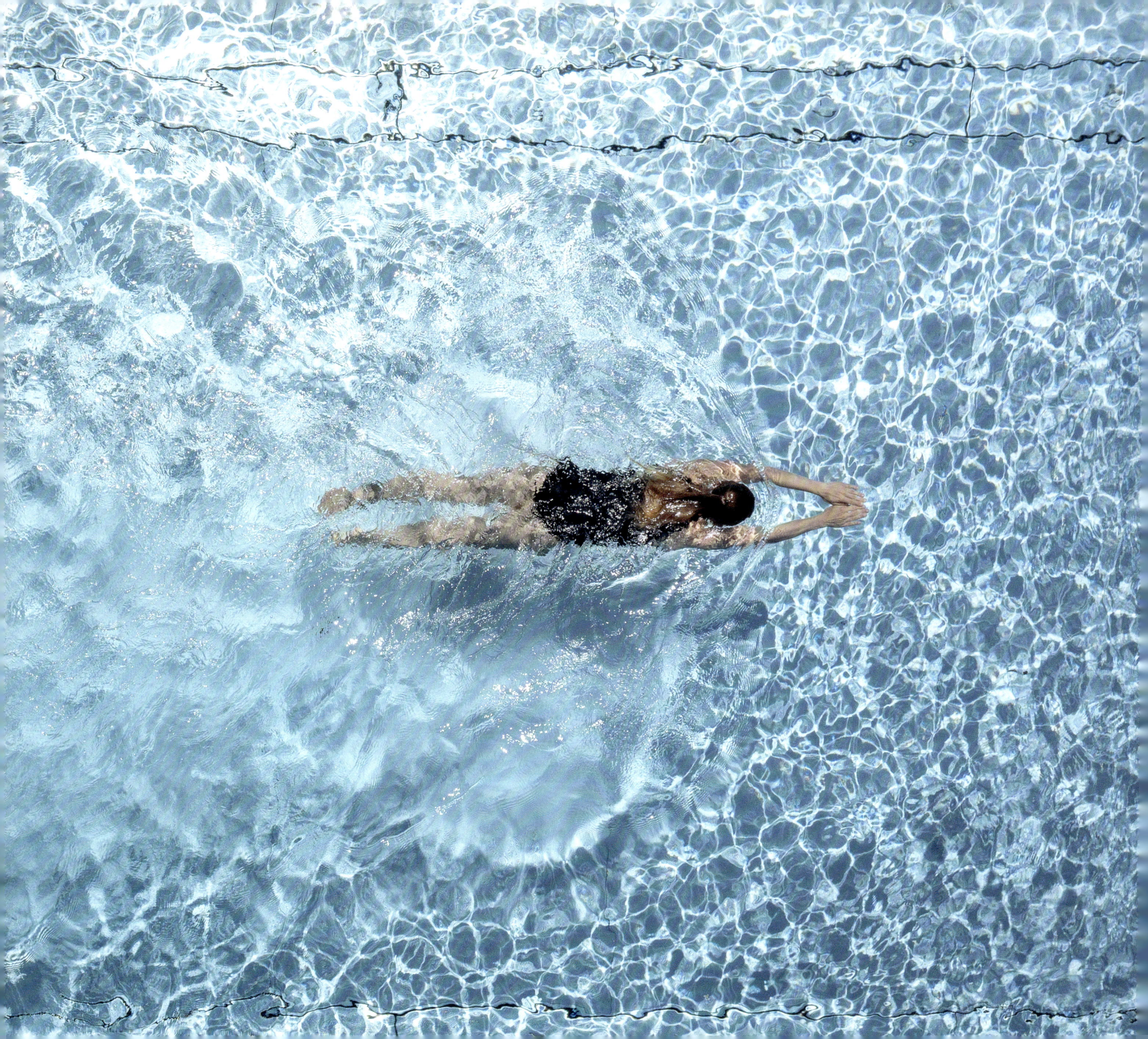

Fühlen, wie das Leben in den Adern pulsiert.

Neue Kräfte sammeln, mit allen Sinnen eine ungekannte Vitalität in sich spüren. Es gibt viele ähnliche Umschreibungen für den erstaunlichen Energiegewinn durch das Heilfasten. Am vielleicht schönsten hat es die Künstlerin Marie-Jo Lafontaine formuliert: »Fasten ist mehr als ein Brunnen – es ist eine Quelle.«

Jeder, der schon einmal in Überlingen oder Marbella zu Gast war, kennt diese Erfahrung ungehindert fließender Energie. Das berühmte »Ich könnte Bäume ausreißen« stellt sich bereits nach ein paar Tagen ein. Sobald das erste Tief überwunden ist, leben Körper und Seele auf. Der Geist wird wach und klar, und selbst notorische Sportmuffel entwickeln auf einmal einen befreienden Bewegungsdrang. Nicht umsonst sprechen viele Gäste von einem »Energie-Boost« durch die Heilfastenkur. Doch was ist damit eigentlich gemeint?

Energie ist das Grundprinzip allen Lebens. Der aus dem Griechischen stammende Begriff bedeutet so viel wie »wirkende Kraft«. Ohne sie gäbe es kein expandierendes Universum, keine Zellteilung, keine Evolution. Bezeichnenderweise ist Energie jedoch eine der knappsten Ressourcen überhaupt geworden, nicht nur ökonomisch, sondern auch körperlich und seelisch. Das Gefühl, ausgebrannt zu sein, gehört zu den zeittypischen Phänomenen: Die Akkus sind leer, der Körper erschlafft, der Geist verfällt in Apathie.

Die Gründe liegen auf der Hand. Da die Definition der eigenen Wertigkeit fast ausschließlich über die berufliche Leistung erfolgt, muss man ständig präsent sein. Die Grenzen zwischen Beruf und Privatleben verfließen, »Multitasking« ist gefordert. Doch gerade den Unternehmen sollte daran gelegen sein, dass sie selbst und ihre Mitarbeitenden gesund sind – und bleiben. Deshalb schicken Firmen, beispielsweise eine Münchner Bank, ihre leitenden Mitarbeiter in die Buchinger Wilhelmi Klinik.
Sie wissen, dass Heilfasten eine der wirkungsvollsten Burn-out-Prophylaxen ist. Auch die vielen begleitenden Therapien zur Stressbewältigung sind hochgeschätzt: Entspannungsübungen, körperliche Work-outs und Übungen für eine bewusste Selbstwahrnehmung, begleitet von Psychologen, Bewegungstherapeuten und Ärzten.

Ausgangspunkt der energetischen Treatments bei Buchinger Wilhelmi ist die Erkenntnis, dass ein hoher Stresslevel den Sympathikus überstrapaziert – jenen Anteil des vegetativen Nervensystems, der für die Leistungssteigerung zuständig ist, auch als »Fight or Flight«-Modus bekannt. Permanent wird Adrenalin ausgeschüttet, Herzschlag und Pulsfrequenz sind dauerhaft beschleunigt, Unruhe und Nervosität stellen sich ein. Auch Bluthochdruck, Schlafstörungen und Burn-out-Syndrome sind Anzeichen für einen hochregulierten Sympathikus.

Während der Sympathikus also gleichsam heiß läuft, gerät der Parasympathikus, auch »Ruhenerv« oder »Erholungsnerv« genannt, ins Hintertreffen. Mit spürbaren Folgen, denn die Schwächung des Parasympathikus verhindert die Regeneration des Organismus und den Aufbau von Energiereserven. Viele der heutigen Krankheitsbilder und Befindlichkeitsstörungen beruhen auf diesem Ungleichgewicht. Besteht es über Jahre hinweg, begünstigt es eine ganze Palette von Herz-Kreislauf-Erkrankungen, Magen-Darm-Beschwerden sowie psychische und psychosomatische Fehlfunktionen.

Die natürlichste Strategie, auf das vegetative Gleichgewicht Einfluss zu nehmen, sind Therapien, die sich an den physiologischen Mechanismen des gesunden Menschen orientieren. Sie haben sich im Laufe der Evolution entwickelt, um das Überleben zu sichern: ein ausgewogener Mix aus Bewegung und Ruhe, ein vernünftiger Rhythmus von Essen und Nichtessen, außerdem die Regulation der Körpertemperatur. So liegt es nahe, therapeutische Konzepte für die Harmonisierung des vegetativen Nervensystems auf einer Kombination dieser Maßnahmen aufzubauen.

Nichts ist stimulierender als ein Gang über den Barfußpfad nach einer Kneippanwendung.

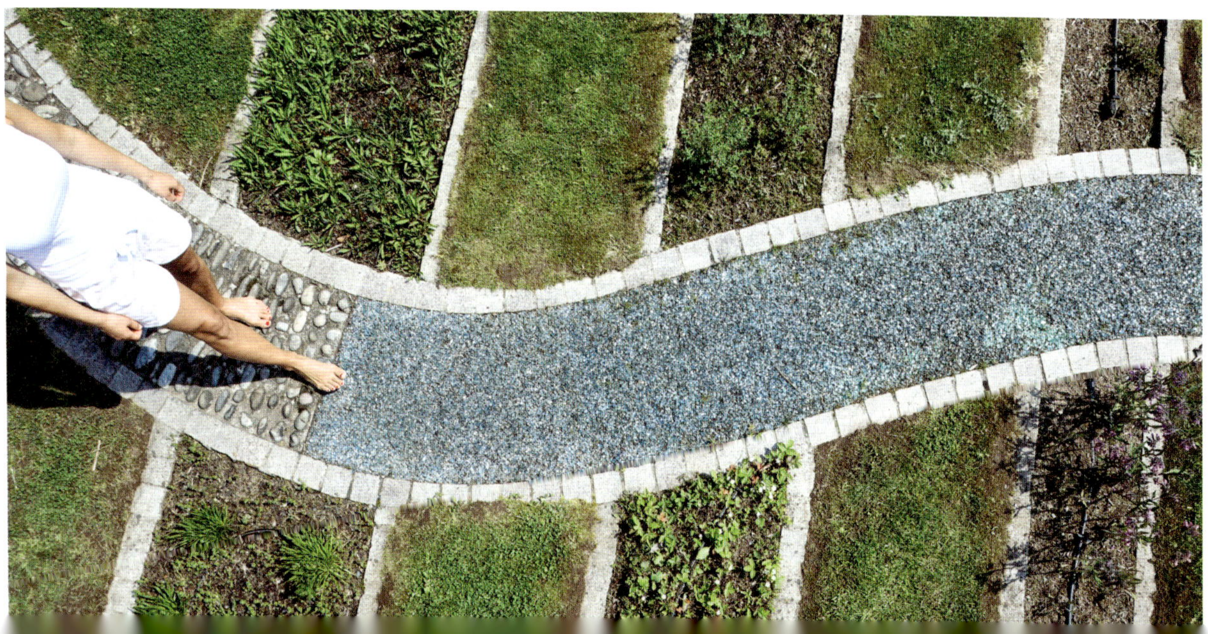

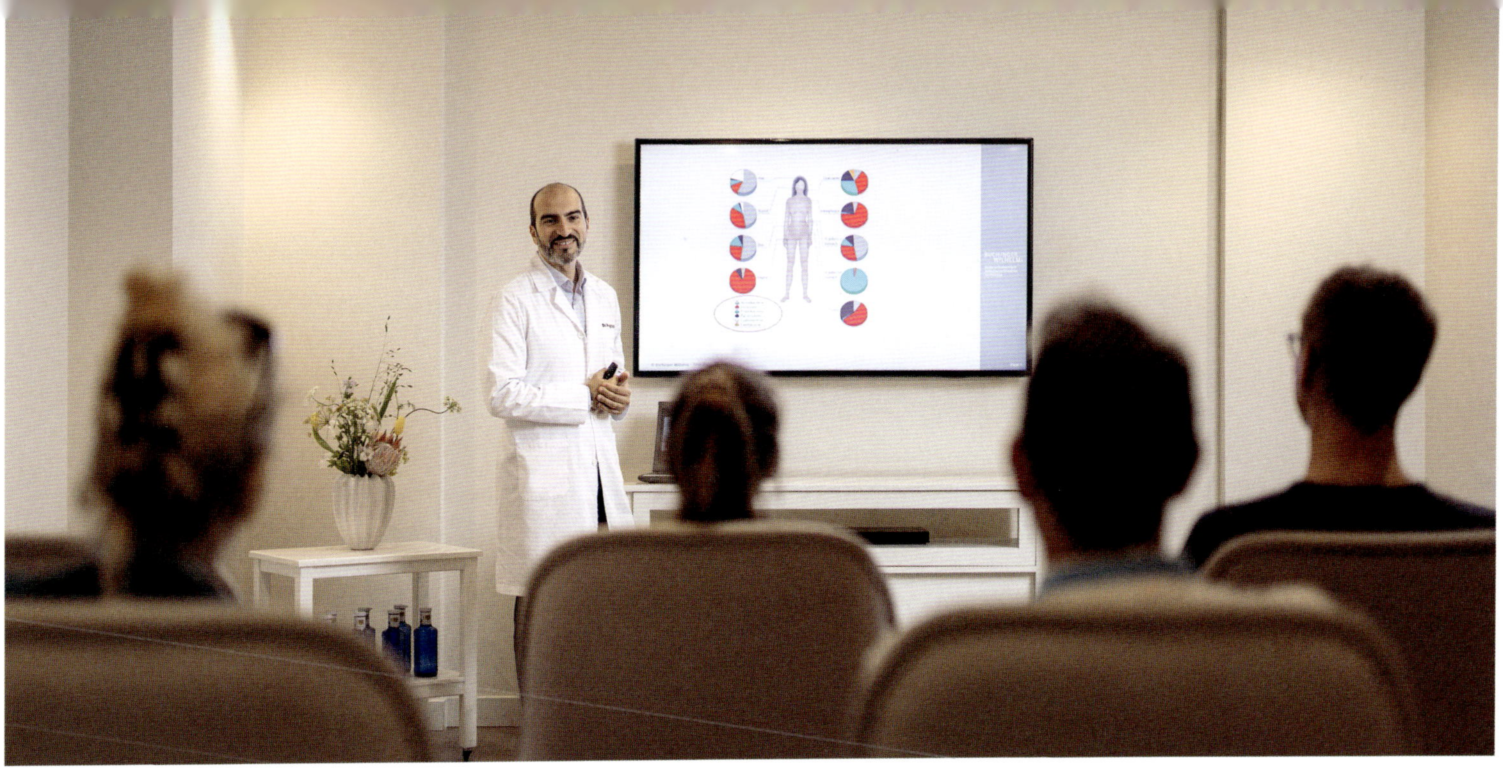

**»Mikrobiom – Mythos oder Superpower?«.
Ärztliche Vorträge gehören in beiden Kliniken
zum regelmäßigen Wochenprogramm.**

Die Fähigkeit zu fasten, also nur mit der im Körper gespeicherten Energie zu leben, ist eine physiologische Grundbedingung für das Überleben von Mensch und Tier. Dies zeigt sich im Jahrtausende alten Umgang mit Nahrungsmittelknappheit, beispielsweise im Winter oder während langer Dürreperioden. Es zeigt sich aber auch in der Erfahrung mit mehreren Tausend Patienten jährlich, die in den Buchinger Wilhelmi Kliniken fasten.

Durch das Heilfasten wird dem Menschen die Möglichkeit gegeben, sein volles Potenzial zur Stoffwechseloptimierung und Regeneration auszuschöpfen. Die anfängliche, eher kurze Stressphase, bei der noch der Sympathikus überwiegt, wechselt zwischen dem zweiten und siebten Tag in eine parasympathikotone Phase. Mit Abbau des Adrenalins und der Betonung des Parasympathikus normalisieren sich Herzfrequenz und Blutdruck. Zugleich verfliegen Sympathikus-bedingte Beeinträchtigungen wie nervöse Unruhe, Ängste oder angespannte Erwartungshaltungen und machen zunehmend einer ausgeglichenen Stimmungslage Platz.

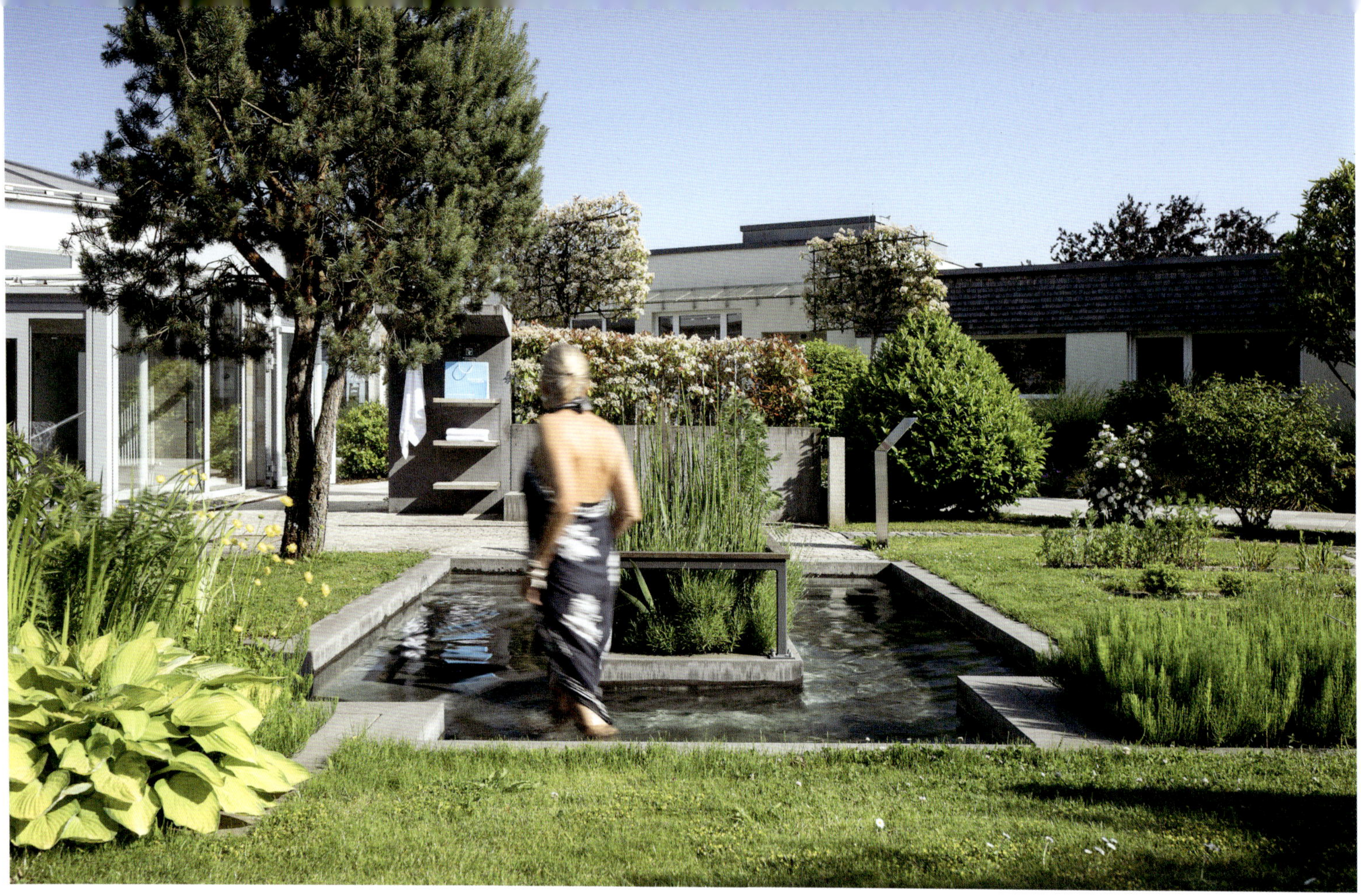

Nicht nur in Überlingen gehen das Heilfasten und das Kneippen eine fruchtbare Symbiose ein.

Während des Heilfastens kommt es regelmäßig zu psychodynamischen Prozessen. Die Wahrnehmung schärft sich, seelische Aspekte, die man im aktiven Alltag übersehen hat, werden plötzlich wahrgenommen. »Wenn die Umstellung vorbei ist, kommt man in eine ganz andere Energie«, schildert Dr. Françoise Wilhelmi de Toledo den Zustand. Sie nennt ihn »Autopilot«, da man nicht mehr dem System des Hungers und der Sättigung unterworfen ist und stattdessen in das ruhige Fahrwasser des Fastenstoffwechsels respektive des Parasympathikus gelangt: »Im Autopiloten hat man keine Energie der Beschleunigung, sondern eine langfristige kontinuierliche Energie.« Mit anderen Worten: Es geht keine Energie mehr für den anstrengenden »Fight or Flight«-Modus verloren.

Der Barfußpfad fügt sich harmonisch in den Überlinger Garten ein und bietet sowohl taktile als auch optische Reize für den Begehenden.

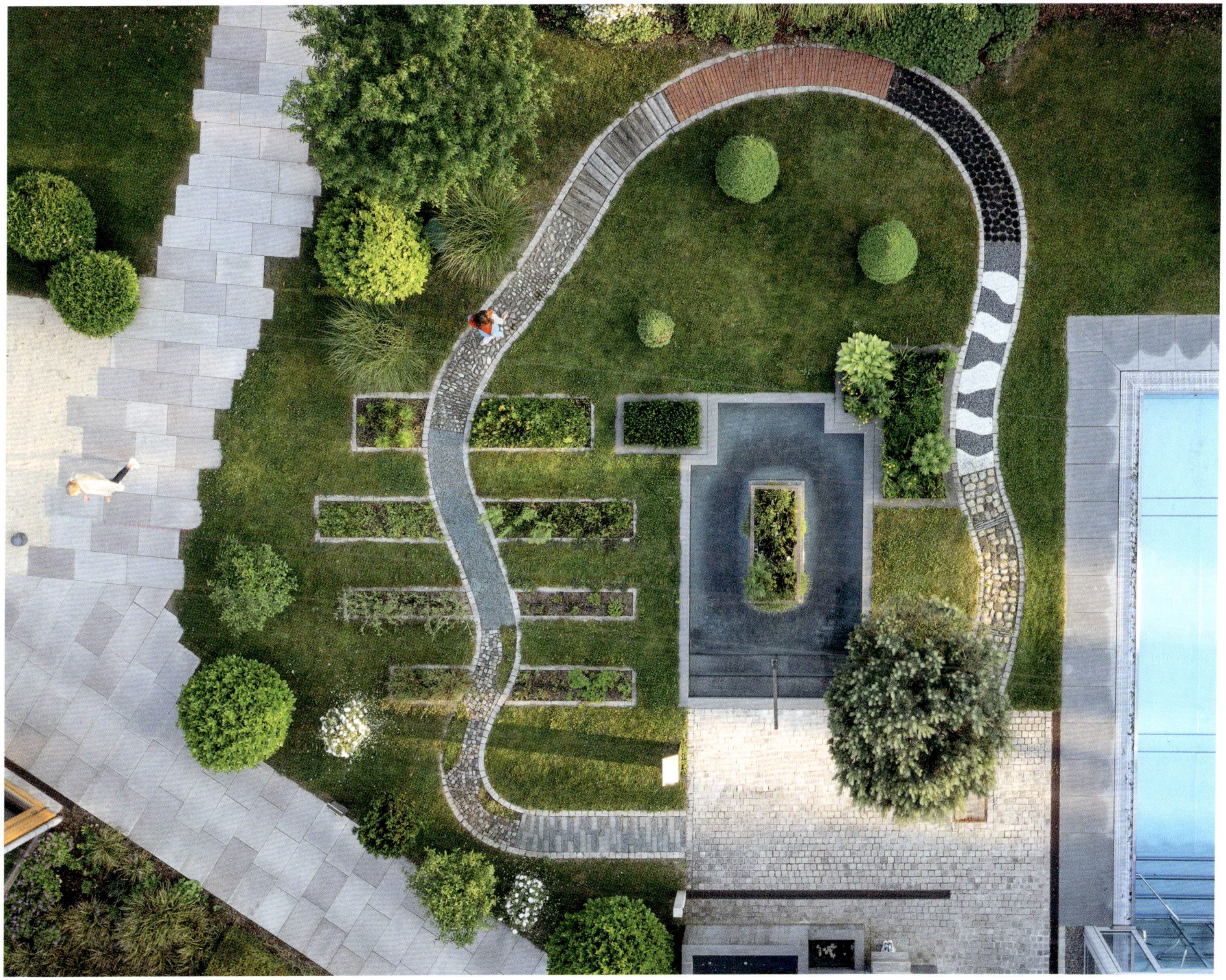

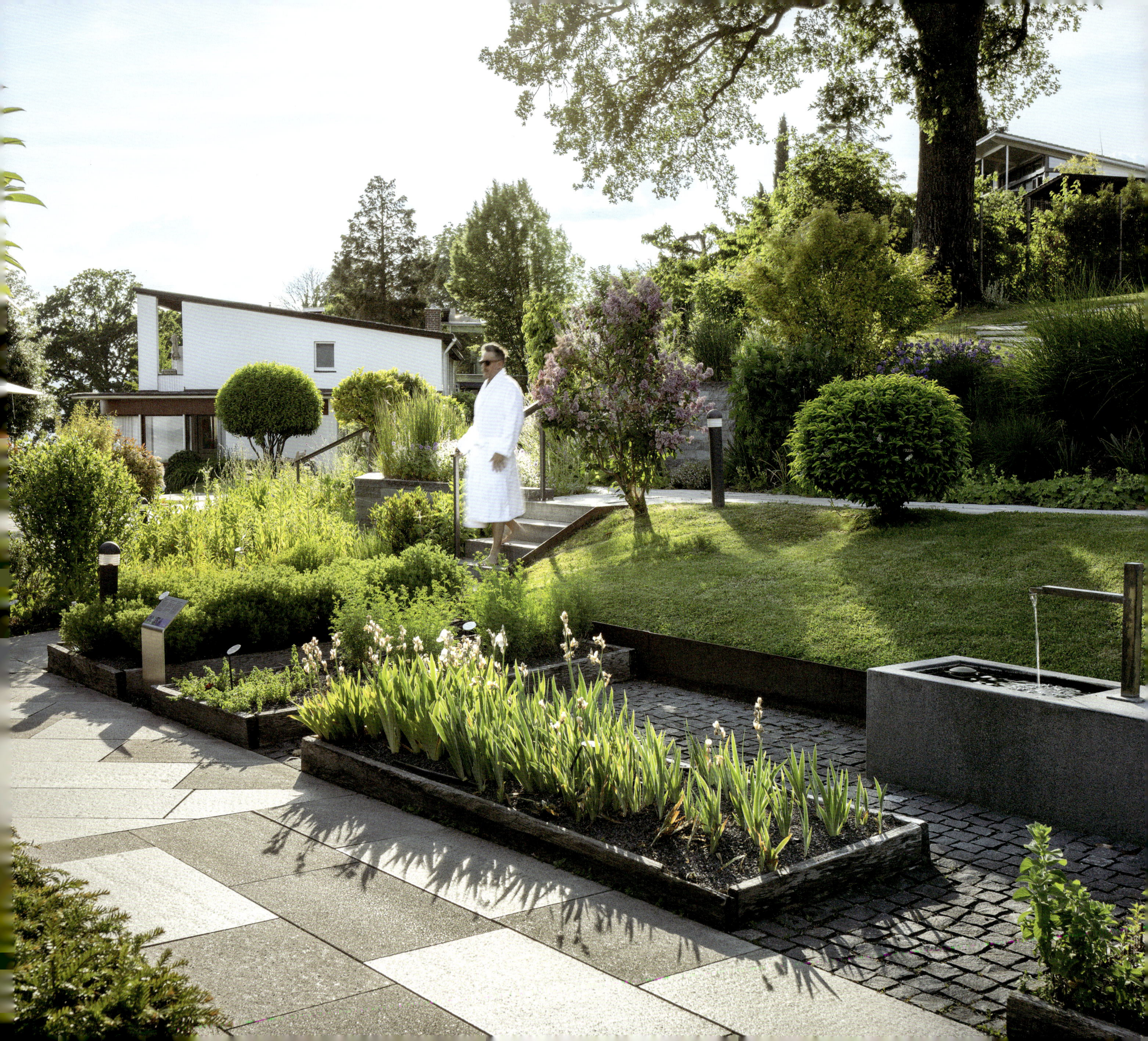

*»Wenn die Umstellung vorbei ist,
kommt man in eine
ganz andere Energie.«*

DR. FRANÇOISE WILHELMI DE TOLEDO

Interessant sind in diesem Kontext auch die neuesten Forschungsergebnisse über den Darm als »zweites Gehirn«. Heute weiß man, dass ein spezialisiertes Nervensystem ständig das Darmmilieu analysiert und diese Informationen an das Gehirn weiterleitet. Daraus ergibt sich eine Wechselwirkung aus Darmflora und Stimmungslage, die sich während des Heilfastens zum Positiven entwickelt, wie Dr. Françoise Wilhelmi de Toledo erklärt: »Durch die Ruhigstellung des Magen-Darm-Trakts und das Verschwinden einer krankhaften Darmflora, die während des Fastens nicht mehr genährt wird, ist es plausibel, dass den Gehirnzentren Frieden und Harmonie als Botschaft vermittelt wird.«

Das Gefühl neuer Vitalität und Energie ist also mittlerweile gut begründbar. Bedenkt man, mit welch ungeheurem pharmakologischem Aufwand die Schulmedizin stressbedingten Krankheiten begegnet, wird umso deutlicher, wie innovativ demgegenüber das Heilfasten ist, weil es den Menschen als Ganzes transformiert, mit allen Gedanken und Gefühlen, die ihn in einen krankmachenden Zustand geführt haben.

Angereichert wird das ärztlich begleitete Fasten bei Buchinger Wilhelmi mit einem stetig wachsenden Angebot unterstützender Maßnahmen. Dazu gehören beispielsweise Methoden wie Qi Gong, Tai Chi und Shiatsu, die die Atmung, die Konzentrationsfähigkeit, aber auch die Funktionsfähigkeiten der Organe verbessern. Gleichzeitig wirken solche Techniken ausgleichend auf Geist und Seele, da Blockaden der körpereigenen Energieströme aufgehoben werden.

Auch die Integration von Kneipp-Anwendungen, die das Herzkreislaufsystem und das vegetative Nervensystem regulieren, liegt in Überlingen nahe. Der Ort ist das einzige Kneipp-Heilbad in Baden-Württemberg, und bereits Dr. Otto Buchinger sah in den Anwendungen die ideale Ergänzung zum Fasten.

Als vor einigen Jahren in Überlingen die Landesgartenschau anstand, entwickelten Raimund und Françoise Wilhelmi die Idee, auch den Garten der Überlinger Klinik neu zu gestalten. Aus diesem Anlass entstand zusammen mit dem Landschaftsplaner Johann Senner das Konzept, das Thema Kneipp, das in den vorherigen Jahrzehnten etwas in Vergessenheit geraten war, bei Buchinger Wilhelmi aus dem Dornröschenschlaf zu erwecken.

»[Der Gemüse- und Kräutergarten] hat mir gezeigt, dass wir in der Natur die Antworten auf viele unserer Fragen finden. [...] Ich habe mich täglich neben ihn gesetzt, er gab mir viel Frieden.«

EIN GAST

Das Re-Design sah unter anderem eine Hommage an Sebastian Kneipp vor: einen Wassergarten, umrahmt von einem Barfußpfad. Auch der Heilkräutergarten »Gegen alles ist ein Kraut gewachsen« sollte an Kneipp und seine Experimente mit gesundheitsfördernden Pflanzen erinnern.

Ein Jahr vor der Eröffnung der Landesgartenschau war es dann so weit: Im Rahmen eines »Grand Opening« wurden den Überlinger Vertretern von Gesundheitseinrichtungen, Tourismus und Politik sowie Nachbarn und Freunden die neugestalteten Gärten, der komplett renovierte Fünf-Sterne-Bereich sowie der neue Pool vorgestellt. Die Fläche zwischen Haupthaus, Villa Larix und Villa Bellevue war terrassenförmig modelliert und zu acht thematisch individuellen Gärten umgestaltet worden – vom Klostergarten bis zum asiatischen Teegarten, von der Linné'schen Blumenuhr bis hin zur Kneipp-Anlage. Zudem war die Terrasse vor dem Haupthaus vergrößert worden, sodass dort im Sommer Fastengetränke und andere gesunde Cocktails gereicht werden können.

Es war ein neuer Meilenstein in der Geschichte von Buchinger Wilhelmi. Der Oberbürgermeister und der Landtagsabgeordnete hoben die Bedeutung der Klinik für die Stadt als Wirtschaftsfaktor und Arbeitgeber hervor. Das Interesse bei den anschließenden Führungen durch die Gärten und die neuen Räume der Villa Belgrano war groß, auch an der neuen Mainau-Suite mit ihren einhundert Quadratmetern und der eigenen Sauna.

Schauen, Verweilen, Kommunizieren – das war die Idee der Neugestaltung. Es entstanden viele kleine lauschige Plätzchen, von Hecken und Blumen gesäumt, mit Sitzbänken, die einladen, die herrliche Aussicht auf den See zu genießen. Mit spektakulärem Blick auf die Insel Mainau und die Alpen entführen die Gärten in eine andere Welt.

Auch in Marbella lädt ein weitläufiger Garten zu Erholung und Kontemplation ein. Der Bericht eines Gastes fasst zusammen, was viele erleben: »Nach meiner Ankunft in Marbella entdeckte ich den Gemüse- und Kräutergarten. Durch ihn machte ich Erfahrungen, die für mich ganz neu waren! Er hat mir gezeigt, dass wir in der Natur die Antworten auf viele unserer Fragen finden. Der Garten gefiel mir vor allem wegen seiner Schönheit und der harmonischen Anordnung der verschiedenen Arten. Ich habe mich täglich neben ihn gesetzt, um ihn zu betrachten, er gab mir viel Frieden. Während des Fastens war ich besonders empfänglich für die Duftpflanzen, ihr Aroma brachte meine Energie zum Fließen.«

Der Elan und Innovationswille in den beiden Kliniken ist nicht zuletzt durch die Gärten weithin sichtbar und löst auch bei den Gästen immer wieder ein begeistertes Echo aus. Sie finden Kliniken vor, die sich in beeindruckender Weise wandeln und auf allen Ebenen stetig weiterentwickeln. Auch deshalb wurde Buchinger Wilhelmi über die Grenzen Deutschlands hinaus ein Synonym für Heilfasten auf höchstem Niveau.

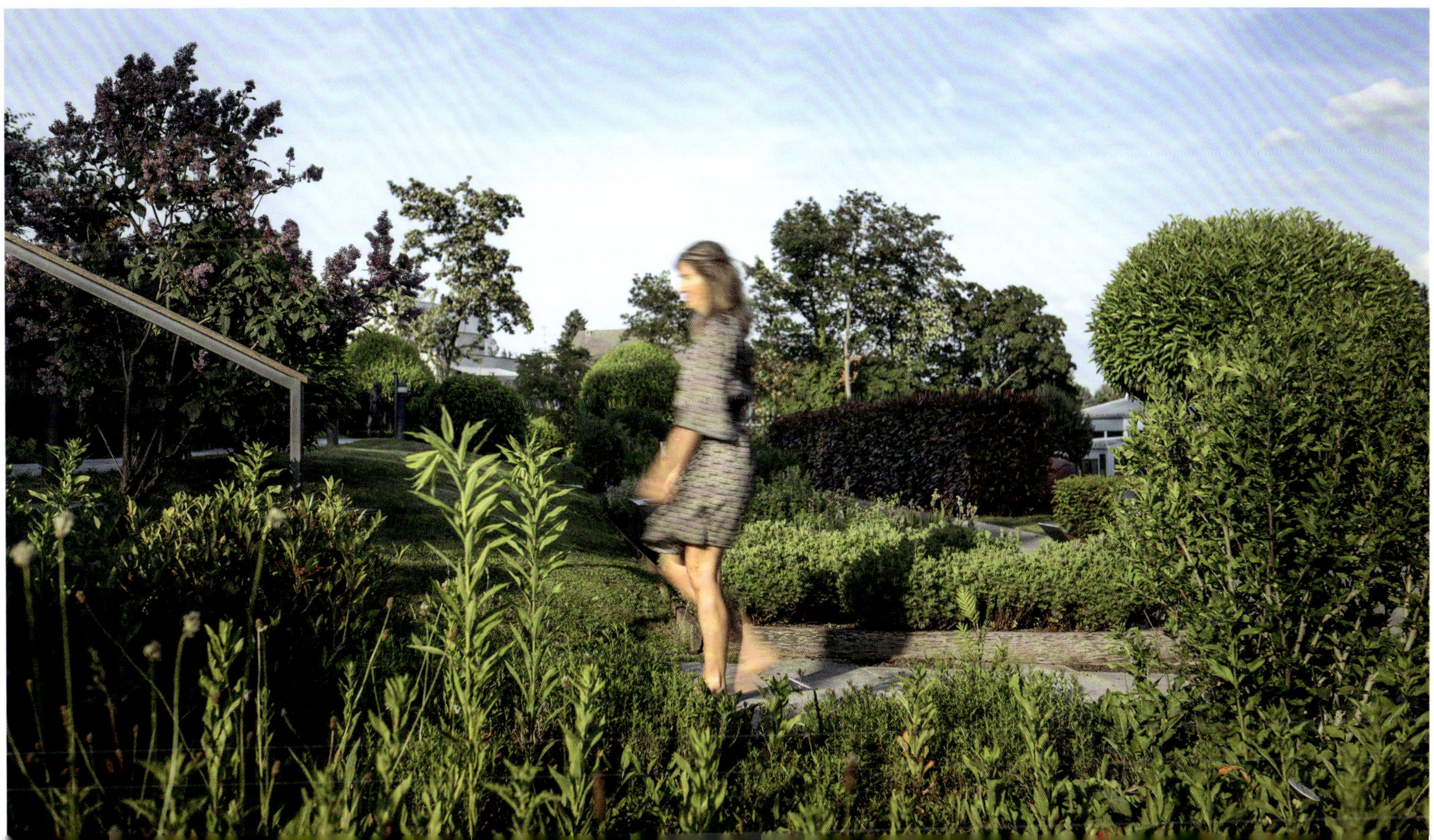

Essenziell für den großen Erfolg blieb die Handschrift des Leitungsteams. Raimund Wilhelmi ging ganz in seiner Rolle als Kommunikator, Moderator und Networker auf. Im Überlinger Gemeinderat, in der Vereinigung Überlinger Kliniken und in der Kulturpolitik machte er sich dafür stark, dass das kleine mittelalterliche Städtchen mit seinem reichhaltigen kulturellen Angebot seinen Charme behielt. Das kam auch als Teil der neuen Botschaft der Klinik zum Ausdruck: Heilfasten, integrative Medizin – als Synonym für eine Kombination aus Schulmedizin, Naturheilkunde und Komplementärmedizin – und Inspiration. Die Betonung der Inspiration war bei dieser Aufzählung ein besonderes Anliegen, denn bereits Dr. Otto Buchinger legte großen Wert auf das »Geistige« und verankerte die psychischen und seelischen Komponenten fest in seiner Heilmethode.

Marbella: Fasten unter Palmen.

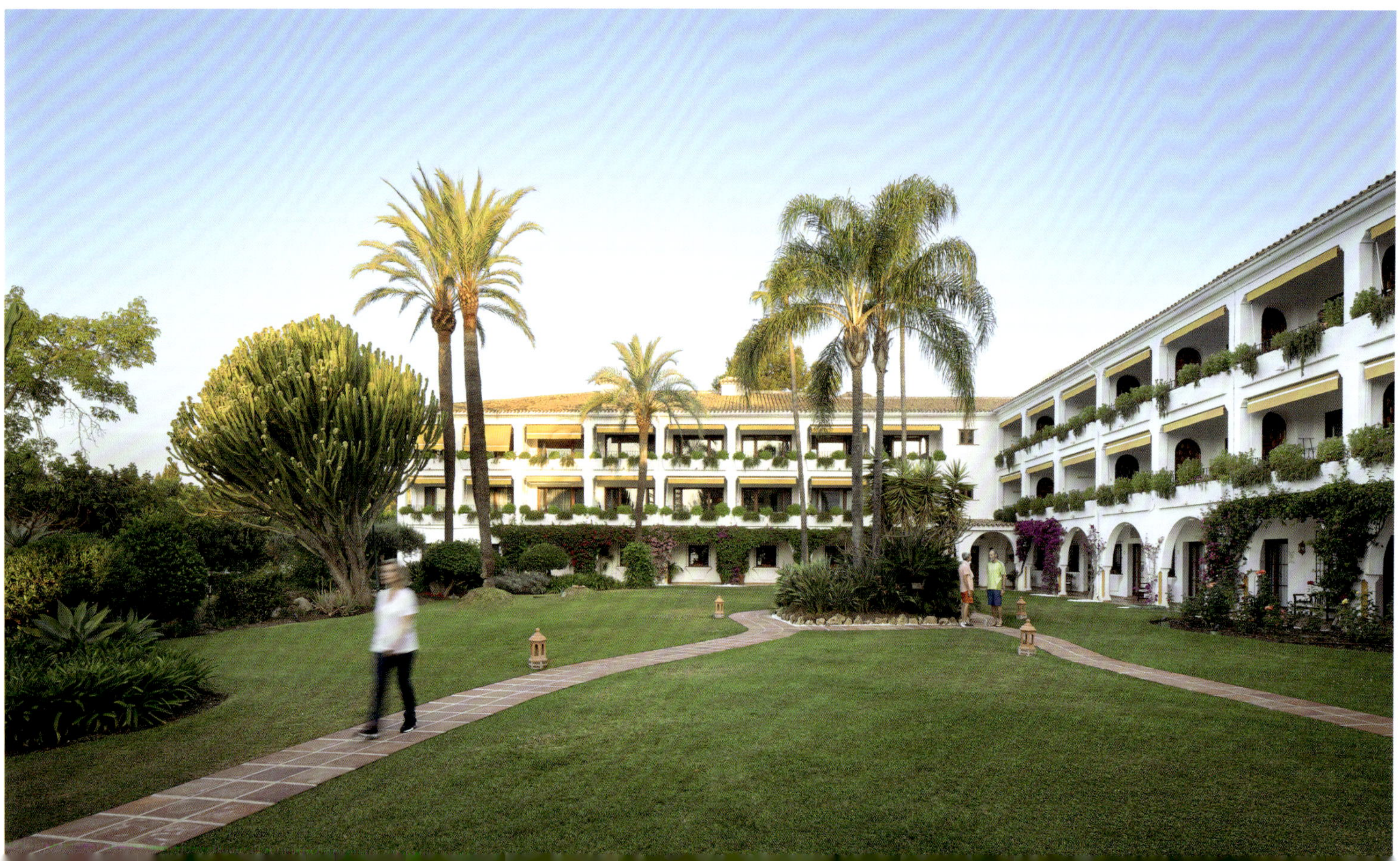

Als ärztliches Pendant zu Raimund Wilhelmi hatte Dr. Françoise Wilhelmi de Toledo die wissenschaftliche Leitung inne und widmete sich sowohl dem medizinischen Programm als auch der wissenschaftlichen Dokumentation des Fastens. 1986 war sie Mitbegründerin der Ärztegesellschaft für Heilfasten und Ernährung e.V., zu der sie sich mit anderen Medizinern zusammenschloss. Viele Jahre war sie Präsidentin der Ärztevereinigung, unter ihrer Leitung entstanden die »Leitlinien für die Heilfastentherapie«.

Mit Gründung der Maria Buchinger Foundation im Jahr 2011 wurde ein weiteres Instrument geschaffen, um der Erforschung des Heilfastens neue Impulse zu geben und offene Fragen zu klären: etwa die ideale Fastenlänge bei bestimmten Indikationen, die beste Vorbereitung sowie optimale Hilfsmethoden. Außerdem wird anhand objektiver Kriterien erfasst, wie sich Vitalparameter und psychische Gestimmtheiten während des Heilfastens verändern. Zu den Zielen der Maria Buchinger Foundation gehört die Vergabe und Finanzierung von Forschungsaufträgen sowie die Finanzierung von Forschungs-, Fortbildungs- und Informationsveranstaltungen, die an das Lebenswerk Dr. Otto Buchingers und seiner Nachkommen anknüpfen.

Ein Höhepunkt der Stiftungsarbeit ist die Verleihung des »Maria Buchinger Preises« für herausragende Projekte. Sie erfolgt im Rahmen der internationalen Kongresse, die unter der Leitung von Dr. Françoise Wilhelmi de Toledo alle zwei Jahre in Überlingen stattfinden. Es sind vielbeachtete Fachtagungen, bei denen internationale Koryphäen wie Prof. Valter Longo, Dr. Yvon Le Maho, Prof. James R. Mitchell und Prof. Andreas Michalsen neue Erkenntnisse der Fastenforschung referieren. In Zusammenarbeit mit Universitäten wie der Berliner Charité und dem Institut für Longevity der University of Southern California werden dabei auch die Daten von Gästen der Buchinger Wilhelmi Kliniken ausgewertet. Basis ist das Medical Scientific Concept, ein Fragebogen, durch den die Wirkung des Buchinger Wilhelmi Fastenprogramms wissenschaftlich analysiert werden kann.

»Jenseits des Dogmas einer gesunden Lebensweise bieten wir einen Platz, an dem man zu sich kommen, mit sich ins Reine kommen kann.«

RAIMUND WILHELMI

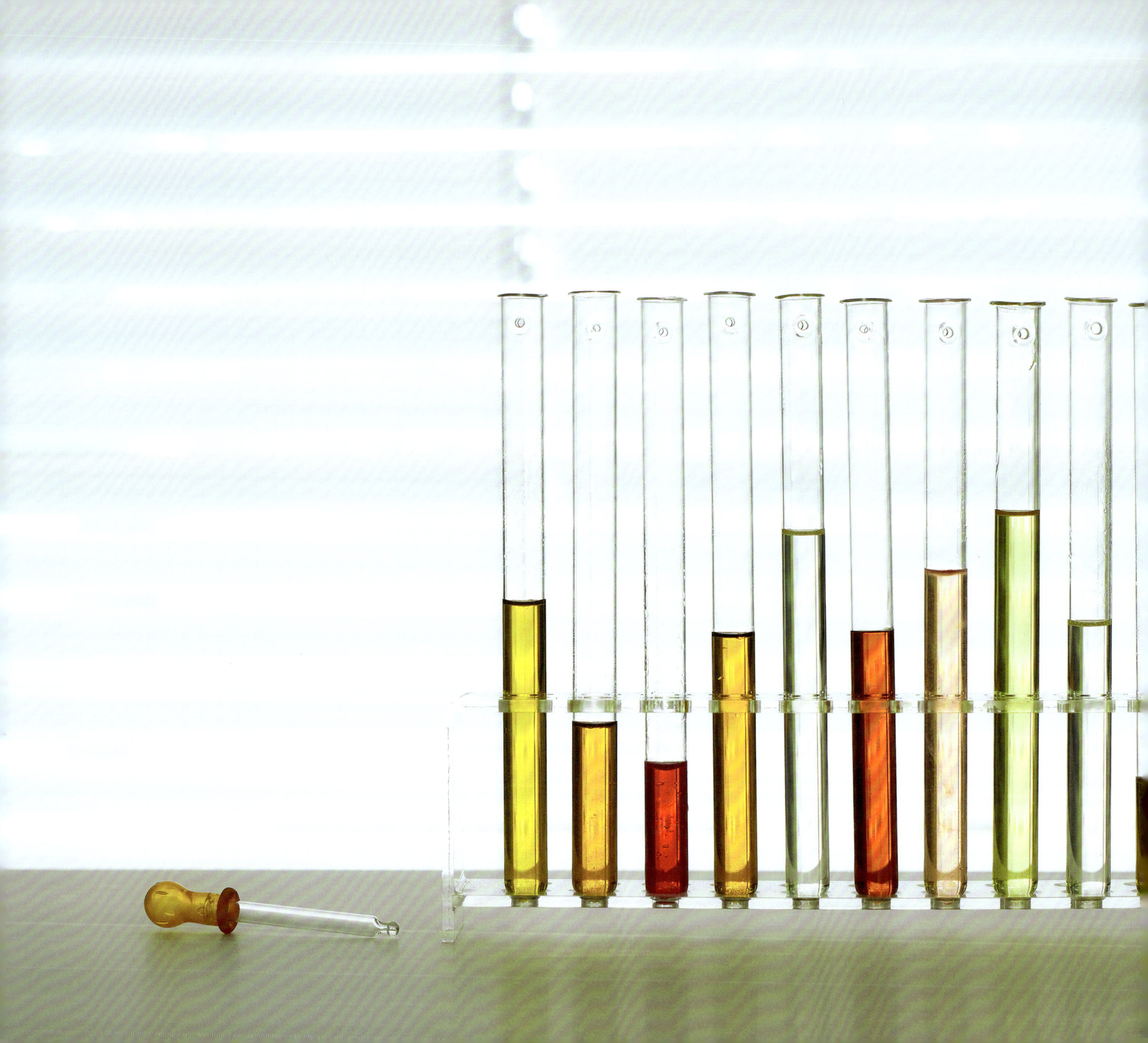

Aufgrund des wissenschaftlich fundierten Therapieangebots stiegen die Kliniken zu weltweit anerkannten Marktführern für Heilfasten und integrative Medizin auf. Doch das positive Feedback bedeutete keineswegs, sich auf den wohlverdienten Lorbeeren auszuruhen: Fortlaufend wurde das medizinische Portfolio erweitert. Dr. Françoise Wilhelmi de Toledo lag sehr daran, die Buchinger Methode sowohl diagnostisch als auch therapeutisch weiterzuentwickeln. Unter anderem führte sie Infusionen mit Mikronährstoffen ein, holte profilierte Ernährungsberater zu Vorträgen ins Haus und sorgte dafür, dass alle Ärzte Zusatzqualifikationen im Fachgebiet Ernährungsmedizin erwarben. Darüber hinaus zeigten pädagogische talentierte Köche und Ernährungsberater den Gästen auch ganz praktisch, wie man zu Hause gesund und biologisch vollwertig kocht.

Die Anerkennung dieser umfassenden Neuerungen ließ nicht lange auf sich warten: Als erste Klinik Baden-Württembergs wurde Buchinger Wilhelmi als Lehrklinik für Ernährungsmedizin zertifiziert. Auch weitere Schwerpunkte, die teils durch die Ärzte eingebracht wurden, sorgten für den stetig wachsenden Ruf der Klinik, etwa die zeitgemäße Anwendung von Naturheilverfahren oder eine differenzierte internistische Diagnostik, die während einer Heilfastenkur besonderer Berücksichtigung bedarf.

Sehr wichtig ist Buchinger Wilhelmi, dass der mit dem Heilfasten verbundene Transformationsprozess keinem Schema unterliegt. »Als Freund der individuellen Freiheit ist mir das wichtig«, betont Raimund Wilhelmi. »Jenseits des Dogmas einer gesunden Lebensweise bieten wir einen Platz, an dem man zu sich kommen, mit sich ins Reine kommen kann.«

Damit grenzt er sich gegen den gängigen Optimierungszwang ab, der für viele Menschen heute zusätzlichen Stress bedeutet. »Der Erkenntnisgewinn, den die Gäste bei uns mit nach Hause nehmen, unterscheidet sich vom ›Quantified Self‹«, so seine Differenzierung. »Wir sagen: Tue das, was sich gut anfühlt. Wichtig ist, dass wir zwar den Silberstreif am Horizont aufzeigen und auch einige Wege dahin vorschlagen, dass aber letztlich jeder seinen eigenen Weg finden kann, wenn er auf die Reise geht.«

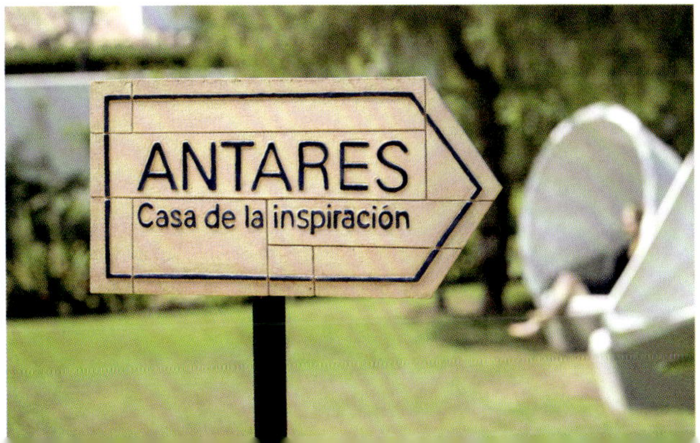

In sich selbst zu ruhen,
mit wenig zufrieden zu sein,
sich nicht mehr abhängig zu
machen von dem,
was andere über uns denken.

GLÜCK

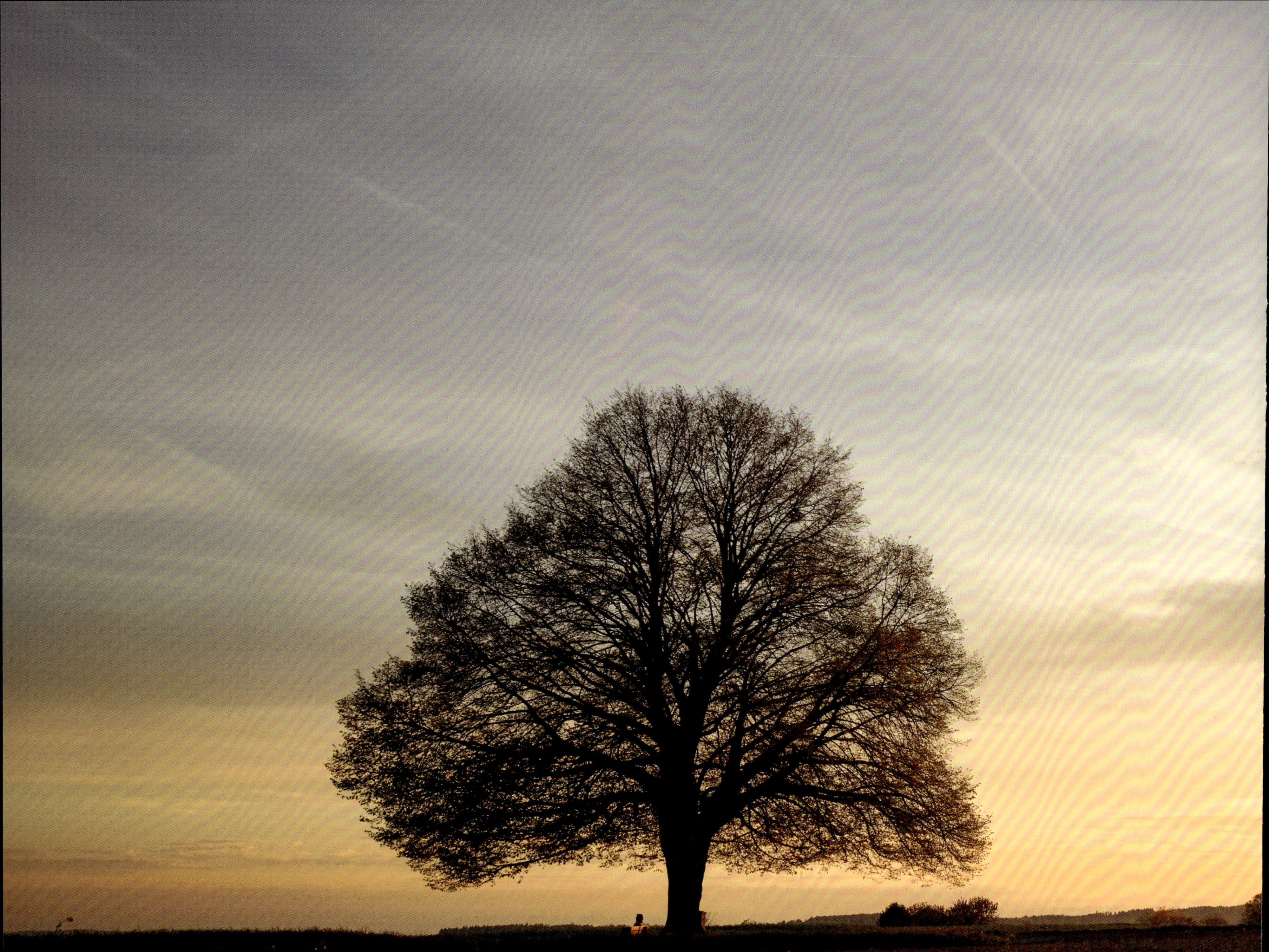

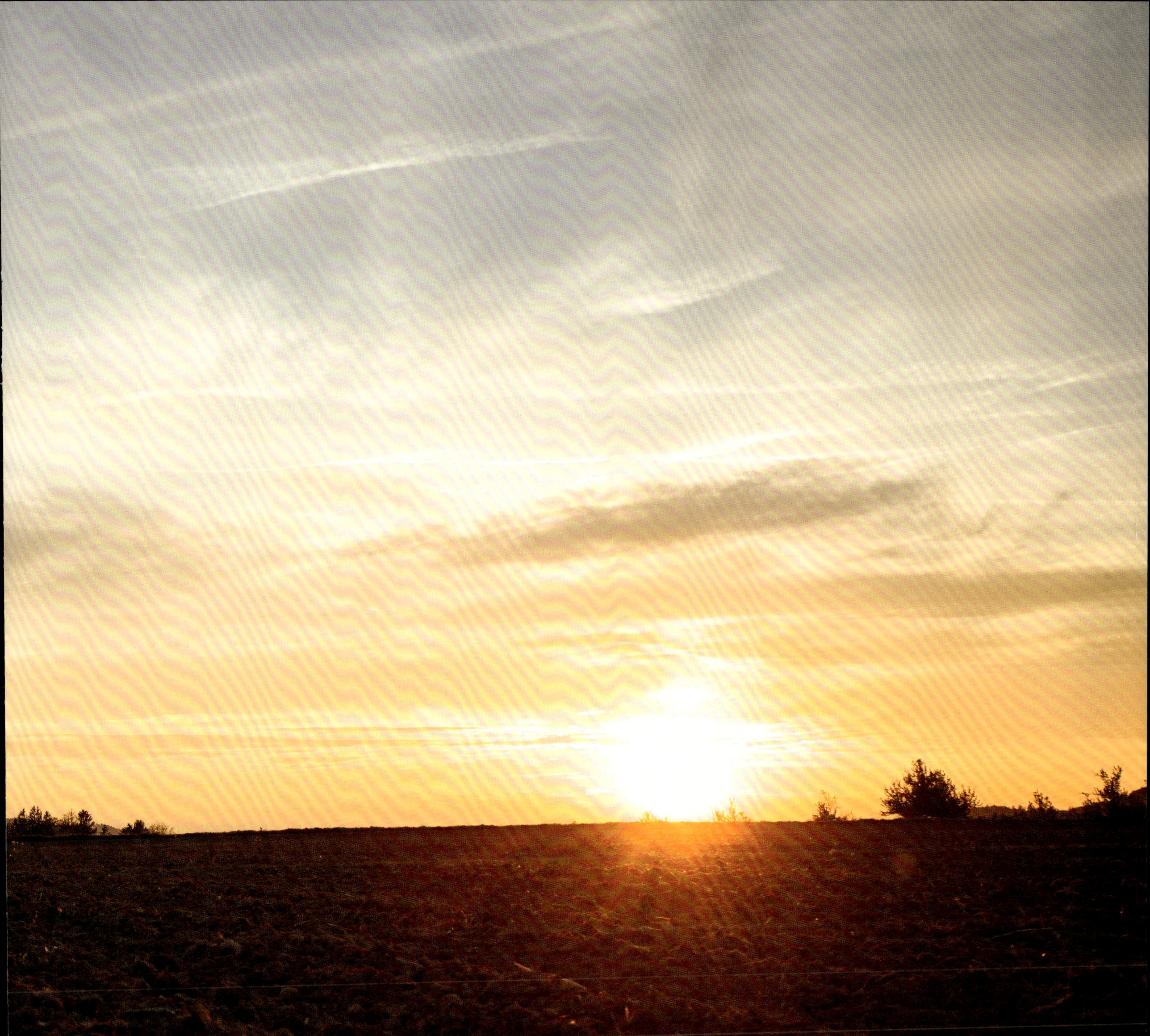

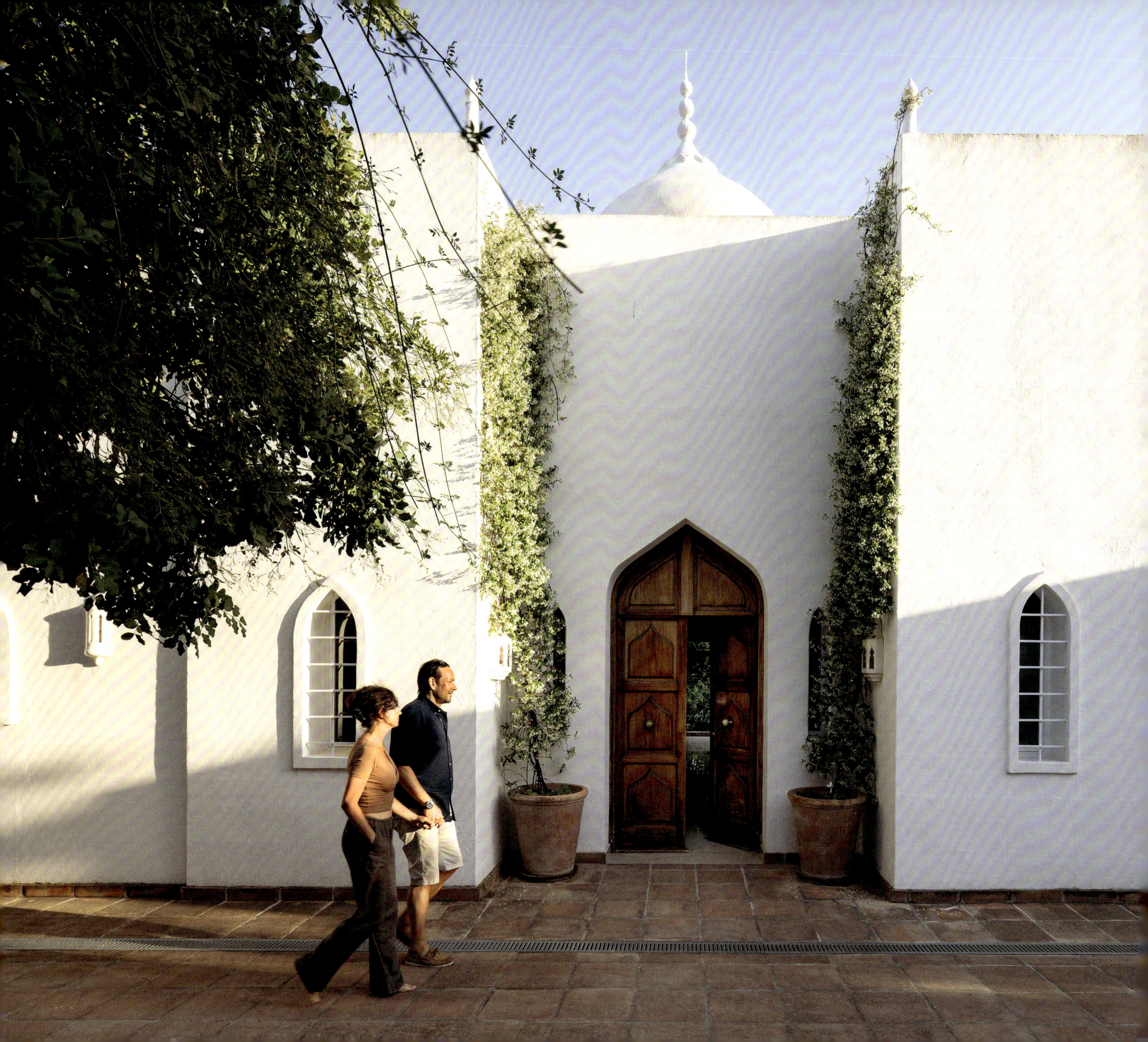

Dieses Gefühl, bei sich angekommen zu sein.

Innere Harmonie erleben, eins sein mit sich und der Welt. All das ist Glück. Eine neue Qualität von Glück, die sich während des Heilfastens einstellt. Kein vergänglicher Rausch, sondern ein dauerhafter Bewusstseinszustand.

In einer Zeit, in der die Glückssehnsucht unaufhörlich wächst, verdient diese positive Wirkung des Heilfastens besondere Aufmerksamkeit. Längst ist Glück zu einer Ideologie geworden, und speziell die konsumistischen Versprechen gaukeln uns vor, wir könnten uns mit dem neuen Auto, der neuen Wohnung oder dem Traumurlaub auch das Glück erkaufen.

Bereits der Psychoanalytiker Erich Fromm stellte allerdings fest: »Glück ist kein Geschenk der Götter, sondern die Frucht innerer Einstellung.« Genau darum geht es beim Heilfasten. Die damit verbundenen Transformationsprozesse führen zu einem veränderten Blick auf sich und die Welt, denn die neue Achtsamkeit für die eigene körperliche Gesundheit lässt nur einen Schluss zu: Auch für mein Lebensglück bin ich selbst verantwortlich.

Die umfassende Dimension dieser Erkenntnis kann durch Meditationen wesentlich vertieft werden. In Überlingen ist seit 2015 alljährlich die französische Journalistin und Autorin Florence Servan-Schreiber zu Gast und bietet eine »Happiness-Week« an. Ihre Glücksseminare beinhalten meditative Übungen, kreative Workshops und Vorträge rund um Themen wie »Dankbarkeit«, »Erfolg« und »Kommunikation«, mit denen sie die positive Stimmung und Zufriedenheit der Teilnehmer stärkt. Auch in Marbella werden schon seit vielen Jahren verschiedene Meditationsformate angeboten. So führte der buddhistische Meister Tulku Lobsang im Frühjahr 2018 Glücksmeditationen im »Haus der Inspiration« durch. Dieses Haus liegt unterhalb der Klinik, dort sind neben dem Yoga-Dojo auch ein maurischer Konzertsaal und das Mal-Atelier untergebracht. Auf einem Grundstück von 4.400 Quadratmetern entstand mit »Antares« ein Ambiente, in dem das existenziell grundlegende Konzept der Inspiration erlebt werden kann. Hier herrscht eine Atmosphäre der Stille und der Harmonie, in der die Therapeuten den Gästen beim Prozess der inneren Selbst- und Wiederfindung zur Seite stehen.

Andalusien war achthundert Jahre lang maurisch. Das wirkt auch heute noch nach – hier im Haus Antares in Marbella.

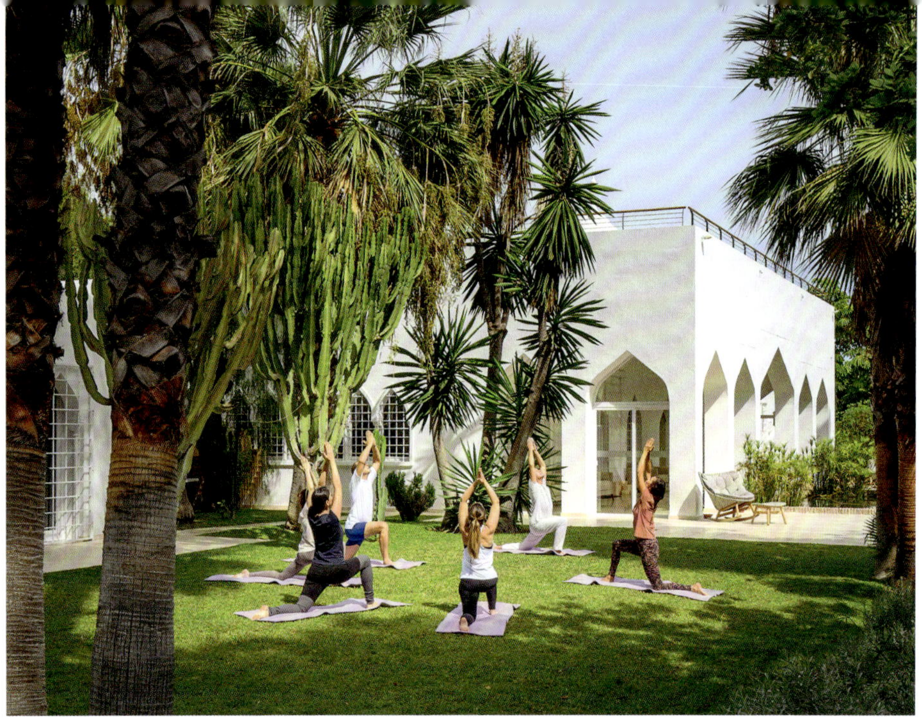

Yoga an der frischen Luft vor dem »Haus der Inspiration« in Marbella.

Im Alltag würde man sich solchen Themen wohl eher selten öffnen. Fastende hingegen sind durchlässiger, aufnahmefähiger, weniger mit materiellen Vorgängen behaftet. Die Sinne wirken wie freigespült, das Erleben wird tiefer, Träume und Emotionen sind stärker zu spüren.

»Die Inspiration ist für uns, bei Buchinger Wilhelmi, von grundlegender Bedeutung, um ganzheitlich und gesund zu leben«, erläutert Victor Wilhelmi das Konzept des »Antares«-Teams. »Wäre das Leben eine von Sternen erleuchtete Nacht, dann wäre die Inspiration die Sternschnuppe, die plötzlich auftaucht und wieder verschwindet und damit eine Spur hinterlässt, die unser ganzes Leben prägen kann.«

Dies ist der Gewinn, der im Verzicht liegt: Verlorenes Körpergewicht wird durch inneres Wachstum aufgewogen. Manche Gäste nennen es »Coming Home«, andere »Aufwachen«. Nicht etwa Entsagung ist das Ziel, sondern Erfüllung. Dafür genügt schon die Wanderung bei Sonnenaufgang, der Blick in die Natur, die neue Leichtigkeit, körperlich wie seelisch: in sich selbst zu ruhen, mit wenig zufrieden zu sein, sich nicht mehr abhängig zu machen von dem, was andere über uns denken.

Man kann gar nicht genug betonen, wie sehr das Heilfasten den Menschen in seinem gesamten Lebensentwurf verändert. Jenseits der Happiness-Industrie stellen sich tiefere feinere Glücksgefühle ein. Das ist sogar wissenschaftlich belegt. Im Herbst 2015 startete Dr. Françoise Wilhelmi de Toledo mit der Berliner Charité eine groß angelegte Studie, die mit fast 1.500 Teilnehmern vermutlich die weltweit umfangreichste ihrer Art ist. Gemeinsam mit den Ärzteteams der Kliniken in Überlingen und Marbella sowie mit Prof. Andreas Michalsen, Inhaber der Stiftungsprofessur für klinische Naturheilkunde der Charité Berlin, sollten die Auswirkungen des Buchinger Wilhelmi Programms dokumentiert werden. Neben der Sicherheit und der therapeutischen Wirksamkeit des Fastens untersuchte man, wie der Aufenthalt respektive das Programm bei Buchinger Wilhelmi von den Gästen auf der psychisch-seelischen Ebene wahrgenommen wird. Die Ergebnisse belegen nicht nur eine eklatante Verbesserung der körperlichen Gesundheit, auch die verbesserte geistige und seelische Ausgeglichenheit wurde durch die Studie bestätigt. Dieser Nachhaltigkeitseffekt ist ein besonderes Plus des Heilfastens und das Resultat einer umfangreichen spirituellen und geistigen Betreuung – ein Markenzeichen von Buchinger Wilhelmi. Heilfasten ist eben keine Diät, auf die der berüchtigte Jo-Jo-Effekt folgt, sondern ermöglicht eine grundlegende Transformation.

»Buchinger Wilhelmi hat mein Leben verändert«, sagt etwa ein langjähriger Gast aus New Hampshire, USA. »Es geht hier um das ›Resetting‹, das Neu-Ausrichten. Für mich bedeutet es – wenn man ein sehr aktives Leben führt und nicht viel Zeit hat zum Nachdenken, und wenn man, wie die meisten von uns, außerdem sozialen Druck hat, Freunde trifft, ausgeht – dass man immer wieder einen Schritt zurücktritt und von allem Abstand nimmt.«

»Wäre das Leben eine von Sternen erleuchtete Nacht,
dann wäre die Inspiration eine Sternschnuppe,
die plötzlich auftaucht und wieder verschwindet
und damit eine Spur hinterlässt,
die unser ganzes Leben prägen kann.«

VICTOR WILHELMI

*»Stimuliere den Geist und die Seele,
und der Körper beruhigt seine Forderungen.«*

DR. FRANÇOISE WILHELMI DE TOLEDO

Ein anderer Gast, dessen Rheuma durch das Heilfasten geheilt wurde, erzählt: »1967 las meine Mutter einen Artikel über die Klinik Buchinger am Bodensee. Ein Jahr später (...) packte sie und fuhr nach Überlingen, völlig unwissend, was auf sie zukommen würde. Es war ein totaler Erfolg. Heute, mit achtzig Jahren, spricht sie von einer Revolution sowohl in ihrem persönlichen Leben als auch in ihren Lebensgewohnheiten.«

Prof. Dr. Miriam Bredella, Radiologin am Massachusetts General Hospital und Professorin an der Harvard Medical School, resümierte nach einer Heilfastenkur bei Buchinger Wilhelmi: »Von Tag zu Tag ging es mir immer besser. Ich hatte viel Energie, machte Yoga, Pilates, und das Highlight meines Tages war die Wanderung am Morgen.«

Für den langfristigen Erfolg sind Motivation und der bewusste Umgang mit den eigenen Emotionen wesentliche Komponenten. Am leichtesten gelingt der Wandel, wenn die Ziele intrinsisch motiviert sind, also mit Spaß und Leidenschaft verfolgt werden, weil deren Sinnhaftigkeit erkannt wurde: Mehr Gesundheit bedeutet auch mehr Lebenslust.

Um das Erreichte zu bewahren, wird schon während der Kur alles dafür getan, die Gäste auf ihre Rückkehr in den Alltag vorzubereiten. Paradigmatisch dafür steht etwa die Vortragsreihe »Trimming down for a lighter life – Leichter leben« von Dr. Lisa Green, Psychologin bei Buchinger Wilhelmi in Überlingen. Ihre Vorträge unterstützen die Gäste dabei, auch künftig klassische psychologische Fallen zu vermeiden, damit sie weiterhin ein leichteres, glücklicheres Leben führen. Wichtige Bedürfnisse, etwa nach sozialen Kontakten oder einer glücklichen Partnerschaft, können erst dann erfüllt werden, wenn man sie nicht mehr automatisch mit Essen beantwortet. Physiologischen Hunger von emotional motiviertem Hunger unterscheiden zu lernen und die eigenen Emotionen differenziert wahrzunehmen, sind daher notwendige Lernschritte für das angestrebte Glück.

Der Erkenntnisgewinn ist fundamental: Soziale Interaktionen, eine aktive Freizeitgestaltung, die Vereinfachung des überkomplexen Lebens und inspirierende Gedanken sind eine Glücksgarantie. »Stimuliere den Geist und die Seele, und der Körper beruhigt seine Forderungen«, beschreibt Dr. Françoise Wilhelmi de Toledo diesen inneren Switch. Ihr Rat: »Nicht essen, wenn man nicht hungrig ist, und aufhören, wenn man satt ist. Mehr Lebensfreude aus anderen Quellen als aus Essen und Trinken schöpfen, zum Beispiel aus Natur, Spiritualität, Kultur und Beziehungen.«

Auch der Wunsch, sich zu belohnen oder zu genießen, muss nicht mehr über das Essen ausagiert werden. Ein wichtiger Gesichtspunkt ist hier die sogenannte »Selfcare« – die Achtsamkeit sich selbst gegenüber. Während der Heilfastenkur lernt man, sich möglichst oft etwas Gutes zu tun, seien es ausreichender Schlaf oder Bewegung, vertrauensvolle Gespräche oder entspannende Massagen.

Es gehört zu den besonderen Schwerpunkten der Buchinger Wilhelmi Kliniken, dass sich der Gewinn von Lebensqualität und Lebenslust auch in den umfangreichen Begleitprogrammen widerspiegelt. Heilfasten ist keine Spaßbremse, so die Message, vielmehr ist es der Weg zu einem glücklichen Grundgefühl. Das belegt unter anderem das Tanzangebot beider Kliniken. Es beruht auf der Beobachtung, dass man sich durch die uralte Form der Bewegung zur Musik mit seinem Innersten verbinden kann. Durch Tanzworkshops wird erreicht, dass man seinen Körper besser spürt, das Herz öffnet und den Geist befreit. Auch beim Zumba, einer Kombination aus Tanz und Aerobic, geht es um lustvolle Bewegung im Einklang mit Körper, Geist und Seele, genauso wie bei den klassischen lateinamerikanischen Tänzen Salsa, Rumba und Cha-Cha-Cha.

Wer am Ende der Heilfastenkur mit solch beschwingten Eindrücken den Heimweg antritt, hat beste Chancen auf eine dauerhafte Veränderung. Denn positive Erlebnisse während des Heilfastens stärken die sogenannte Selbstwirksamkeitserwartung, eine der wichtigsten Ressourcen für die gesundheitsfördernde Lebensstiländerung. Die Erfahrung, dass man bewusst das eigene gewohnte Verhalten beeinflussen kann, führt zur Überzeugung, dass man in der Lage ist, eine dauerhafte Modifikation seines Lebensstils vorzunehmen.

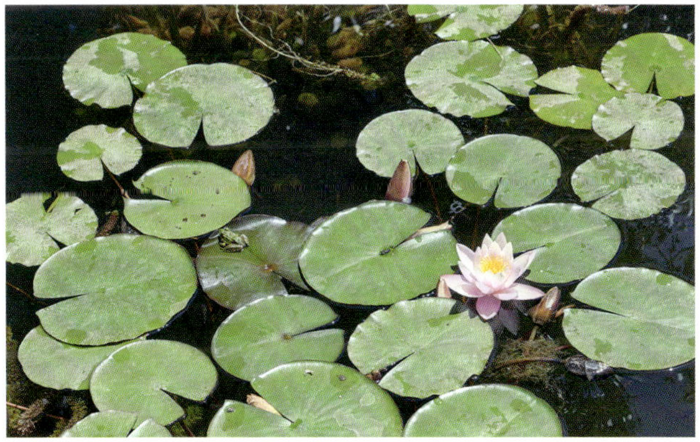

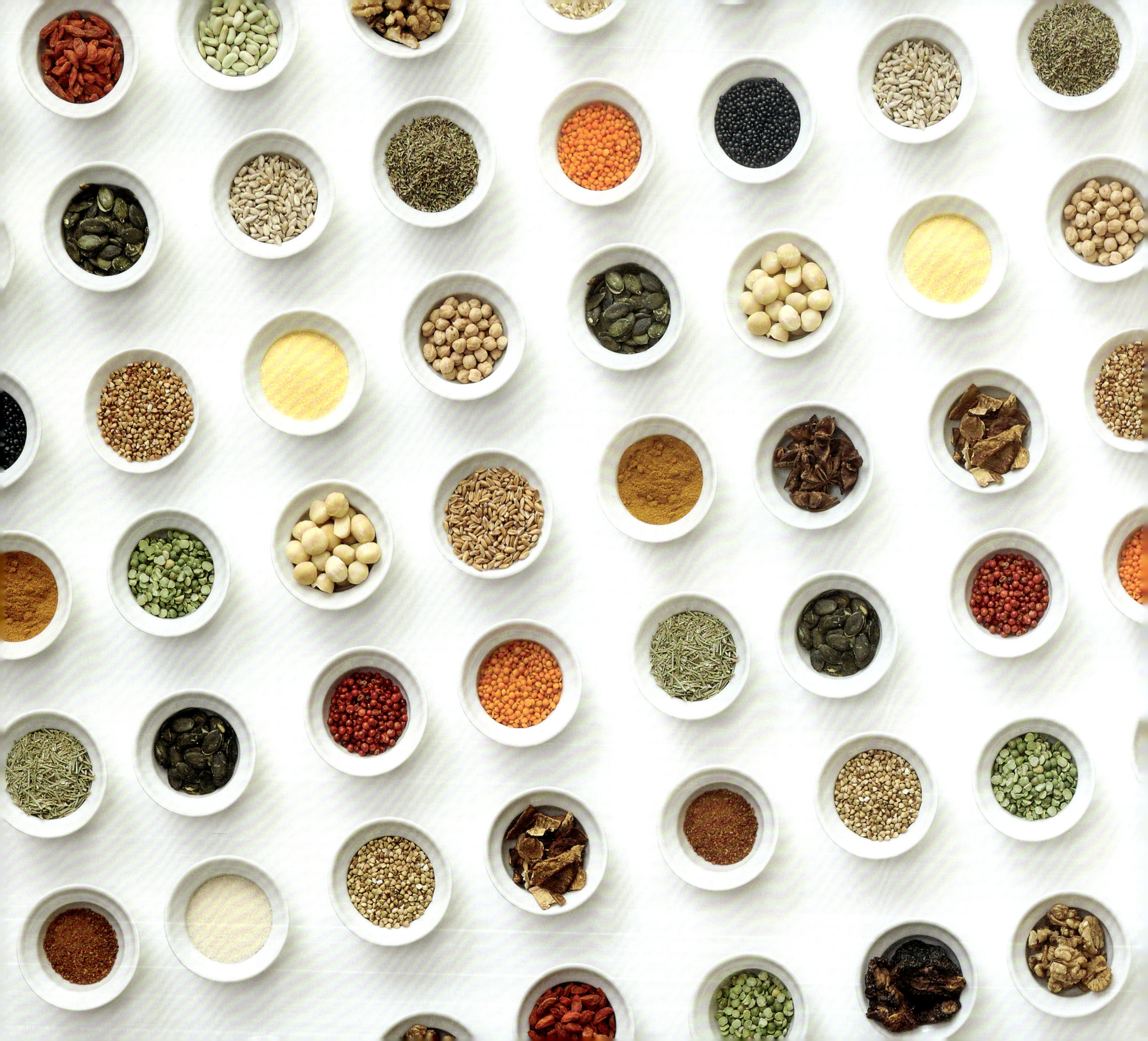

Das betrifft natürlich besonders die Ernährung. Nichts wäre niederschmetternder, als gleich nach der Heilfastenkur wieder in ungesunde Essgewohnheiten zurückzufallen. So seltsam es klingt: Auch Erwachsene müssen lernen, »richtig« zu essen. Bei Vorträgen und Lehrküchen bis hin zu individuellen Kochstunden können sich die Gäste über eine gesunde, schmackhafte und vollwertige biologische Ernährung informieren. Dem kommt entgegen, dass die Überlinger Klinik die weltweit erste nach dem Demeter Standard zertifizierte Klinik ist.

Für die Zeit danach gibt ein engagiertes Team aus Diätassistenten, Köchen und Ernährungsberatern wertvolle Anregungen. Im Vordergrund stehen dabei Antworten auf häufig wiederkehrende Fragen: Was tun, wenn ich oft geschäftlich in Restaurants essen muss? Wie vermeide ich zu üppige Mahlzeiten, wenn ich eingeladen bin?

Hier erschließen sich gleich mehrere Möglichkeiten. Einen Ausgleich für zu fette und hochkalorische Speisen schafft man beispielsweise durch einen Fastentag pro Woche. Oder man legt einen Karenztag ein, an dem man sich auf wenige biologisch hochwertige Nahrungsmittel beschränkt.

Auch das Intervallfasten ist eine gute Option. Dabei handelt es sich um eine absolut natürliche Methode, da unsere Vorfahren oft nur einmal am Tag Nahrung zu sich nahmen. Brachte die Jagd keine Beute, gab es keine Alternative zum zeitweisen Hungern. »Der menschliche Körper ist besser ausgerüstet für den Mangel als für den Überfluss an Nahrung«, stellte schon Dr. Heinz Fahrner, früherer Chefarzt in Überlingen, fest.

2016 startete das Programm »Feel well after Buchinger«, bei dem eine Ernährungsberatung den Gästen nach dem Aufenthalt per Telefon oder Videocall zur Seite steht und fachkundige Unterstützung bei der »Landung im Alltag« gibt, etwa mit personalisierten Ernährungsplänen. In Zusammenarbeit mit der Abteilung Psychotherapie werden auch Rescue-Gespräche in Krisenzeiten angeboten.

»Der menschliche Körper ist besser ausgerüstet für den Mangel als für den Überfluss an Nahrung.«

DR. HEINZ FAHRNER

Nur über das Essen zu sprechen, reicht allerdings nicht aus, um den Kurerfolg aufrechtzuerhalten. Nachhaltiger ist es, wenn man sich mit den eigenen Sinnen überzeugt, dass Gesundes weder viel Arbeit macht noch fade schmecken muss. Aus diesem Grund hat Dr. Françoise Wilhelmi de Toledo bereits in den Achtzigerjahren eine Lehrküche ins Leben gerufen. Ganz zwanglos und äußerst genussvoll wird hier auf die langfristige Ernährungsumstellung vorbereitet.

Am günstigsten sind die Lernprozesse während der »Aufbautage«. Sie waren von Anfang an kennzeichnend für die Buchinger Methode: Fastende müssen mindestens über vier Tage langsam »aufbauen«, das heißt, nach und nach wieder feste Nahrung zu sich nehmen, bevor sie die Kur abschließen. In der Lehrküche wird dann zum Beispiel gezeigt, wie man ein Dressing in weniger als fünf Minuten zubereitet. So wird ein Salat im Handumdrehen zur lustvollen und leckeren Mahlzeit.

Nicht kasteien, sondern genießen, heißt die Devise, denn nur so klappt es mit der Veränderung. Schlechtes Gewissen, Entsagung und Verbote würden eher das Gegenteil bewirken. Aber wer könnte schon den Gerichten von Chefkoch Hubert Hohler in der Überlinger Klinik widerstehen? Er war Mitbegründer und Erster Vorsitzender des Slow Food Convivium Bodensee und ist Mitglied der Südland-Köche, die er mit seiner farbigen vegetarischen Küche inspiriert: immer frisch und ausschließlich mit regionalen Produkten zubereitet. Konserven, Convenience- und Tiefkühlprodukte sind bei Buchinger Wilhelmi tabu; sogar das Mehl für das Brot wird frisch gemahlen.

Auch in Marbella werden die berühmten Buchinger Rezepte zubereitet, auf die spanische Art des Chefkochs Fernando Sánchez und seines Teams. 2017 startete Victor Wilhelmi dort das Projekt »CSA – Clinic Supported Agriculture«. In Zusammenarbeit mit spanischen Bio-Bauern, die ausschließlich für Buchinger Wilhelmi arbeiten, kommt seither täglich frisches, lokal produziertes Gemüse und Obst höchster Qualität auf den Tisch. Für die Gäste bedeutet das zum einen, Lebensmittel mit besten Nährstoffen und frei von jeglichen Pestiziden zu genießen, zum anderen können sie etwas überaus Wertvolles völlig neu entdecken: den authentischen, puren Geschmack frischen Obsts und Gemüses. Regelmäßig besuchen die Gäste die Landwirte und lassen sich den Anbau »ihrer« Lebensmittel zeigen.

Ob in Überlingen oder Marbella, jede Mahlzeit wird mit Liebe gekocht und nicht weniger liebevoll vom Serviceteam serviert. Etwa dreißig Prozent der Gäste fasten übrigens nicht, sondern genießen die kreative vegetarische Bio-Gourmetküche. Die Menüs können in verschiedenen Kalorienmengen gewählt werden: Vollkost, 1.200 oder 800 Kalorien. Das ist eine sinnvolle Alternative zur absoluten Kalorienreduktion, etwa, wenn es medizinische Kontraindikationen für das Fasten gibt – was sehr selten der Fall ist –, wenn Gäste vielleicht nur wenige Tage Zeit haben oder sich Schritt für Schritt mit gesünderen Ernährungsweisen vertraut machen möchten.

Da Buchinger Wilhelmi stets mit der Zeit geht, spielt auch das Internet eine immer größere Rolle für die Begleitung nach der Heilfasten-Kur. Seit 2018 finden Interessierte auf dem hauseigenen YouTube-Kanal zahlreiche Informationen wie Rezepte, Tipps zur Zubereitung von verschiedenen Grundnahrungsmitteln, Einkaufslisten der vorgestellten Gerichte, aber auch Vorträge, Reportagen und Dokumentation zum Thema Fasten.

Der medizinische Nutzen des Fastens ist mittlerweile bei den unterschiedlichsten Krankheiten belegt, seien es Stoffwechselerkrankungen, Erkrankungen des Herz-Kreislauf-Systems, chronisch entzündliche Erkrankungen des Bewegungsapparates oder schwerere Zellerkrankungen mit komplexerem Verlauf. Mit Letzteren beschäftigt sich Prof. Valter Longo, Professor für Gerontologie und Biologie an der University of Southern California, wo er bereits ermutigende Ergebnisse erzielt hat. Er ist Preisträger des Maria Buchinger Preises, referiert regelmäßig auf den Überlinger Fastenkongresse und steht in engem Austausch mit den Ärzten von Buchinger Wilhelmi.

Unter der Leitung von Dr. Françoise Wilhelmi de Toledo arbeiten die medizinischen Teams in Überlingen und Marbella daran, die Ergebnisse von Prof. Longo mit den Erfahrungen von Dr. Catherine Kousmine und Dr. David Servan-Schreiber zusammenzuführen und in die Behandlung einfließen zu lassen. Die einzelnen Programme werden im persönlichen Arzt-Patienten-Gespräch festgelegt und stützen sich auf verschiedene Elemente: frisch zubereitete vegetarische Ernährung, individuell nach Verträglichkeit abgestimmt, in Kombination mit Fasten oder kalorischer Restriktion. Des Weiteren die Supplementierung von Mikronährstoffen, Programme zur körperlichen Bewegung, Stimulierung der physiologischen Ausscheidungsprozesse über Darm, Leber, Nieren, Lunge und Haut, Strategien zum Schutz vor Umweltgiften und die Herstellung der emotionalen Balance.

Prof. Valter Longo von der University of Southern California erhält den Maria Buchinger Preis.

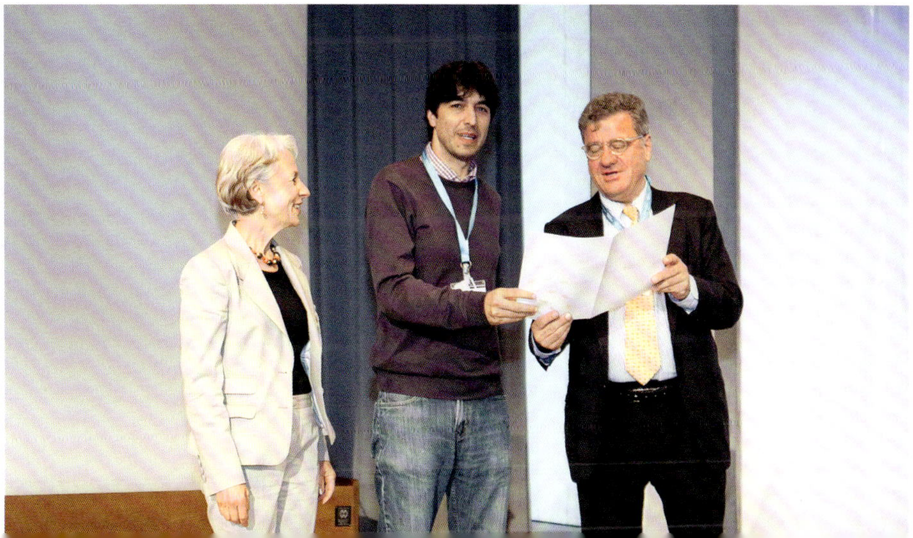

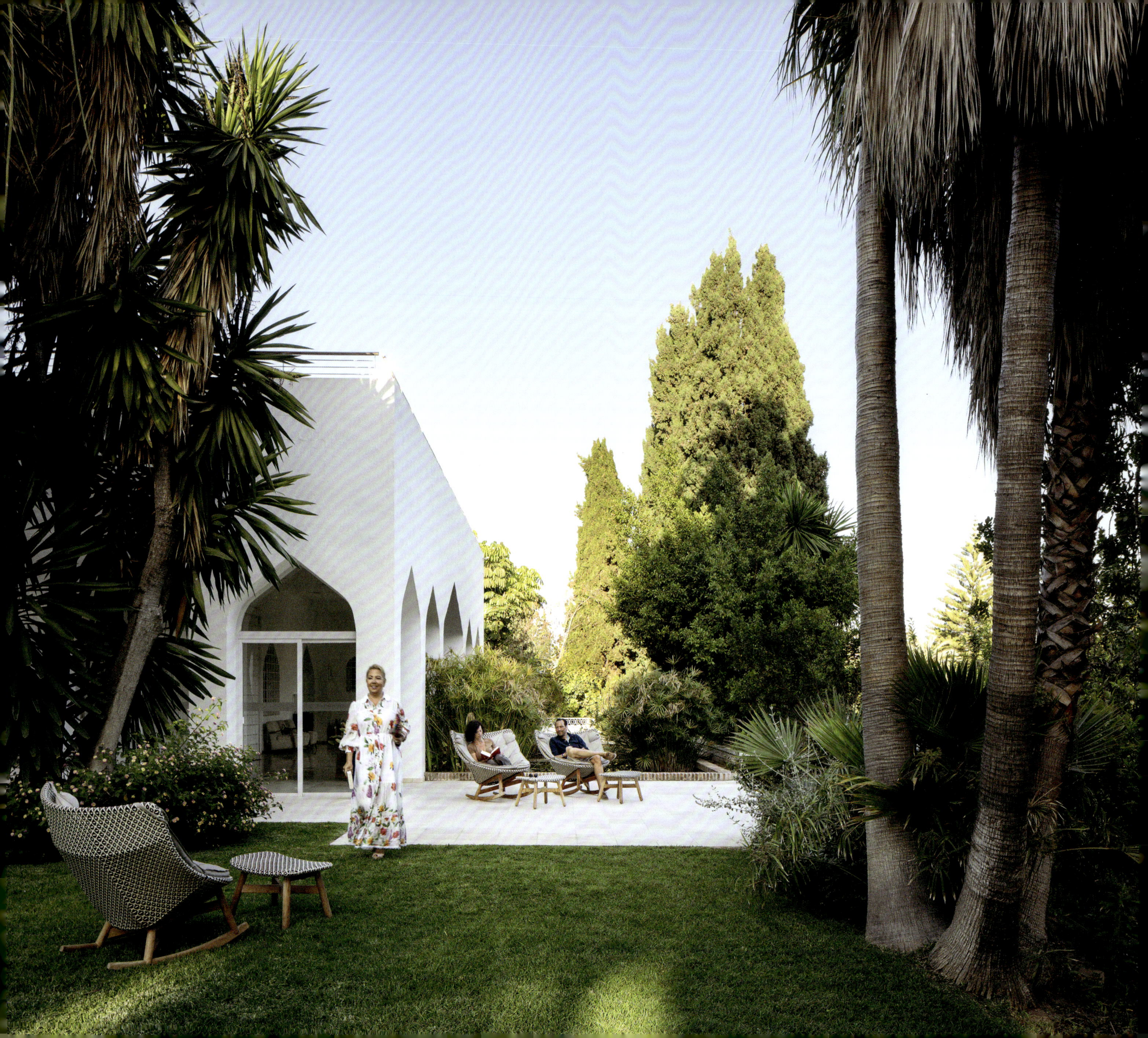

Jenseits solcher Forschungsergebnisse ist das Buchinger Wilhelmi Heilfasten eine der wirkungsvollsten Methoden gesundheitlicher Prävention. Damit entspricht es einer Forderung der WHO, angesichts der eklatanten Zunahme chronischer Erkrankungen wie Adipositas, Diabetes, kardiovaskulärer Krankheiten und Rheuma müsse es mehr Angebote geben, »den ständigen Zustand körperlichen, psychisch-seelischen und sozialen Wohlbefindens« zu erlangen.

Davon sind wir allerdings noch weit entfernt. Die Lebenserwartung hat sich zwar erhöht, doch eher durch den vermehrten Einsatz teurer Medikamente und aufwendiger Hightech-Medizin als einer wahren Verbesserung der Gesundheit wegen. Demgegenüber ist das Heilfasten eine sinnvolle Behandlungsalternative zum leitliniengesteuerten Umgang mit chronischen Krankheiten, der unsere Gesundheitssysteme an ihre Belastungsgrenze bringt – ganz abgesehen davon, dass der einzelne Mensch mit seinen seelischen Bedürfnissen ignoriert wird.

Einen speziellen Tipp hat Buchinger Wilhelmi für alle, die sich den positiven Wandel während einer Heilfastenkur wünschen: das Führen eines Fasten-Tagebuchs. Darin kann man all die Erkenntnisse eintragen, die einem während der Fastenzeit zuteilwerden. Wofür bin ich dankbar? Welche Gefühle habe ich nie zugelassen? Was liegt mir auf dem Herzen? Was möchte ich ändern? In welchen Bereichen möchte ich mich weiterentwickeln? Worin sehe ich den Sinn meines Lebens? Für den Austausch über diese Fragen bieten die therapeutischen Mitarbeiter von Buchinger Wilhelmi jederzeit begleitende professionelle Unterstützung an.

Gerade für die Zeit nach der Kur ist das Fasten-Tagebuch eine große Hilfe. Insbesondere dann, wenn man drauf und dran ist, in alte Verhaltensmuster zurückzufallen, erinnert es an das Erreichte. Auf diese Weise wird das Fasten-Tagebuch zum persönlichen Motivationsbeschleuniger. Einschränkende Gedankenmuster gelangen ins Bewusstsein, um bearbeitet zu werden. Vergessene Wünsche und Sehnsüchte können wiederbelebt, berücksichtigt, integriert oder losgelassen werden.

Die Folge dieser Veränderung ist der liebevolle und wahrhaftige Kontakt zu sich selbst, der im Alltag neue Verhaltensweisen, Einstellungen und Beziehungsmuster mit sich bringt. Auf eindringliche Weise schilderte der peruanische Literatur-Nobelpreisträger Mario Vargas Llosa diese Veränderung: »In Marbella entdeckte ich, dass ich einen Körper hatte, dass er sehr wichtig war und ich ihn kennenlernen und rücksichtsvoll behandeln musste. Denn von diesem Körper hängt nichts Geringeres ab als das tägliche Glück oder Unglück. Ich glaube, das ist eine der großen Lehren der Klinik Buchinger Wilhelmi.«

Wenn uns erst einmal
die Augen geöffnet werden,
was wir wirklich brauchen,
verlieren so einige
Alltagsrituale ihren Reiz.

AUSBLICK

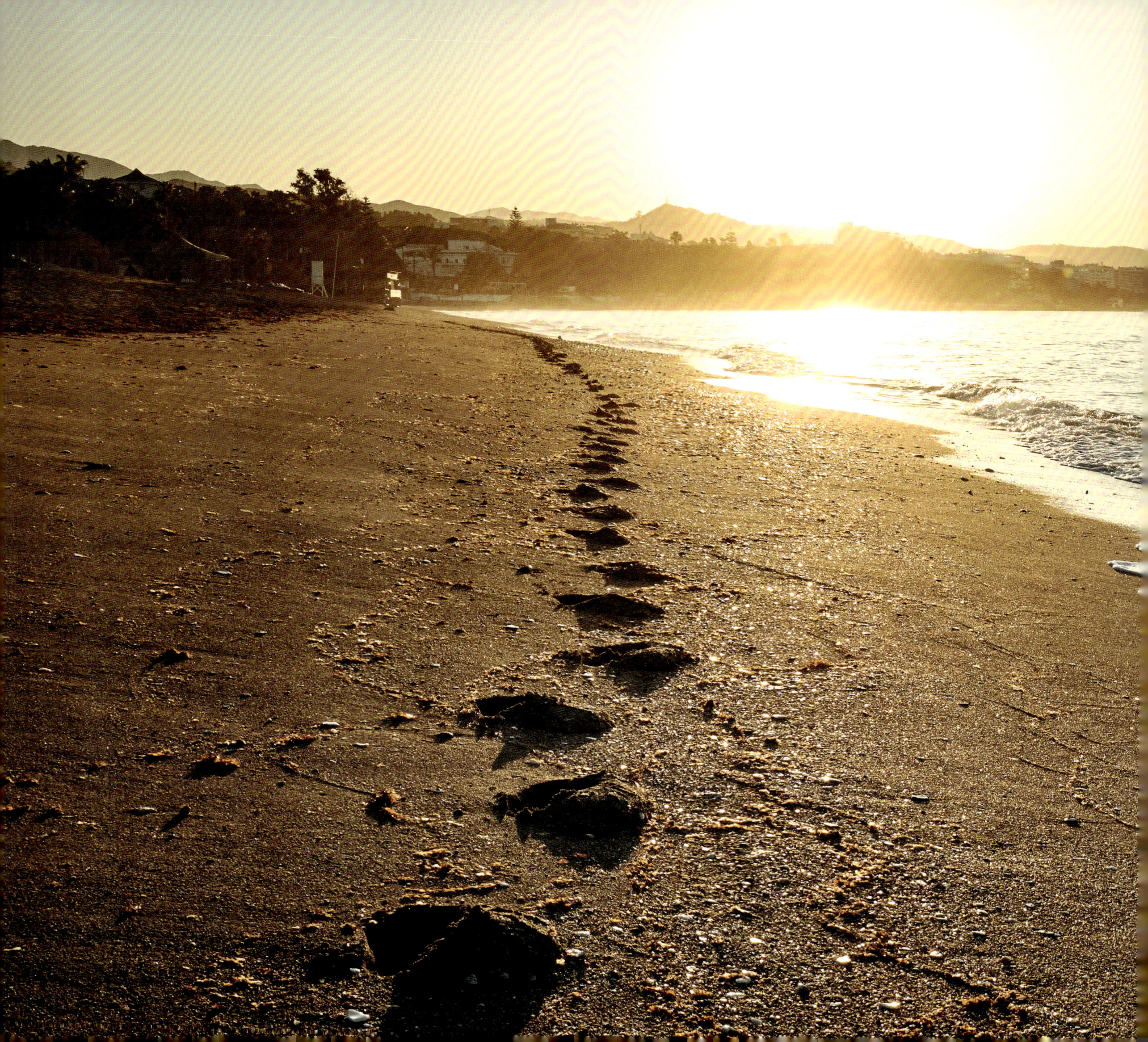

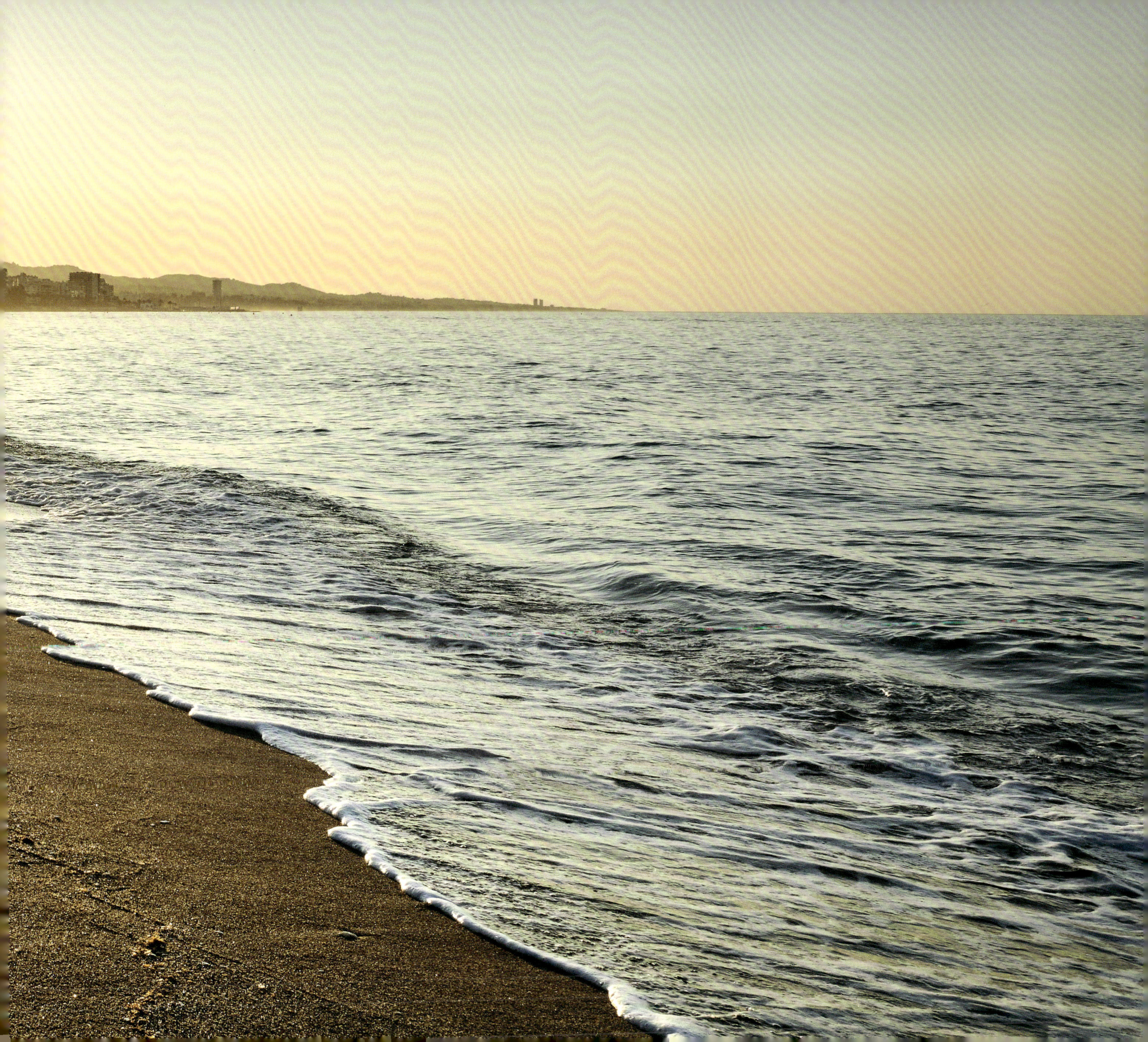

Nirgends wird das Umdenken durch eine Heilfastenkur so eindringlich bewusst wie bei der Rückkehr nach Hause.

Plötzlich sieht man alles mit neuen Augen. Das Schöne und Vertraute der gewohnten Umgebung ebenso wie die Sollbruchstellen. Wenn uns erst einmal die Augen geöffnet werden, was wir wirklich brauchen, verlieren so einige Alltagsrituale ihren Reiz. Nein, ich möchte dem Arbeitsstress nicht mehr mit Schokolade begegnen. Auch auf das Salzgebäck und den Rotwein kann ich leichten Herzens verzichten. Ich achte jetzt auf mich und meine Gefühle, lege Pausen ein, finde neue Formen der Entspannung und Belohnung und integriere sie in mein Leben.

Viele Gäste von Buchinger Wilhelmi berichten von solchen Erlebnissen. Nach der Kur fühlen sie sich hochmotiviert, regelmäßige Bewegung, gesunde Ernährung und ein ausgewogenes Verhältnis von Arbeit und Freizeit zu etablieren. Oft sind es dann schon die scheinbar kleinen Dinge, die große Änderungen nach sich ziehen: Dehnübungen am Morgen, kurze Spaziergänge in der Mittagspause, eine halbe Stunde Yoga am Abend. Und natürlich ein völlig verändertes Essverhalten.

Das morgendliche Marmeladenbrötchen, hastig zwischen Tür und Angel verschlungen, ist passé. Stattdessen wird für das Frühstück genug Zeit eingeplant, um ganz bewusst ein leckeres Müsli mit frischen Früchten zu genießen. Auch der Appetit auf ein fett- und kohlehydratreiches Mittagessen ist verflogen. Lieber isst man einen Salat oder eine Gemüsesuppe. Mit der angenehmen Nebenwirkung, dass man sich danach viel tatkräftiger fühlt als nach einem schweren Mahl, da der Körper nicht mehr einen Großteil seiner Energie für die Verdauung aufwenden muss.

Ein leichtes Abendessen offenbart ebenfalls einige Vorteile. Danach hat man mehr Lust auf inspirierende Aktivitäten, statt träge vor dem Fernseher wegzudämmern. Ein wacher Geist in einem unbeschwerten Körper möchte lieber lesen, Freunde treffen oder mit dem Partner einen Tangokurs belegen. Außerdem schläft man nachts wesentlich besser als mit einem übervollen Magen. Nicht zuletzt weiß man jetzt, dass der Körper im Schlafmodus weniger Fett verbrennen kann, was sich bei schweren Abendmahlzeiten schnell auf der Waage bemerkbar macht.

All diese neuen Einsichten basieren auf der Erfahrung des psychologisch begleiteten Heilfastens, abgerundet durch die Aufbautage und das in der Lehrküche Gelernte. Man muss es einfach selbst erlebt haben, was die ganzheitliche Transformation bewirkt: wie frei man sich fühlt, wie leicht, und wie befriedigend es ist, neue Prioritäten für ein glücklicheres Leben zu setzen.

Um die vielen positiven Effekte der Heilfastenkur weiterhin zu erhalten, bietet Buchinger Wilhelmi seit einiger Zeit die »Fastenbox« an. Es ist ein medizinisch austariertes Programm, mit dem man über eine Zeitspanne von fünf Tagen die Reset-Taste drücken kann. Konkret enthält die Fastenbox eine ausführliche Anleitung sowie pflanzliche Nahrungsmittel, die sehr wenige Kalorien und Kohlehydrate, dafür einen hohen Anteil gesunder Fette und hochwertiger Proteine enthalten. Das stoffwechselaktivierende und revitalisierende Programm dient dazu, den Körper zu entgiften und auch nach der Heilfastenkur das Gewicht zu halten.

Auch in Marbella verehrt man noch die Gründer Dr. Otto Buchinger, Helmut Wilhelmi und Maria Buchinger Wilhelmi.

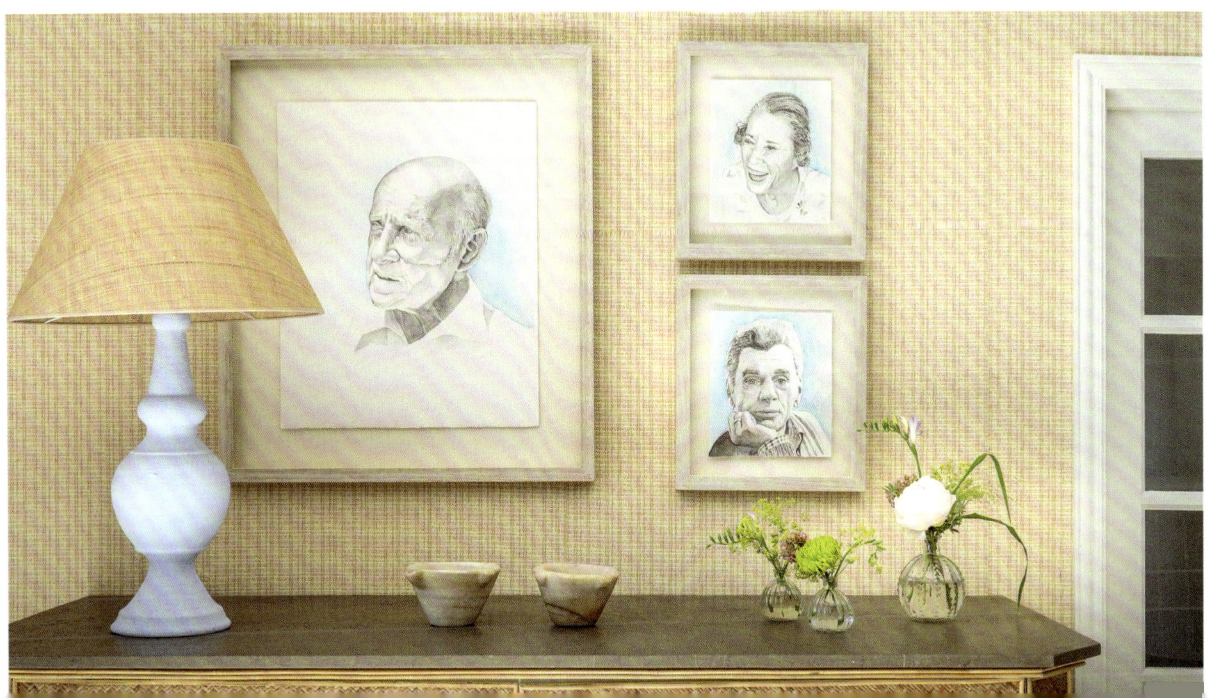

Die Idee zu dieser Fastenbox hatten die Brüder Victor und Leonard Wilhelmi, gemeinsam mit ihrer Cousine Katharina Rohrer-Zaiser. Die medizinische und ernährungsphysiologische Leitung hat Dr. Françoise Wilhelmi de Toledo. Küchentechnisch zusammengestellt wurde sie von Hubert Hohler. Ein weithin sichtbares Zeichen dafür, dass nunmehr die vierte Generation von Buchinger Wilhelmi, unterstützt von den erfahrenen Praktikern, neue Akzente setzt.

Alle drei genossen ganz unterschiedliche Ausbildungen. Katharina Rohrer-Zaiser studierte Marketing in Stuttgart, Victor Wilhelmi besuchte die Hotelfachschule in Lausanne und die IESE in Barcelona, Leonard Wilhelmi studierte International Business Management in St. Gallen. Neben dem Interesse an der Fortführung des Buchinger Wilhelmi Konzepts eint sie ein achtzehnmonatiges Trainee-Programm in den verschiedensten Bereichen der Buchinger Wilhelmi Kliniken, auf das Raimund Wilhelmi großen Wert legte.

Victor Wilhelmi und Katharina Rohrer-Zaiser übernahmen 2018 die Leitung der Klinik in Marbella. »Es ist eine ganz wichtige Grundlage für unseren Erfolg, dass wir ein Familienunternehmen sind«, sagte Katharinas Vater Claus Rohrer damals. »Dadurch können wir jetzt den Geist und die Werte, die wir vertreten, an die vierte Generation weitergeben.«

Es ist eben ein großer Unterschied, ob man den berühmten Buchinger Spirit als Quereinsteiger kennenlernt oder ob man ihn als biografische Prägung verinnerlicht hat. So betont Katharina Rohrer-Zaiser: »Wir haben Maria Buchinger noch sehr aktiv erlebt, als Großmutter, aber auch als Senior-Direktorin. Dadurch haben wir sehr viel mitbekommen – vom Ursprung, was Fasten alles kann und warum es so wichtig ist, sich um jeden Patienten individuell zu kümmern. Wenn wir mit Gästen sprechen, sagen sie uns: Man spürt es, man spürt irgendwie Maria. Es hat alles noch ihre Handschrift, bewahrt das bitte.«

»Dadurch können wir jetzt den Geist und die Werte, die wir vertreten, an die vierte Generation weitergeben.«

CLAUS ROHRER

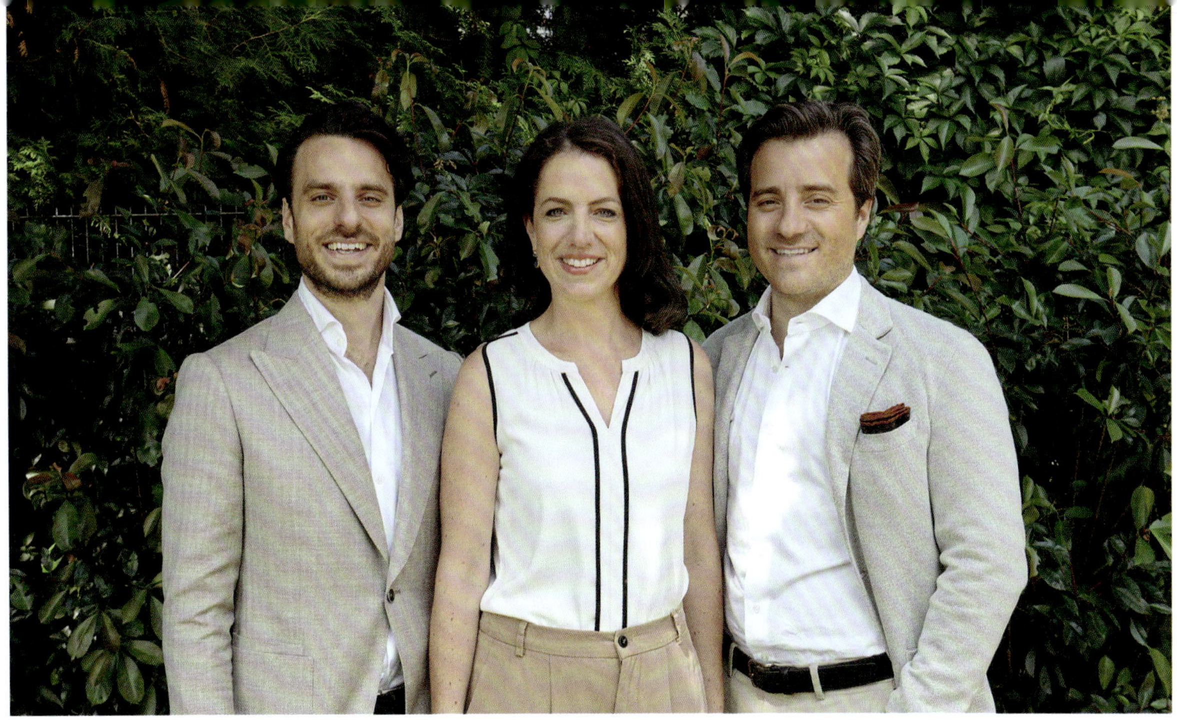

Die 4. Generation in Leitungsverantwortung: (von links) Victor Wilhelmi, Katharina Rohrer-Zaiser und Leonard Wilhelmi.

Victor Wilhelmi vergleicht die Tradition, die er beerbt, mit einem Baum: »Der Baumstamm ist das Fundament. Die Methode, die Werte bleiben, aber die Äste verändern sich. Man muss mit der Zeit gehen. Das Gästeprofil und die Anforderungen ändern sich, dennoch sollte man Bewährtes, solange es Sinn macht, beibehalten. Meine Großmutter Maria Buchinger hatte immer das Motto: Wenn's Lebensqualität und die Gesundheit fördert, warum nicht?«

Im März 2019 folgte die Stafettenübergabe in Überlingen, wo seither Leonard Wilhelmi die Position des Geschäftsführers innehat. Sein Vater Raimund Wilhelmi blieb weiterhin Präsident der Gruppe und Vorsitzender des Beirats. Anlässlich des Generationswechsels erklärte er: »Wenn ich auf die letzten vierzig Jahre zurückblicke, bin ich stolz, dass wir es geschafft haben, beide Kliniken als Marktführer mit einem wissenschaftlich fundierten Therapieangebot und weltweiter Anerkennung zu positionieren. Die nun folgende Generation hat umfangreiche berufliche Erfahrung gesammelt, auch außerhalb der Klinik. So haben Katharina, Victor und Leonard einen frischen Blick und werden neue Impulse setzen.«

»Ich bin stolz, unseren internationalen Patienten auf ihrem Weg zu einem gesunden und glücklichen Leben helfen zu können, und freue mich sehr auf die Herausforderung!«

LEONARD WILHELMI

Wie auch für seinen Bruder und seine Cousine war der ganz persönliche Bezug zum Fasten ausschlaggebend für Leonard Wilhelmis Berufswahl. Als er im Studium gemeinsam mit Kommilitonen die positiven Auswirkungen des Fastens auf Energie und Leistungsfähigkeiten am eigenen Körper erlebte, fiel der Entschluss, die Familientradition fortzuführen. Und so verkündeter er 2019: »Ich bin stolz, unseren internationalen Patienten auf ihrem Weg zu einem gesunden und glücklichen Leben helfen zu können, und freue mich sehr auf die Herausforderung!«

Wie groß die Herausforderung bald schon werden sollte, ahnte die drei Nachfolger nicht, als sie ihre Aufgaben übernahmen.

2020, im hundertsten Jubiläumsjahr des Heilfastens nach Dr. Otto Buchinger, brach im chinesischen Wuhan eine bis dato unbekannte Virusinfektion aus. Bald stand die gesamte Welt im Bann der Corona-Pandemie, was verunsichernde Fragen aufwarf: Wie soll man einen Klinikbetrieb führen, bei dem physischer Kontakt kaum vermeidbar ist? Wie auf die Ansteckungsgefahren reagieren? Was, wenn die Kliniken wie Hotels und Restaurants ganz geschlossen werden?

Es ist dem beeindruckenden Krisenmanagement aller Beteiligten zu verdanken, dass binnen kurzer Zeit nicht nur ein der Pandemie-Situation angepasstes Konzept entwickelt wurde, sondern auch ein neues Feld entstand: die Behandlung des Long-Covid-Syndroms. Unter der Leitung von Dr. Françoise Wilhelmi de Toledo und Dr. Eva Lischka startete eine stationäre klinische Studie, die auf der systematischen Erfassung von Patientendaten beruhte. Sie lieferte überzeugende Ergebnisse: Fastenzeiten von fünf bis fünfzehn Tagen respektive individuelle Ernährungsstrategien mit intermittierendem Fasten und ergänzenden Therapien führten zu signifikanten Verbesserungen bei Long-Covid-Patienten.

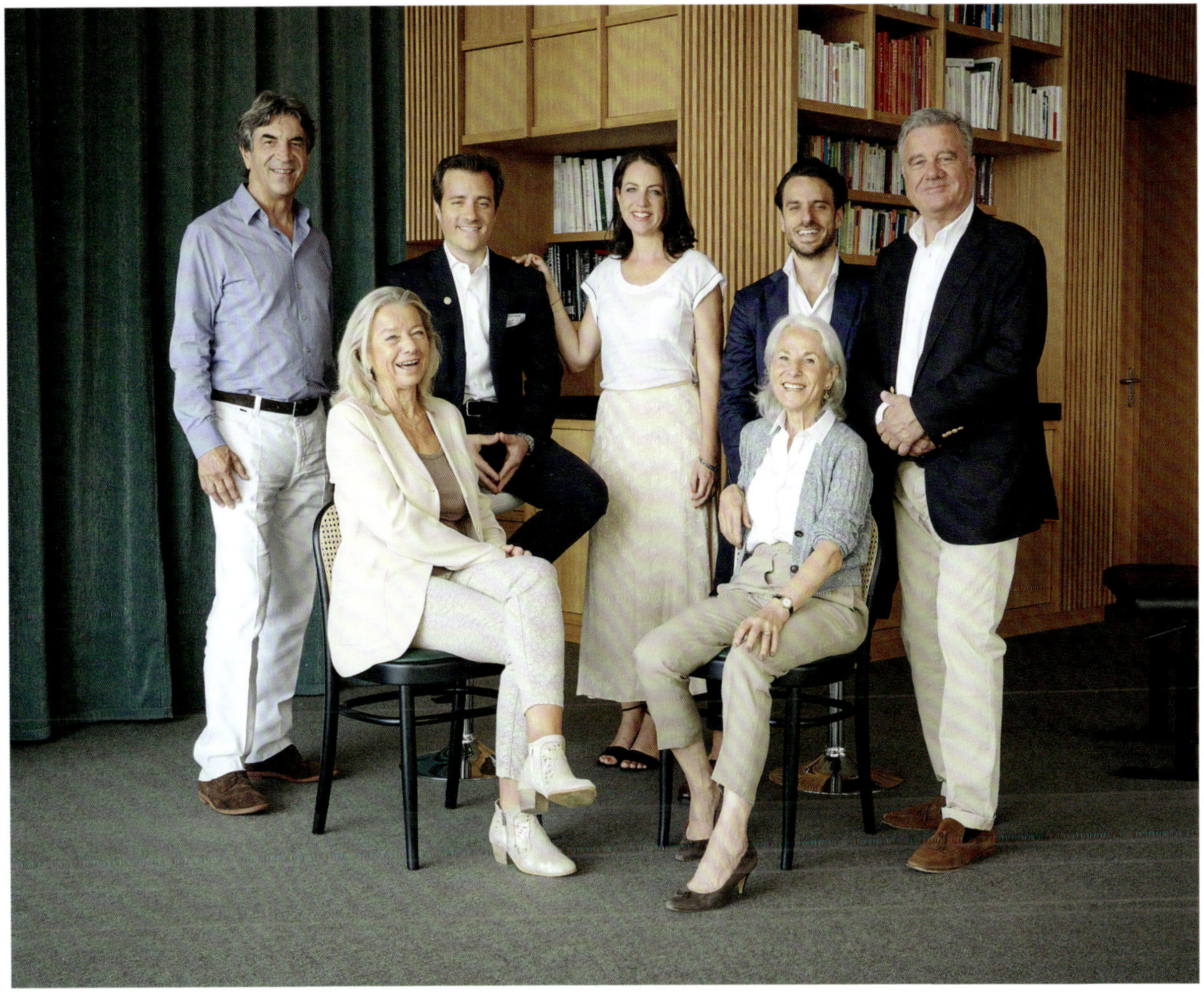

Die 3. und 4. Generation:
(von links, stehend) Claus Rohrer, Leonard Wilhelmi,
Katharina Rohrer-Zaiser, Victor Wilhelmi, Raimund Wilhelmi,
(sitzend) Jutta Rohrer, Dr. Françoise Wilhelmi de Toledo.

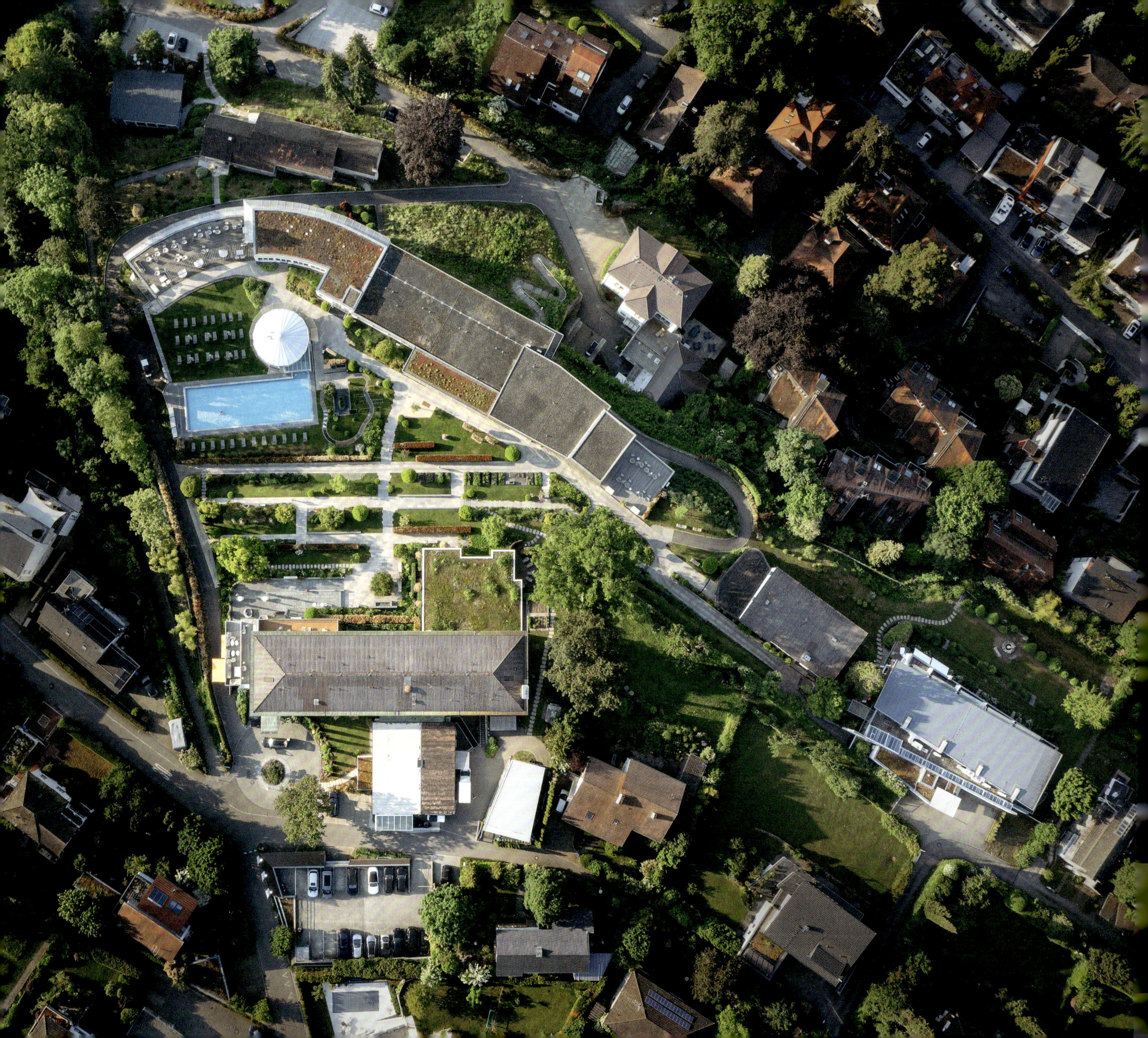

Die Heilerfolge betrafen den Rückgang zahlreicher belastender Symptome wie extreme Müdigkeit, Kurzatmigkeit, Brustschmerzen, Gedächtnis- und Konzentrationsstörungen, Herzklopfen, Schwindel, Schlaflosigkeit. Angesichts der massiven Beeinträchtigungen durch Long Covid, ein Krankheitsbild, das bislang nur ansatzweise erforscht und schulmedizinisch noch kaum behandelbar ist, nimmt sich die positive Wirkung des Heilfastens umso beeindruckender aus.

Die erstaunlichen Erfolge sind in der komplexen Wirkungsweise des Heilfastens begründet: Es übt einen positiven Einfluss auf genau jene Körperfunktionen aus, deren Schwächung sowohl einen schweren Infektionsverlauf als auch Long Covid nach sich zieht. Mit anderen Worten: Fasten schafft die Voraussetzungen dafür, dass sich der Körper sowohl gegen die akute Virusinfektion als auch gegen die Langzeitfolgen zur Wehr setzen kann. Dazu zählt die Normalisierung des Stoffwechsels, eine Verminderung von Entzündungsprozessen, die Steigerung der antioxidativen Kapazität und Verringerung der Lipidoxidation, eine Verbesserung der Zusammensetzung des Darmmikrobioms, schließlich die Verjüngung von Zellen und lebenswichtigen Organen.

Auf der seelischen Ebene ist das Heilfasten ebenfalls ein wirkungsvolles Instrument im Umgang mit Long Covid. Es fördert die Resilienz, also die Fähigkeit, traumatische Situationen und Probleme zu überwinden, um mit mehr Kraft und gestärkten Ressourcen aus ihnen hervorzugehen. In der klinischen Studie wurde festgestellt, dass die krankheitsbedingten psychischen Probleme in allen Fällen von einer deutlichen Stimmungsaufhellung abgelöst wurden, bis hin zur Rückkehr des emotionalen Gleichgewichts.

Die Antwort auf die häufig gestellte Frage, ob es eine gute Idee sei, in Zeiten von Corona zu fasten, kann also eindeutig mit ja beantwortet werden. Einmal mehr hat sich Dr. Otto Buchingers Gesundheitsmethode bewährt, übrigens auch als Präventionsmaßnahme. Da der Körper während des Fastens seine Selbstheilungskräfte aktiviert, wird das Immunsystem gestärkt und die Widerstandsfähigkeit gegenüber Virusinfektionen deutlich erhöht.

Für die jungen Geschäftsführer bei Buchinger Wilhelmi waren diese Ergebnisse äußerst ermutigend. Sie hatten ihre erste Feuerprobe bestanden, und nicht nur das: Dem Krisenmanagement entsprangen viele neue Ideen, die bis heute nachwirken. Dazu gehört beispielsweise auch das Konzept der Fastenbox, das während der Corona-Pandemie entstand. Mittlerweile kommt sie vor allem dem Bedürfnis vieler Gäste entgegen, zwischen den Aufenthalten in den Buchinger Wilhelmi Kliniken auch daheim Fastenphasen einzulegen.

Der Generationswechsel in Überlingen und Marbella macht sich inzwischen auch im äußeren Erscheinungsbild der Kliniken bemerkbar. In Marbella wurden die öffentlichen Bereiche mit modernen Designermöbeln und einem mediterran inspirierten Farbkonzept umgestaltet. In Überlingen erhielt zunächst die Villa Bellevue ein Makeover mit luxuriösen Einzel- und Doppelzimmern. 2021 war das Buchinger Stammhaus an der Reihe, dessen moderner Bauhausstil um regionale Elemente, Farben und Materialien ergänzt wurde.

Auch das medizinische Programm wurde in den vergangenen Jahren stetig erweitert und umfasst heute unter anderem zusätzlich Sprechstunden mit einem Schlafmediziner, verschiedenste Akupunktur-Anwendungen sowie die Ausweitung des Angebots ketogener Ernährung.

Und natürlich steht nach wie vor das seelische Wohl der Gäste im Fokus. Dafür wurde in der Klinik am Bodensee ein neuer Raum der Inspiration geschaffen: Im »Studio Larix«, das einen atemberaubenden Blick auf den See und die Alpengipfel bietet, werden Meditationen, Yoga, Pilates und vieles mehr angeboten. Seien es die progressive Muskelrelaxation (PMR) oder meditative Gesänge aus Taizé, kognitive und körperorientierte Anwendungen, Imaginationsübungen oder Zen-Meditationen mit Niklaus Brantschen: Diese Methoden unterstützen die innere Einkehr für den Einklang von Körper, Geist und Seele.

Ein weiterer Höhepunkt sind die regelmäßig veranstalteten »Mindfulness-Workshops«, in denen exponierte spirituelle Lehrmeister ihr Wissen weitergeben. Etwa Lharampa Tenzin Kalden, ein buddhistischer Mönch und langjähriger Freund des Hauses. Bei seinen Achtsamkeitsmeditationen in Marbella zeigt er, wie man den Geist »entgiftet« und in Kontakt mit seinem wahren Selbst kommt. Sein Mind-Detox ist eine wunderbare Unterstützung, um den inneren Wandel herbeizuführen und zu verankern.

Die ersten Früchte des architektonischen Gestaltungselans und der fortlaufend weiterentwickelten medizinischen Begleitung erntete Buchinger Wilhelmi im Jahr 2022, als die Überlinger Klinik als »Germany's best Wellness Retreat« ausgezeichnet wurde. Natürlich war den Juroren bewusst, dass Buchinger Wilhelmi mit seinem wissenschaftlichen Ansatz weit mehr als ein reines Wellnessprogramm bietet. Doch gerade die herausragende Kombination aus Medizin und Wellness war der Jury eine Auszeichnung wert.

Und es gibt immer wieder Neues zu entdecken. Seit 2023 erstrahlen der Fastensalon und das Restaurant in Überlingen im neuen Design. Dafür wurde einer der ganz Großen seiner Zunft beauftragt: der international bekannte Architekt und Designer Matteo Thun. Er ist regelmäßiger Gast bei Buchinger Wilhelmi, die ideale Voraussetzung also für eine synergetische Zusammenarbeit.

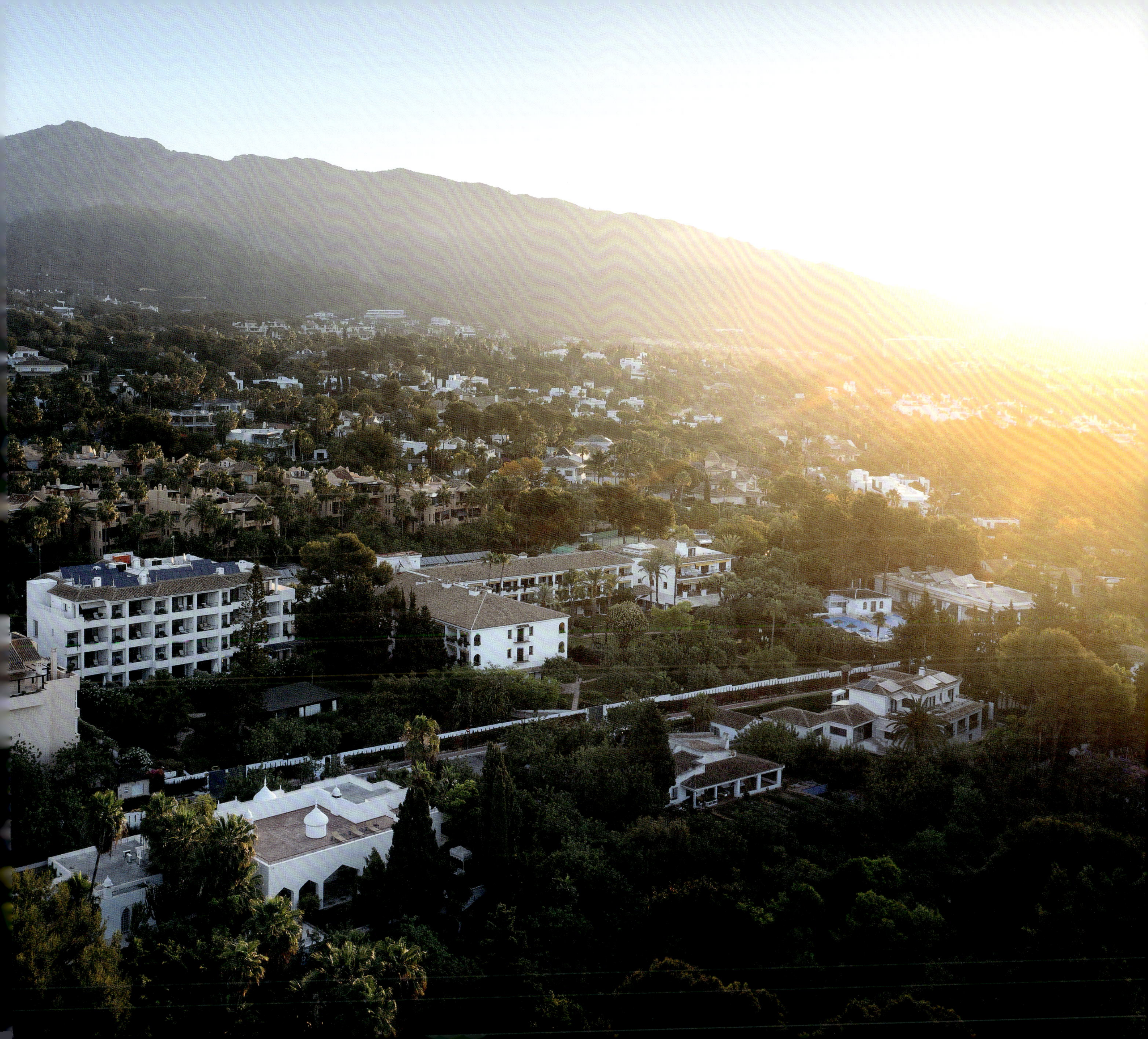

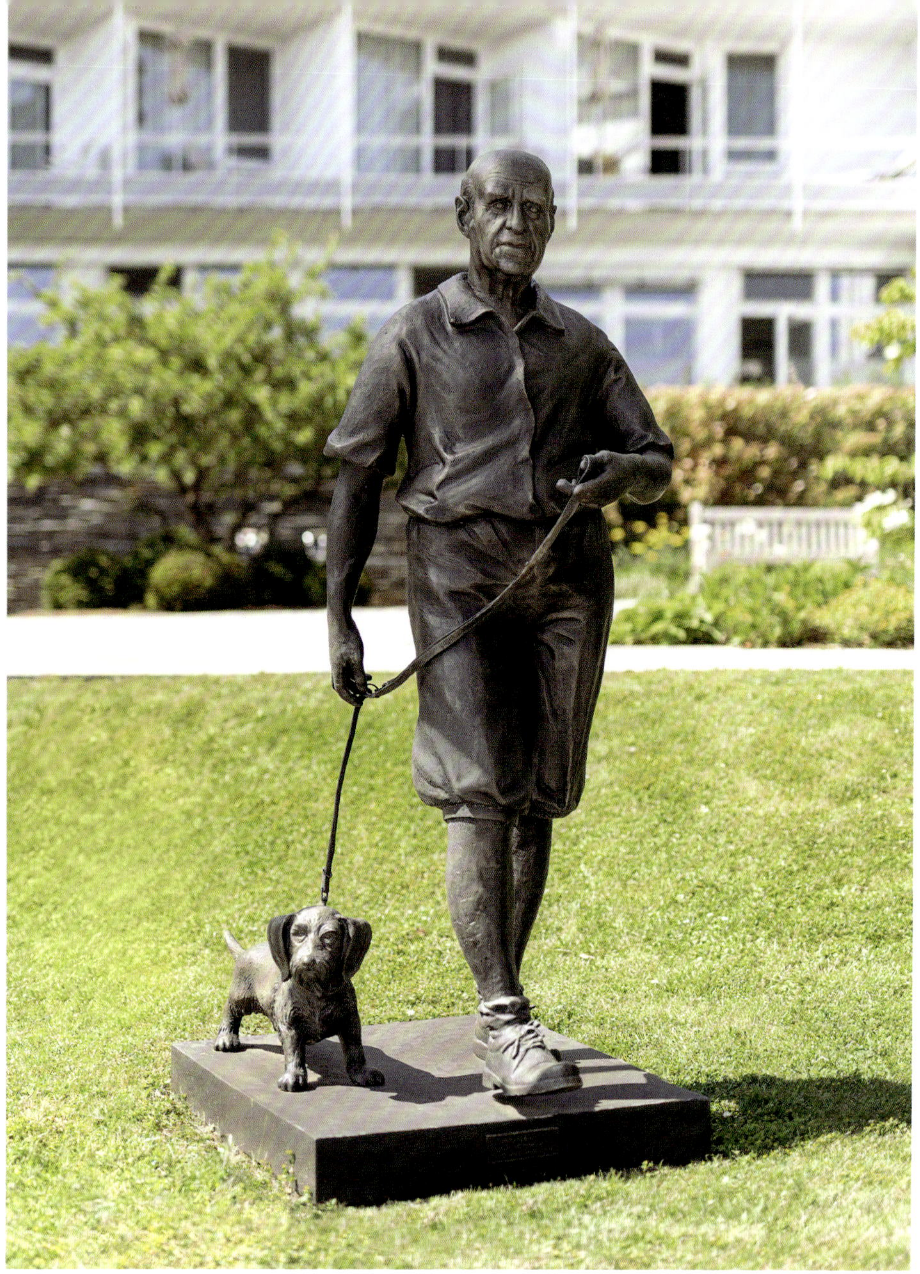

Diese Statue findet sich sowohl in Überlingen als auch in Marbella. Sie wurde anlässlich des hundertjährigen Jubiläums des ersten Fastenpatienten von Dr. Otto Buchinger aufgestellt.

Inspiriert von seinen Aufenthalten, entwarf Matteo Thun ein modernes Konzept im »Conscious Design«, das in seiner Klarheit und Wertigkeit mit der Unternehmensphilosophie korrespondiert. Raumgefühl, Materialien sowie die Verbindung von Gebäude und umgebender Natur reflektieren das Fastenerlebnis, bei dem das innere Gleichgewicht ebenso eine Rolle spielt wie die geistige Anregung. Speziell entworfene elegante Möbel laden zum Entspannen ein, und selbst bei Wandfarben und Bildern wurde auf Dr. Otto Buchinger Bezug genommen, der sagte: »Was von den Wänden grüßt, ist Nahrung für die Seele.«

Dies ist nur eines von vielen Beispielen dafür, dass auch die vierte Generation den Leitlinien Dr. Otto Buchingers treu bleibt. Die jungen Geschäftsführer können auf über hundert Jahre Erfahrung im ärztlich begleiteten Heilfasten und eine eigene Forschungsabteilung mit Veröffentlichungen in internationalen Fachmedien aufbauen. Zugleich bekennen sie sich zum evolutionären Prinzip, das immer schon leitend für Buchinger Wilhelmi war. Auch 2023, im Jahr des siebzigjährigen Bestehens der Überlinger Klinik und des fünfzigjährigen Jubiläums von Buchinger Wilhelmi Marbella, ist die Balance aus Tradition und Innovation ein Schlüssel des Erfolgs.

Etwa 250.000 Gäste haben in den vergangenen Jahrzehnten bei Buchinger Wilhelmi gefastet. Doch seit Dr. Otto Buchinger seine ersten Fastenpatienten empfing, hat sich der Blick auf das Thema Gesundheit substanziell verändert. Heute möchte man seine Lebensgewohnheiten nicht erst ändern, wenn man erkrankt, vielmehr möchte man proaktiv etwas für eine höhere Lebensqualität tun.

Dafür braucht man einen Partner, der sich verlässlich auf dem neuesten Stand der wissenschaftlichen Forschung bewegt und über die Kur hinaus Perspektiven aufzeigt. Wie es bereits Dr. Otto Buchinger vor mehr als einhundert Jahren propagierte, wissen wir heute, dass jeder selbst Einfluss auf sein Wohlbefinden nehmen kann. Wer zu Buchinger Wilhelmi kommt, erhält dazu jede erdenkliche Unterstützung, um künftig eigenverantwortlich für mehr Lebensqualität zu sorgen. Diesem Wunsch entspricht auch das neue Motto von Buchinger Wilhelmi: »We empower people to live a healthy and fulfilling life – wir versetzen Menschen in die Lage, ein gesundes und erfülltes Leben zu führen.«

»We empower people to live a healthy and fulfilling life – wir versetzen Menschen in die Lage, ein gesundes und erfülltes Leben zu führen.«

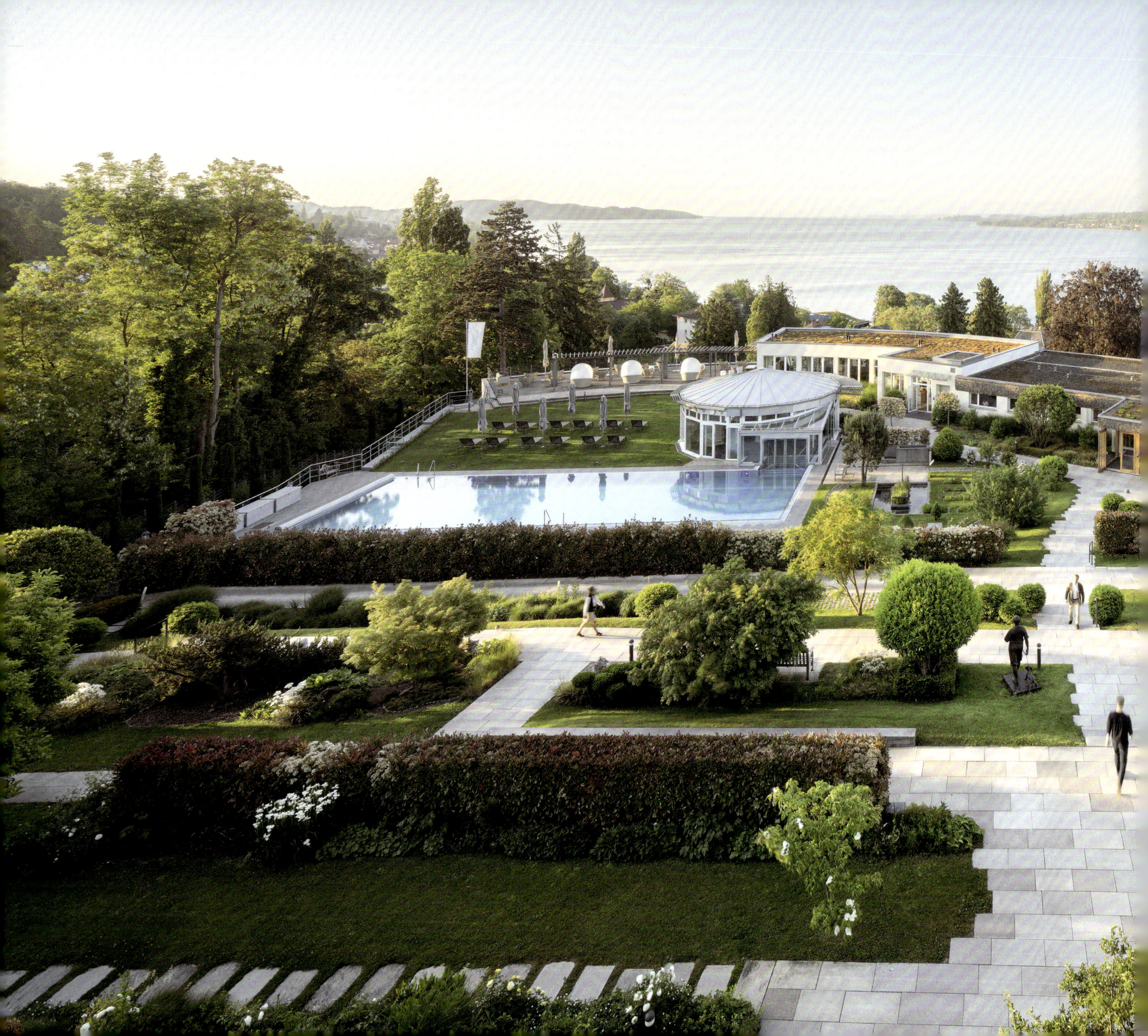

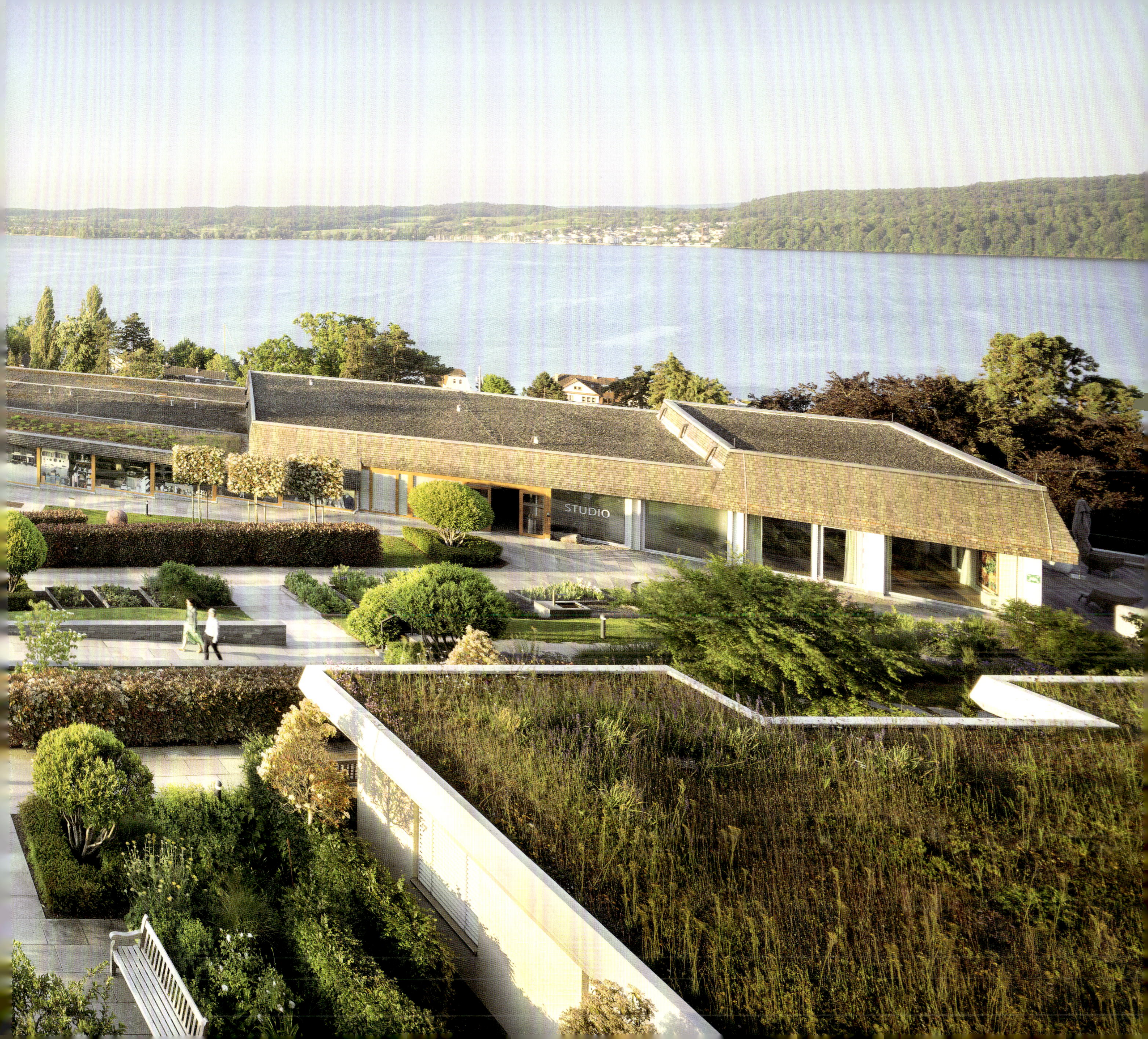
STUDIO

Herausgeber
Raimund Wilhelmi
Buchinger Wilhelmi Holding GmbH & Co. KG
Bahnhofstraße 43
88662 Überlingen
www.buchinger-wilhelmi.com

Bildnachweis

Olaf Heine
Seiten 2, 12/13, 28/29, 37, 38, 46/47, 62/63, 65, 79, 87, 88, 98/99, 116/117, 134/135, 138, 148, 152/153, 159, 160, 168/169, 173, 175

Simon Wegener
Seiten 6/7, 15, 17, 20, 22, 30, 33, 39, 41, 42, 48, 51, 53, 54, 59, 67, 69, 70, 74, 82/83, 84, 101, 103, 108, 112, 119, 121, 125, 126, 129, 131, 136, 139, 140, 141, 142, 145, 146, 149, 154, 164, 176, 179, 180, 182/183, Schutzumschlag

Winfried Heinze
Seiten 92, 95, 120, 156, 171

Marcus Höhn
Seite 9

Buchinger Wilhelmi Archiv
Seiten 18, 23, 24, 25, 34, 35, 56, 71, 73, 75, 76, 77, 91, 105, 106, 107, 109, 111, 113, 122, 128, 163

Gestaltung
labor b designbüro

Papier
Arctic Volume White

Typografie
Quincy CF

Verlag & Druck
DruckVerlag Kettler GmbH

ISBN
978-3-98741-083-3

Auch in englischer, französischer
und spanischer Ausgabe erhältlich.